安徽省高职高专护理专业规划教材

传染病护理

（第2版）

（可供高职高专护理专业及五年制护理专业用）

主　编　王荣俊
副主编　孙美兰　樊　军　裴志强
编　者（按姓氏笔画顺序排列）
王荣俊　合肥职业技术学院
王慧勇　淮北职业技术学院
孙美兰　合肥职业技术学院
陈秀明　皖西卫生职业学院
裴志强　皖西卫生职业学院
樊　军　宣城职业技术学院

东南大学出版社
SOUTHEAST UNIVERSITY PRESS
·南京·

内容提要

本书主要介绍感染与免疫，传染病的特征，传染病的流行过程及影响因素，传染病的预防，传染病病人的护理，传染病病人常见症状及体征的护理，病毒感染性疾病的护理(病毒性肝炎病人的护理、流行性乙型脑炎病人的护理、肾综合征出血热病人的护理、狂犬病病人的护理、艾滋病病人的护理、水痘病人的护理、麻疹病人的护理、流行性腮腺炎病人的护理、流行性感冒病人的护理、严重急性呼吸综合征病人的护理、手足口病病人的护理)，细菌感染性疾病病人的护理(伤寒病人的护理、细菌性痢疾病人的护理、细菌性食物中毒病人的护理、霍乱病人的护理、流行性脑脊髓膜炎病人的护理、百日咳病人的护理、白喉病人的护理)，钩端螺旋体病人的护理，原虫感染病人的护理，蠕虫感染性疾病病人的护理等。本书内容精炼，板式活泼，图文并茂，实用性强。

本书可供高职高专护理专业学生使用，同时可供从事护理教学和护理临床的人员参考。

图书在版编目(CIP)数据

传染病护理 / 王荣俊主编. —2版. —南京：东南大学出版社，2015.1

ISBN 978-7-5641-5290-1

Ⅰ. ①传… Ⅱ. ①王… Ⅲ. ①传染病—护理—高等职业教育—教材 Ⅳ. ①R473.5

中国版本图书馆CIP数据核字(2014)第249156号

传染病护理

出版发行 东南大学出版社
出 版 人 江建中
社 址 南京市四牌楼2号
邮 编 210096
经 销 江苏省新华书店
印 刷 江苏徐州新华印刷厂
开 本 787 mm×1 092 mm 1/16
印 张 11.25
字 数 278千字
版 次 2015年1月第2版 2015年1月第1次印刷
书 号 ISBN 978-7-5641-5290-1
定 价 32.00元

* 本社图书若有印装质量问题，请直接与营销部联系，电话：025—83791830。

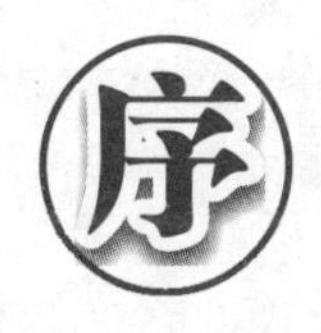

随着社会经济的发展和医疗卫生服务改革的不断深入，对护理人才的数量、质量和结构提出了新的更高的要求。为加强五年制高职护理教学改革，提高护理教育的质量，培养具有扎实基础知识和较强实践能力的高素质、技能型护理人才，建设一套适用于五年制高职护理专业教学实际的教材，是承担高职五年制护理专业教学任务的各个院校所关心和亟待解决的问题。

在安徽省教育厅和卫生厅的大力支持下，经过该省有关医学院校的共同努力，由安徽省医学会医学教育学分会组织的安徽省五年制护理专业高职规划教材编写工作，于2005年正式启动。全省共有10余所高校、医专、高职和中等卫生学校的多名骨干教师参加了教材的编写工作。本套教材着力反映当前护理专业最新进展的教育教学内容，优化护理专业教育的知识结构和体系，注重护理专业基础知识的学习和技能的训练，以保证为各级医疗卫生机构大量输送适应现代社会发展和健康需求的实用型护理专业人才。在编写过程中，每门课程均着力体现思想性、科学性、先进性、启发性、针对性、实用性，力求做到如下几点：一是以综合素质教育为基础，以能力培养为本位，培养学生对护理专业的爱岗敬业精神；二是适应护理专业的现状和发展趋势，在教学内容上体现先进性和前瞻性，充分反映护理领域的新知识、新技术、新方法；三是理论知识要求以“必需、够用”

为原则，因而将更多的篇幅用于强化学生的护理专业技能上，围绕如何提高其实践操作能力来编写。

本套教材包括以下30门课程：《卫生法学》、《护理礼仪与形体训练》、《医用物理》、《医用化学》、《医用生物学》、《人体解剖学》、《组织胚胎学》、《生理学》、《病理学》、《生物化学》、《病原生物与免疫》、《药物学》、《护理心理学》、《护理学基础》、《营养与膳食》、《卫生保健》、《健康评估》、《内科护理技术》、《外科护理技术》、《妇产科护理技术》、《儿科护理技术》、《老年护理技术》、《精神科护理技术》、《急救护理技术》、《社区护理》、《康复护理技术》、《传染病护理技术》、《五官科护理技术》、《护理管理学》和《护理科研与医学文献检索》。本套教材主要供五年制高职护理专业使用，其中的部分职业基础课教材也可供其他相关医学专业选择使用。

成功地组织出版这套教材，是安徽省医学教育的一项重要成果，也是对安徽省长期从事护理专业教学的广大优秀教师的一次能力的展示。作为安徽省高职高专类医学教育规划教材编写的首次尝试，不足之处在所难免，希望使用这套教材的广大师生和读者能给予批评指正，也希望这套教材的编委会和编者们根据大家提出的宝贵意见，结合护理学科发展和教学的实际需要，及时组织修订，不断提高教材的质量。

卫生部科技教育司副司长 孟群

2006年2月6日

第2版前言

为了适应医学高职高专教学改革和全面推进素质教育的需要，基于对以往《传染病护理学》教材的反思以及传染病护理学课程改革与建设的实践，进一步发展和完善我国高职高专层次的传染病护理学教材，使其不仅在内容上切实体现学科培养目标以及学科发展的需要，而且在学时匹配上亦符合高职高专课程计划的要求，本着“以就业为导向、以能力为本位、以发展技能为核心”的职教理念，以适应岗位需要为目标，突出应用性、实践性的原则编写和组织教学内容。我们参照2011年护士执业资格考试大纲，编写了本书。

1. 教材内容坚持“三基”(基础理论、基本知识、基本技能)、“五性”(思想性、科学性、先进性、启发性、适用性)，既反映医学和护理学的新知识和新技术，又立足于培养目标，加强针对性和应用性，以应用为主旨和特征把握教学内容的深广度，突出护理教材的特色。

2. 实施教学内容的结构改革，每一节“疾病患者的护理”的教学内容按护理程序的基本框架进行编写，节前提供1个典型案例，以个案情景导入课程内容，体现理论联系实际的教学理念。

全书共6章，内容分别是总论、病毒感染性疾病患者的护理、细菌感染性疾病患者的护理、钩端螺旋体病患者的护理、原虫感染性疾病患者的护理、蠕虫感染性疾病患者的护理。本教材主要供高等教育护理专业高职高专学生使用,同时可供其他层次从事护理教学及临床护理工作者参考。

在编写过程中,全体编者本着认真负责的态度参与编写,参阅了国内有关教材和专著,并得到各编者所在院校的大力支持,在此一并表示诚挚的谢意。由于时间紧迫,编者的能力和水平有限,加之改革的框架结构是初步尝试,教材中难免存在错误和疏漏之处,恳请使用本教材的同仁和学生提出宝贵意见,以求再版时改进和完善。

王荣俊

2013 年 12 月

第1版前言

为了更好地培养高等护理专业人才，适应21世纪社会进步和卫生保健护理事业的发展，按照安徽省五年制护理专业高职规划教材编写的主导思想，《传染病护理技术》紧密围绕初中起点五年制护理专业的培养目标，体现三基（基本理论、基本知识、基本技能）和五性（思想性、科学性、启发性、先进性、适用性）的原则。本教材既突出了在五年制护理专业高职规划系列教材中的学科地位和作用，又注重与本专业内其他教材之间的有机衔接，相互呼应，避免不必要的重复，与全套教材形成完整的体系。

本教材体现以患者为中心的整体护理模式，按照护理程序进行编写。除绪论外，全书共分六章即绪论、病毒感染性疾病、细菌感染性疾病、钩端螺旋体病、原虫感染、蠕虫感染。绪论除外，每章按照疾病概要（包括概述、病因及发病机制、治疗原则）、护理（包括护理评估、护理诊断及合作性问题、护理目标、护理措施、护理评估）两大步骤叙述，旨在引导学生按照护理程序的思维方法，遵循人性化的护理要求，对患者进行全面评估和实施整体护理。

在选择内容方面本教材体现了实用、新颖，力求适应特定的培养目标，跟上现代科学发展的步伐。但由于医学科学的迅猛发展，本教材内容不当之处在所难免，敬请同行专家及读者不吝指出，以求再版时改进与完善。

余万春

2005年10月

目录

目录

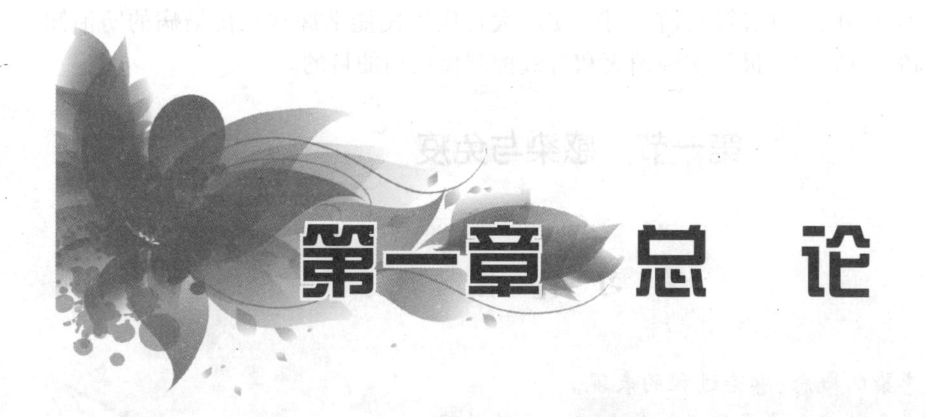

第一章 总 论

传染病(communicable diseases)是指人体感染病原微生物和寄生虫后所产生的具有传染性的疾病。常见的病原微生物有细菌、病毒、立克次体、支原体、衣原体、螺旋体、真菌、朊毒体等。常见的寄生虫有蠕虫、原虫等,由它们感染人体而产生的疾病又称为寄生虫病(parasitosis)。传染病属于感染性疾病(infectious diseases)的范畴。所谓感染性疾病是指由各种病原体感染所引起的疾病,除包括传染病以外,还包括非传染性感染性疾病。

历史上传染病在全世界曾对人类的健康造成巨大危害。在我国,鼠疫、霍乱、天花、血吸虫病等传染病在新中国成立之前曾广泛流行,严重地威胁着人民的身体健康。新中国成立后,政府及时制定并实施了"预防为主,防治结合"的卫生方针,许多传染病被消灭或得到有效控制。如天花已被完全消灭,脊髓灰质炎已接近被消灭,新生儿破伤风、白喉、百日咳、流行性乙型脑炎等传染病的发病率较新中国成立前已经显著降低。然而有些传染病,如病毒性肝炎、结核病、狂犬病、肾综合征出血热等仍然在我国广泛存在,一些已被有效控制的传染病,如血吸虫病等有死灰复燃的可能,仍然严重影响着广大群众的身体健康。另外,一些新的传染病亦不断出现,如2003年我国流行的传染性非典型肺炎。还有艾滋病、军团病、人感染高致病性禽流感等,对人类的健康和生命构成了严重的威胁。因此,传染病的防治工作仍应坚持常抓不懈,并争取广大人民群众的积极参与,使各种传染病得到有效控制。

知 识 链 接

英国人爱德华·琴纳发明和普及了一种预防可怕的天花病的方法:接种疫苗法。

1979年10月26日联合国世界卫生组织在肯尼亚首都内罗毕宣布,全世界已经消灭了天花病。

在传染病防治工作中,传染病护理是非常重要的组成部分。正确、良好的护理不仅能促进传染病人早日康复,还能有效终止传染病在人群中的传播流行。传染病均具有传染性,而且多数传染病常常表现为起病急骤、病情危重、变化较快、并发症多的特点。因此,要求护理人员不但要有扎实、丰富的传染病相关理论知识和准确、娴熟的护理操作技术,同时还要有高度的责任感和同情心,在护理时能做到严密、细致地观察病情变化,准确、迅速地配合各项抢救治疗。护理人员还应积极依法履行疫情报告职责,严格执行消毒隔离制度,做好自身防护，同时还应高度重视开展社区健康教育工作，使广大社区居民能掌握常见传染病的防治知识，以防止传染病的传播流行，最终实现消灭和有效控制传染病的目的。

第一节　感染与免疫

学习目标

1. 掌握感染的概念、感染过程的表现。
2. 熟悉感染过程中病原体及机体免疫反应的作用。

一、感染的概念

感染(infection)是指病原体侵入人体后与人体相互作用、相互斗争的过程。病原体是指侵入人体后可引起疾病发生的病原微生物和寄生虫。应该注意的是，虽然传染病属于感染性疾病，但感染性疾病并不一定都具有传染性，因此传染病和感染性疾病是不完全相同的。

在人类进化过程中，有些病原体和宿主之间出现了互相适应和互不损害的状态，称为共生状态(commensalism)，如肠道内的大肠埃希菌。但多数侵入人体的病原体与人体宿主之间是不适应的，因此引起了双方之间的相互作用和相互斗争。这一过程与侵入病人体内的病原体的致病能力以及被感染病人的免疫功能(包括非特异性免疫和特异性免疫)密切相关，也与来自外界的干预，如药物治疗、身体疲劳等因素有关。

二、感染过程的表现

病原体(pathogens)经各种途径侵入人体后即开始了感染过程。由于受到病原体的致病力、机体的免疫反应及外界的干预等因素的影响，感染后可出现以下表现：

(一) 病原体被清除

人体在受到病原体侵袭后，可通过非特异性免疫和特异性免疫功能及时将病原体清除(elimination of pathogen)。临床上没有任何症状，也不引起病理变化，即使通过免疫学检测亦难发现和证实。

(二) 隐性感染

隐性感染(covert infection)是指病原体进入人体后，仅引起机体出现特异性免疫应答，而机体组织不发生或仅发生轻微损伤，病理变化轻微，临床上常不出现任何症状和体征，仅通过相关免疫学检查才能发现和证实，也称为亚临床感染。在多数传染病中，隐性感染是最常见的。大多数病人在隐性感染结束以后可获得不同程度的特异性免疫力，病原体被清除。也有少数病人的病原体可持续存在于机体内，转为病原携带状态，成为重要的传染源，如伤寒杆菌、乙型肝炎病毒、志贺杆菌感染等。

(三) 显性感染

显性感染(overt infection)是指病原体进入人体后，不仅引起机体出现特异性免疫应答，而且通过病原体的作用和机体的变态反应，引起组织损伤，导致机体出现病理变化和临床症状、体征，也称为临床感染。在多数传染病中，显性感染仅占所有受感染者的少部分。但水痘、麻疹等传染病，感染者多表现为显性感染。显性感染过程结束后，病人常可获得持久而牢固的免疫力，病原体被清除，如伤寒、甲型肝炎、麻疹等。但也有部分传染病人感染后所获得的特异性免疫力并不持久，可以再次受感染而引起疾病再次发生，如细菌性痢疾。还有少部分显性感染者可转为慢性病原携带者。

（四）病原携带状态

病原携带状态(carrier state)是指病原体感染人体后，不引起任何临床表现，而是在受感染者体内生长繁殖，并且可以不断排出体外的一种现象。根据侵入的病原体种类不同，可将其分为带菌者、带病毒者、带虫者。根据发生的时间不同，可将其分为潜伏期携带者、恢复期携带者和健康携带者。根据持续的时间长短不同，可将其分为急性携带者和慢性携带者，急性携带者携带病原体的时间一般短于 3 个月，若携带病原体的时间超过 3 个月则为慢性携带者。因病原携带者能不断将病原体排出体外，因此成为许多传染病的重要传染源，如病毒性乙型肝炎、细菌性痢疾、伤寒等。

（五）潜伏性感染

潜伏性感染(latent infection)是指病原体侵入人体后寄生于机体某部，而机体免疫功能只能使病原体局限化，并不能将病原体完全清除，致使病原体长期潜伏于体内的一种状态。一旦机体免疫功能下降时，则可引起显性感染。在潜伏性感染期间，机体不排出病原体，因而不具有传染性。水痘病毒、单纯疱疹病毒、结核分枝杆菌、疟原虫等感染均可引起潜伏性感染，但并不是所有传染病都有潜伏性感染。

不同的传染病在感染的表现形式上可各有侧重，而且不是固定不变的，在一定条件下它们之间可以相互转变。其中最常见的是隐性感染，其次是病原携带状态，显性感染最少，但一旦发生则最容易被发现。

三、感染过程中病原体的作用

病原体感染人体后是否导致机体发病，取决于人体的免疫功能和病原体的致病力。其中病原体的致病力主要有以下几个方面：

（一）侵袭力

侵袭力(invasiveness)是指病原体感染人体并在人体内生长、繁殖、扩散的能力。钩端螺旋体病、钩虫病、血吸虫病等病原体可直接侵入人体。病毒性传染病的病原体常常先与人体细胞表面的受体结合而后再进入细胞内。结核病、细菌性痢疾等病原体常常先黏附于支气管、肠黏膜表面，然后再进一步侵入组织细胞。破伤风、狂犬病等病原体侵袭力较弱，必须经人体的伤口侵入人体。

（二）毒力

毒力(virulence)包括毒素及毒力因子。其中毒素包括内毒素和外毒素两方面。内毒素主要通过激活单核-吞噬细胞释放细胞因子致病，如伤寒杆菌内毒素、痢疾杆菌内毒素等。外毒素主要与细胞表面受体结合，再进入细胞内而致病，如破伤风杆菌外毒素、白喉杆菌外毒素等。

（三）数量

对于同一种病原体来说，侵入人体的病原体数量(quantity)一般与其致病能力成正比。但是对于不同的病原体，能导致疾病发生的病原体最低数量可有很大差异，如细菌性痢疾只需要10个菌体即可致病，而伤寒则需要10万个菌体才能致病。

（四）变异性

变异性(variability)是指病原体可因环境、遗传等因素的影响发生变异。如果病原体的抗原发生变异，则机体的特异性免疫对它则不能发挥作用，因而可继续导致疾病发生或使疾病慢性化，如流行性感冒、丙型肝炎等疾病的病原体变异等。

四、感染过程中免疫反应的作用

感染过程中机体的免疫反应对疾病的临床表现和转归有着重要的影响。免疫反应的作用有两类，一类是使机体免受病原体侵袭和破坏的保护性免疫反应，另一类是促进病理改变和组织损伤的变态反应。免疫反应包括非特异性免疫反应和特异性免疫反应两种。

（一）非特异性免疫

非特异性免疫(non-specific immunity)，又称先天性免疫，是通过遗传获得的。它是人体对侵入体内的病原体的一种清除机制，无抗原特异性。主要包括天然屏障、吞噬作用、体液因子等。

1. 天然屏障　包括外部屏障和内部屏障。外部屏障主要有皮肤、黏膜及其分泌物，内部屏障主要有胎盘屏障、血脑屏障等。

2. 吞噬作用　人体的单核-吞噬细胞系统具有非特异性吞噬功能，可及时清除侵入人体的各种病原体。

3. 体液因子　包括各种细胞因子、补体及溶菌酶等。体液因子，如γ-干扰素、白细胞介素、粒细胞-巨噬细胞集落刺激因子等，可直接或通过免疫调节作用将侵入人体的病原体清除。

（二）特异性免疫

特异性免疫(specific immunity)是通过后天获得的，是指通过特异性识别抗原后所产生的、只针对该抗原的特异性免疫能力。包括体液免疫和细胞免疫两类。体液免疫由B淋巴细胞介导，细胞免疫由T淋巴细胞介导。

知识链接

IgG具有抗菌、抗病毒、抗毒素等特性，临床上所用丙种球蛋白即为IgG。

血清中检出特异性IgM，作为传染病早期诊断的标志，揭示新近感染或持续感染。

（樊　军）

第二节 传染病的发病机制

学 习 目 标

了解传染病的发病机制。

一、传染病的发生与发展

传染病的发生与发展的共同特征是疾病发展的阶段性。一般而言，发病机制的阶段性与临床过程的阶段性大多数是一致的，但有时也不吻合。

（一）侵入部位

病原体侵入人体时，只有侵入部位适当，病原体才能定植并进一步生长、繁殖，从而引起疾病发生。它与发病机制之间有着密切的联系。如霍乱弧菌必须经口感染，而破伤风杆菌必须经破损的伤口感染，才能引起疾病发生。

（二）机体内定位

病原体侵入人体定植后，可直接在侵入部位引起病变，亦可在其他部位引起病变。不同的病原体在机体内的定位不同，有其特殊的规律性，它与传播途径有着密切的联系。如痢疾杆菌经口侵入人体后，却在大肠黏膜定位；血吸虫尾蚴穿过皮肤可引起局部变态反应，然后随血液循环移行至肺脏、肝脏，可引起相应表现。

（三）排出途径

各种病原体均可通过不同的途径排出体外，导致疾病在人群中传播流行，是引起病原携带者、隐性感染者和传染病病人具有传染性的重要原因。不同的病原体排出途径可不一样，如肺结核的结核分枝杆菌主要通过痰液及飞沫排出，霍乱弧菌主要通过粪便排出，疟原虫等病原体是存在于血液中的，只有当采血、出血或有虫媒叮咬时，才离开人体。

二、组织损伤的发生机制

（一）直接损伤

病原体侵入人体后可通过其所分泌的酶和机械运动直接使组织损伤，还可通过细胞病变使细胞破坏。

（二）毒素作用

包括内毒素和外毒素的作用。内毒素可通过激活单核-吞噬细胞分泌细胞因子引起发热、弥散性血管内凝血（disseminated intravascular coagulation，DIC）、休克等表现。外毒素可损害靶器官或导致相应功能紊乱。

（三）免疫机制

免疫反应与许多传染病的发生有密切关系。大部分病原体主要通过变态反应引起组织损伤，以Ⅲ型变态反应和Ⅳ型变态反应最多见，如肺结核等。还有部分病原体可直接破坏T淋巴细胞或抑制免疫反应，如艾滋病病毒等。

（樊　军）

第三节　传染病的特征

学　习　目　标

1. 掌握传染病的基本特征。
2. 熟悉传染病病程发展的四个阶段、毒血症状。
3. 了解传染病的常见临床类型。

一、基本特征

传染病与其他非传染性疾病的区别主要是传染病有以下四个特征：

（一）病原体

每一种传染病都是由特异性的病原体（pathogen）所引起的。病原体可以是病原微生物或寄生虫，以病毒和细菌最常见，如病毒性肝炎的病原体是肝炎病毒、霍乱的病原体是霍乱弧菌、血吸虫病的病原体是血吸虫。临床上如能检测出病原体即可对疾病确诊。

（二）传染性

传染病与其他非传染性疾病的最主要区别在于传染病具有传染性（infectivity）。病原体自宿主体内排出后经一定途径传染给另一个宿主的特性称为传染性。不同的传染病，其传染性强弱不同，即使是同一种传染病，在不同时期其传染性的强弱也是不同的。传染期是指传染病病人具有传染性的时期，在每一种传染病中相对固定，是确定病人隔离时间的重要依据之一。

（三）流行病学特征

传染病的流行需要三个基本条件，即传染源、传播途径和易感人群。传染病在流行过程中主要受自然因素和社会因素的影响，可表现为以下流行病学特征（epidemiologic feature）：

1. 流行性　流行性是指传染病在一定条件下，能在人群中传播蔓延的特性。按流行强度可分为：散发（sporadic occurrence）、流行（epidemic）、大流行（pandemic）、暴发流行（epidemic outbreak）。散发指某地区人群中某种传染病的发病率为常年的一般水平。流行指某地区人群中某种传染病的发病率显著超过常年的发病水平。大流行指某种传染病在一定时间内迅速蔓延，流行范围广泛，超出国界或洲界。暴发流行指某种传染病短时间内在某一地区突然发生大量病例，多有同一传染源或共同的传播途径。

2. 季节性　季节性是指某些传染病的发病率在每年的一定季节内升高的现象。如呼吸道传染病发病率常常在冬春季升高，如流行性感冒等；消化道传染病发病率常常在夏秋季升高，如细菌性痢疾等；虫媒传染病的发病率升高季节常常与媒介节肢动物的活跃季节相一致，如流行性乙型脑炎主要通过蚊虫叮咬而传播，其病例主要发生在7、8、9三个月。

3. 地方性与外来性 地方性是指某些传染病仅局限于某些地区内发生，主要由地理环境、气候等自然因素及生活习惯等社会因素的影响所致。如我国血吸虫病主要发生在江南有钉螺分布的地区。自然疫源性传染病是指以野生动物为传染源的疾病，如鼠疫、钩端螺旋体病等，存在这种疾病的地区称为自然疫源地。这些疾病都属于地方性传染病。

外来性是指某种传染病在某一地区或国内原来不存在，而是从外地或国外传入的。如艾滋病最早在我国并不存在，是由国外传入的。

此外，传染病的发生和传播蔓延还受到年龄、性别、职业等因素的影响，导致其在不同人群中的分布不同。如钩端螺旋体病主要发生于农民、渔民及屠宰工人中，尤其多见于男性；肾综合征出血热主要见于工人和农民，以男性青壮年多见。某些传染病经过一定时间后，人群免疫水平逐渐下降，易感人群逐渐增多，或由于病原体发生抗原性变异，可在若干年后再次出现流行，称为周期性，如甲型流行性感冒。这些都属于传染病的流行病学特征。

（四）感染后免疫

病原体感染人体后，不论是显性感染，还是隐性感染，都能致使人体产生针对该病原体及其产物（如毒素）的特异性免疫反应，属于主动免疫。感染后免疫力（postinfection immunity）的持续时间和强度在不同传染病中差异很大。如脊髓灰质炎、麻疹、伤寒等传染病，感染后的免疫持续时间长，可持续终生；而有些传染病，如流行性感冒、细菌性痢疾等，感染后的免疫持续时间则较短，仅持续数月至数年。

二、临床特点

（一）病程发展的阶段性

急性传染病的病程从发生、发展至恢复，一般分为四个阶段。

1. 潜伏期（incubation period） 从人体感染病原体起至开始出现临床症状之前的一段时期称为潜伏期。潜伏期一般相当于自病原体感染人体开始，在人体内繁殖、转移、定位，并导致组织损伤和功能改变，引起临床症状出现之前的全过程。每一种传染病的潜伏期都有一个相对固定的时间范围（最短、最长），而且各种传染病的潜伏期长短是不一致的。如细菌性食物中毒的潜伏期可短至数十分钟，而艾滋病的潜伏期平均约为9年。一般来说，潜伏期的时间长短与人体感染的病原体数量成反比。如果传染病的病理变化主要由毒素引起的话，则潜伏期的长短与毒素的产生和播散所需要的时间有关。潜伏期是临床进行检疫观察、留验的重要依据之一，还有助于传染病的诊断和流行病学调查。常见传染病的潜伏期参见附录一。

2. 前驱期（prodromal period） 前驱期指传染病自起病到出现明显症状为止的一段时期。前驱期症状多表现为发热、头痛、肌肉酸痛、乏力、食欲减退等非特异性全身反应，在许多传染病中都可出现，一般持续1～3天左右。多数传染病在前驱期就已经具有较强的传染性。部分传染病起病急骤，可没有前驱期，如急性细菌性食物中毒。

3. 症状明显期（period of apparent manifestation） 某些传染病经过前驱期后，绝大多数病人进入症状明显期，出现该传染病所特有的症状和体征，如典型的皮疹、热型、肝脾肿大、黄疸、粪便及尿液性状变化、脑膜刺激征等。症状明显期又可分为上升期、极期、缓解期。该期病人传染性强且易发生并发症。也有部分传染病，如脊髓灰质炎等，仅少数病人进入症状明显期，大多数病人经过前驱期后直接进入恢复期，临床称为顿挫型。

4. 恢复期(convalescent period) 人体感染病原体后，随着免疫力逐渐增强至一定程度时，体内的病理生理过程基本终止，病人的症状、体征逐渐消失，称为恢复期。恢复期的病人体力和食欲逐渐恢复，血清中的相关抗体效价亦逐渐上升至最高水平。但此期病人体内病原体可能还没有被完全清除(如霍乱)，可能还有病理改变残余(如伤寒)或生物化学改变(如病毒性肝炎)，许多病人的传染性仍将持续一段时间。

复发(relapse)或再燃(recrudescence)：复发是指某些传染病人进入恢复期后，体温已经恢复正常并稳定一段时间后，由于体内潜伏的病原体再度繁殖，使病人体温重新升高，再度出现相关临床表现的情形。再燃是指当传染病人进入恢复期后，临床症状和体征逐渐减轻，但体温还未完全恢复正常时，由于体内潜伏的病原体再度繁殖，使病人体温再次进一步升高，出现初发病的症状与体征，称为再燃。伤寒、疟疾等传染病均可出现复发或再燃。

某些传染病病人在恢复期结束后，某些器官功能仍然长期不能恢复正常，称为后遗症(sequela)。多见于以神经系统病变为主要表现的传染病，如流行性脑脊髓膜炎、流行性乙型脑炎、脊髓灰质炎等。

（二）临床类型

临床上可根据传染病的临床过程、病情严重程度及临床特征进行分型，对疾病的隔离、治疗和护理均具有重要的指导意义。按照临床过程的长短不同，可将传染病分为急性传染病、亚急性传染病和慢性传染病。按照病情严重程度可将传染病分为轻型传染病、中型(或普通型)传染病、重型传染病和暴发型传染病。按照临床特征可将传染病分为典型及非典型传染病。

（三）毒血症状

病原体侵入人体后可引起多种毒血症状，这些症状常常是多种传染病的共同表现。如出现发热、皮疹、头痛、关节头痛、乏力等毒性症状，严重者还可出现呼吸、循环衰竭、意识障碍等表现。体征可出现肝、脾、淋巴结肿大等表现。

（樊　军）

第四节　传染病的流行过程及影响因素

知识链接

1. 掌握传染病流行过程的基本条件。
2. 熟悉影响流行过程的因素及疫源地的概念。

所谓传染病的流行过程是指传染病在人群中发生、发展和转归的过程，包括传染源、传播途径、易感人群三个基本条件。传染病的流行过程本身又受到自然因素和社会因素的影响。

一、传染病流行过程的基本条件

（一）传染源

病原体已在体内生长、繁殖并且能将病原体排出体外的人和动物，称为传染源（source of infection）。主要包括以下四个方面：

1. 传染病病人　是重要的传染源之一。急性病人可通过呕吐、腹泻、咳嗽等将病原体排出体外，促进病原体的播散。慢性病人可长期有病原体排出体外，轻型病人因症状不明显，不易被发现，因此它们作为传染源的意义更大。

2. 隐性感染者　由于隐性感染者没有任何临床症状和体征，不易被发现，因此，在某些传染病，隐性感染者是非常重要的传染源，如脊髓灰质炎、流行性脑脊髓膜炎等。

3. 病原携带者　病原携带者，尤其是慢性病原携带者虽然没有临床症状和体征出现，但可长期排出病原体，因而成为某些传染病的重要传染源。如在细菌性痢疾、伤寒等传染病中，病原携带者具有非常重要的流行病学意义。

知识链接

上世纪初，美国一位女佣人名叫玛丽，她得过伤寒病，好了之后还给人家做饭。在10年期间她换了8个东家，被她传染而得伤寒病共有56人，所以大家都叫她“伤寒玛丽”。

“伤寒玛丽”使公众首次发觉，“病原携带者”自己不得病，却可以把病传染给别人。从预防角度来讲，他们比病人更危险。

4. 受感染的动物　某些传染病，如狂犬病、鼠疫等，其病原体可由受感染的动物体内排出体外，再感染人类，从而引起人体发病，称为动物源性传染病。

（二）传播途径

病原体从传染源体内排出后感染另一个易感者的途径，称为传播途径（route of transmission）。每一种传染病均有其各自的传播途径，有的传染病由单一途径传播，也有传染病由多条途径传播。传染病的传播途径主要由外界环境中的各种因素组成，主要可以分为以下7种。

1. 呼吸道传播　病原体通过病人说话、打喷嚏、咳嗽或吐痰从传染源体内排出，存在于空气中的飞沫、气溶胶或尘埃中，被易感者吸入呼吸道而感染。如麻疹、流行性感冒、肺结核等。

2. 消化道传播（粪-口传播）　病原体从传染源体内排出后，污染食物、水源，易感者通过饮食、饮水而感染。如霍乱、细菌性食物中毒、伤寒、甲型病毒性肝炎等。

3. 接触传播　可有直接接触和间接接触两种传播方式。直接接触传播是指传染源与易感者的皮肤、黏膜直接密切接触，从而引起疾病的传播，如各种性传播疾病、狂犬病等。间接接触传播又称日常生活接触传播，是易感者接触了被传染源的排泄物或分泌物污染的日常生活用品（玩具、餐具、洗漱用品等）而感染，如细菌性痢疾、猩红热等。

4. 虫媒传播　病原体通过节肢动物为媒介进行传播的方式，称之。分为吸血传播和机械传播两种。吸血传播指通过吸血节肢动物，如蚊子、虱子、恙虫、白蛉等，在患病动物和易感者之间叮咬、吸吮血液时将病原体传播给易感者。常见的传染病有疟疾、鼠疫、流行性乙型脑炎、斑疹伤寒等。机械传播指病原体通过苍蝇、蟑螂等机械携带，污染食物、日常生活用品等，从而使易感者感染。如伤寒、细菌性痢疾等。

5. 血液、血液制品、体液传播　某些传染病的病原体存在于病人或病原携带者的血液、体液中，易感者通过分娩、性交、输入受病原体污染的血液或血液制品等而被感染。如艾滋病、乙型病毒性肝炎、丙型病毒性肝炎、疟疾等。

6. 母婴传播　某些传染病的病原体可通过母亲胎盘、分娩、哺乳等方式传播给胎儿或婴儿。如艾滋病、乙型病毒性肝炎、丙型病毒性肝炎等。

7. 土壤传播　土壤可被某些传染病病原体的芽胞、幼虫或虫卵污染，当易感者接触被污染的土壤时而被感染。如破伤风、炭疽、钩虫、蛔虫等。

（三）人群易感性

所谓易感人群是指缺乏对某种传染病的特异性免疫力的所有人，对该病原体具有易感性。人群易感性(susceptibility of the crowd)是指人群对某种传染病容易感染的程度。易感者在某一特定人群中的比例决定了该人群的易感性高低。当易感者的比例在某一特定人群中达到一定水平时，又有传染源和合适的传播途径存在，则易造成该传染病的流行。因此，易感性的高低对传染病的发生、传播有很大的影响。某一人群中易感者越多，人群易感性就越高，传染病就越容易在这一人群中发生和流行。而人工主动免疫的普遍推行，可有效减少某种传染病的易感者，从而可将人群易感性降至最低，使传染病不易发生和流行。

知识链接

1951年4月，一个正处在麻疹潜伏期的水手从丹麦的哥本哈根来到格陵兰某地区参加一次人数众多的集会，由于此地多年无麻疹流行，人群对麻疹易感性很高，因而在这次集会之后引起麻疹流行，使到会居民4 310人不分年龄老幼有4 212人罹患麻疹。

二、影响流行过程的因素

传染源、传播途径和人群易感性是传染病流行过程的基本条件，为传染病的流行提供了可能性。但传染病发生与否、流行与否以及流行的程度，则受到了自然因素和社会因素的影响，其中起决定作用的是社会因素。

（一）自然因素

自然环境中的各种因素，如气候、地理、生态环境等，可通过对流行过程的三个基本环节发挥作用，从而对传染病的发生、发展起着重要的影响作用。自然因素(natural factors)与传染病的季节性、地区性关系密切，其中虫媒传染病和寄生虫病受自然因素的影响特别明显。如我国的血吸虫病主要发生于长江以南地区，而黑热病主要分布在北方地区；呼吸道传染病主要发生于冬春季节，而流行性乙型脑炎则主要发生于7、8、9三个月，疟疾的发病率较高的季节在夏秋季。另外，某些自然生态环境为传染病在野生动物间传播流行提供了条件，如鼠疫、钩端螺旋体病等，人类进入该地区时亦可能被感染。

（二）社会因素

社会制度、经济水平、文化水平、宗教信仰、风俗习惯、生活和生产条件等社会因素（social factors），对传染病的流行过程起着决定性作用。其中社会制度又起着主导作用。新中国成立后，我国实施的是社会主义制度，人民的生活水平和文化水平得到了极大提高，组建了各级卫生防疫机构，积极贯彻执行预防为主的方针政策，颁布了《中华人民共和国传染病防治法》，大力推行计划免疫，使某些传染病被消灭（如天花）或基本被消灭（如脊髓灰质炎），另外有很多传染病得到了有效控制，发病率明显下降。

近年来，由于人口流动性增加、生活方式和饮食习惯的改变、全世界气候变暖、环境污染日益严重等因素的影响，某些传染病的发病率可能或已经有了上升的趋势，如结核病、艾滋病等，应引起我们充分的重视。

三、疫源地

某种传染病的传染源及其排出的病原体向周围播散所能达到的范围称为疫源地（epidemic focus），即可能发生新的病例或新的感染的范围。它包括传染源所停留的场所及其周围区域，以及可能受到感染的人群所在区域范围。构成疫源地必须具备以下两个条件：传染源的存在；病原体能继续进行传播。疫源地范围主要取决于以下三方面因素：①传染源的活动范围；②传播途径的特点；③周围人群的免疫状况。如果传染源的活动范围广、病原体的传播距离较远、周围人群易感者比例较高时，则疫源地的范围也相应较广。不同传染病的疫源地范围不同，如疟疾的疫源地范围是以传染源为中心，以按蚊飞行距离为半径的区域，范围较广；而水痘病人如仅在家庭内活动，则疫源地范围较局限。即使是同种传染病，疫源地范围在不同条件下也不相同，如麻疹病人发病后不外出，只在家庭内活动，则疫源地范围仅限于其家庭；但若麻疹病人患病后，仍上托幼机构或学校，则疫源地的范围就明显扩大到相应地方。当某种传染病疫情发生时，为有效地采取防疫措施，必须查清疫源地范围。

（樊　军）

第五节　传染病的预防

学　习　目　标

1. 掌握传染病预防的综合措施。
2. 掌握消毒、隔离的概念。
3. 熟悉消毒的种类、方法及隔离的原则、方法。
4. 了解常用的消毒剂、隔离的种类。
5. 熟悉医护人员个人防护措施。

新中国成立后，为了预防、控制和消除传染病的发生与流行，保障人民健康和公共卫生，我国政府颁布了《中华人民共和国传染病防治法》,组建了各级卫生防疫机构,积极贯彻执行"预防为主,防治结合"的方针、政策,大力推行计划免疫,使很多传染病得到了有效控制,某些传染病被消灭或基本被消灭。近年来,由于多种因素的影响,某些传染病的发病率又有重新上升的趋势,因此传染病的预防工作应该坚持常抓不懈,主要应针对传染病流行过程的三个基本环节采取一系列的综合性预防措施,防止传染病继续传播流行。

一、管理传染源

(一)对病人的管理

为做好对传染病病人的管理,应该做到"五早",即早发现、早诊断、早报告、早隔离、早治疗。

1. 早期发现、早期诊断　建立健全各级医疗卫生防疫机构,结合社区卫生服务,积极在群众中开展传染病防治知识健康教育,提高人民群众对各种常见传染病的识别能力,有计划地为社区居民进行健康体检,对传染病的早期发现、早期诊断有着重要意义。

2. 早期报告　严格执行传染病的报告制度是早期发现、有效控制传染病的重要措施,每个医疗卫生防疫人员均为法定报告人,均必须严格遵守执行。一旦发现疑似或确诊传染病人及病原携带者,必须在规定时限内及时通过传染病疫情监测信息系统向卫生防疫机构报告疫情。依据2004年12月1日起实施的《中华人民共和国传染病防治法》规定,将法定传染病分为甲、乙、丙三类,总共37种。①甲类传染病,共2种:鼠疫、霍乱。要求城镇在发现后2小时内上报,农村在6小时内上报。②乙类传染病,共25种:传染性非典型肺炎、艾滋病、病毒性肝炎、脊髓灰质炎、人感染高致病性禽流感、麻疹、流行性出血热、狂犬病、流行性乙型脑炎、登革热、炭疽、细菌性和阿米巴性痢疾、肺结核、伤寒和副伤寒、流行性脑脊髓膜炎、百日咳、白喉、新生儿破伤风、猩红热、布氏菌病、淋病、梅毒、钩端螺旋体病、血吸虫病、疟疾。要求城镇在发现后6小时内上报,农村在12小时内上报。应该注意的是在乙类传染病中,传染性非典型肺炎、炭疽中的肺炭疽、人感染高致病性禽流感和脊髓灰质炎,因为传染性强、危害大,采取的是甲类传染病的报告、控制措施。③丙类传染病,共10种:流行性感冒、流行性腮腺炎、风疹、急性出血性结膜炎、麻风病、流行性和地方性斑疹伤寒、黑热病、包虫病、丝虫病,除霍乱、细菌性和阿米巴性痢疾、伤寒和副伤寒以外的感染性腹泻病。要求在发现后24小时内上报。

3. 早期隔离与早期治疗　为了有效防止传染病的传播流行,一旦发现传染病病人或疑似病人,应立即采取必要的隔离、治疗措施。传染病病人的隔离期限主要依据该种传染病的传染期制定,隔离措施应因病、因时、因地制定。

(二)对病原携带者的管理

对有传染病病史者、传染病接触者、传染病流行区居民以及在饮食、供水等服务性工作行业、托幼机构工作者,应定期对其进行相关传染病的普查和健康体检,以便能早期发现病原携带者,及时进行管理。对病原携带者应及时做好登记、随访观察,加强管理,指导其养成良好的生活卫生习惯。必要时病原携带者应停止从事相关行业的工作,或进行隔离治疗。

(三)对传染病接触者的管理

传染病接触者是指接触过传染源的人。他们中的一部分有可能已经感染了病原体,处于疾病的潜伏期,虽然还没有出现临床表现,但有可能已经有病原体从体内排出,成为了传染源。因此对传染病接触者的管理十分必要。针对传染病接触者采取的措施称为检疫。检疫期限是从接触传染源的最后一日算起，至该传染病最长的潜伏期为止。可根据接触者的具体情况对其进行医学观察、留验或卫生处理。必要时还可进行紧急免疫接种或药物预防。

医学观察主要适用于乙类传染病接触者，每天对其进行必要的诊查，以了解有无疾病的早期表现，但不限制其日常活动。

留验主要适用于甲类传染病接触者。接触者必须在指定场所进行医学观察，严格限制传染病接触者的日常活动，不能与他人接触，又称隔离观察。对集体单位的留验称为集体检疫。

卫生处理是指包括消毒、杀虫及对带病原体的动物的处理等措施。

（四）对动物传染源的管理

应依据动物所患的传染病病种及动物自身的经济价值来决定对动物传染源的处理方式。如果动物经济价值较高，且所患的是非烈性传染病，可给予隔离、治疗。对于经济价值不高的动物或所患的疾病危害较大，应给予杀灭、焚毁处理。为了降低流行地区家禽、家畜的发病率，还可对其积极进行预防接种。

二、切断传播途径

所谓切断传播途径，就是根据传染病的不同传播途径，通过采取一系列有效措施，消灭被污染环境中的病原体和传递病原体的生物媒介。消化道传染病、虫媒传染病和寄生虫病，主要的预防措施就是切断传播途径。如果是消化道传染病，应采取有效措施保证饮食、饮水卫生、个人卫生，加强粪便管理，保护水源，及时消灭老鼠、蟑螂、苍蝇等。如果是呼吸道传染病，应重点进行空气消毒，加强室内通风，保持空气新鲜、流通，流行期间尽量减少去公共场所，必须外出时应佩戴口罩，不随地吐痰，打喷嚏或咳嗽时应用手帕或纸巾遮掩口鼻等。如果是虫媒传染病，则应加强开展爱国卫生运动，积极采取有效措施防虫、杀虫和驱虫。如果是血源性传染病，应加强血源、血制品的管理，并采取有效措施防止医源性传播。

三、保护易感人群

保护易感人群主要从增强易感者的非特异性免疫力和特异性免疫力两方面进行。

（一）增强非特异性免疫力

非特异性免疫，又称先天性免疫，是通过遗传获得的。它是人体对侵入体内的病原体的一种清除机制，无抗原特异性，不涉及免疫识别和免疫反应的增加。主要包括天然屏障、吞噬作用、体液因子等。非特异性免疫还是产生特异性免疫的基础。一般可通过采取加强身体锻炼、增加营养、生活有规律、保持乐观愉快心情、改善居住及工作环境条件、培养良好的卫生习惯等措施，不断提高易感人群的非特异性免疫力。

（二）增强特异性免疫力

特异性免疫力是通过后天获得的，是指通过特异性识别抗原后所产生的，只针对该抗原的特异性免疫能力。人体获得特异性免疫力的途径主要有显性感染、隐性感染或预防接种，其中预防接种是获取特异性免疫力的最重要措施。

知识链接

疫苗分为两类。第一类疫苗，是指政府免费向公民提供，包括国家免疫规划确定的疫苗，省、自治区、直辖市人民政府在执行国家免疫规划时增加的疫苗，以及县级以上人民政府或者其卫生主管部门组织的应急接种或者群体性预防接种所使用的疫苗；第二类疫苗，是指由公民自费并且自愿受种的其他疫苗。

1. 人工主动免疫　人工主动免疫是指将菌苗或疫苗接种到易感者体内，使人体在接种1～4周后产生特异性抗体，免疫力可维持数月至数年不等。菌苗或疫苗由减毒或灭活的病原体、纯化的病原体抗原或类毒素制成。

新中国成立后，我国大力推行儿童计划免疫政策，使传染病发病率明显下降，部分传染病已经消灭或基本被消灭。所谓计划免疫是指根据规定的免疫程序，对易感人群有计划地进行有关菌苗或疫苗的预防接种。计划免疫是我国儿童预防传染病的非常重要的措施，所有适龄儿童都应及时去相关机构进行预防接种。目前，已经纳入计划免疫的菌苗或疫苗有以下5种：卡介苗、百白破联合菌苗、麻疹疫苗、脊髓灰质炎疫苗和乙型病毒性肝炎疫苗（简称乙肝疫苗），可以预防7种常见传染病。目标是基本消灭脊髓灰质炎、百日咳、白喉等传染病，将结核病、破伤风、麻疹、乙型病毒性肝炎等传染病的发病率控制在最低水平。儿童计划免疫方案可参见附录三。

此外，还可针对某些重点高危人群，如机体免疫力低下者、流动性大的人群和居住在发病率较高地区的人群，可按需进行相关疫苗的预防接种。

预防接种实施时，应在接种前做好各项准备工作，如确定接种对象，严格掌握适应证、禁忌证，对于有发热、急性传染病、糖尿病、原发性高血压、肝肾功能减退、女性处于月经期或妊娠期者均应暂缓进行预防接种。密切观察预防接种的各种反应并及时进行处理。

2. 人工被动免疫　人工被动免疫是指将已经制备好的含有抗体的血清或抗毒素注入传染病易感者体内，使易感者迅速获得免疫力的方法。通过本方法获得的免疫力持续时间较短，一般仅维持2～3周，主要适用于传染病病人的治疗或对接触者的紧急预防。常用的制剂有抗毒血清、胎盘免疫球蛋白、人血丙种球蛋白、特异性高价免疫球蛋白等。

此外，对于某些尚无特异性免疫方法的传染病，在疾病流行期间可给予易感者口服药物进行预防。如预防流行性脑脊髓膜炎可口服磺胺药，预防疟疾可口服乙胺嘧啶等。

四、传染病的消毒与隔离

（一）消毒

广义的消毒（disinfection）包括消灭被污染环境中的病原体和传递病原体的生物媒介，分为疫源地消毒和预防性消毒两类。实际工作中可依据传染病病种合理选择消毒方法，主要包括化学消毒法、物理消毒法两种。消毒是切断传播途径，防止传染病发生和传播蔓延的重要措施之一。

1. 消毒的种类

(1) 疫源地消毒：疫源地消毒是指对目前存在或曾经存在传染源的地区进行消毒，以消灭排至外界环境中的病原体。分为随时消毒和终末消毒两种。随时消毒是针对传染源的分泌物、排泄物和被传染源所污染的物品及时地进行消毒，以杀灭病原体后再行处理。终末消毒是指传染病人转院、治愈后出院或死亡后，对其原居住处的环境、被污染的物品及其排泄物进行最后一次彻底地消毒处理，还包括对患者出院前的身体消毒、病人死亡后对其尸体的消毒处理。

(2) 预防性消毒：预防性消毒是针对目前虽然没有明确发现有传染源存在，但可能受到病原体污染的物品、人体和场所进行的消毒处理，其目的是预防传染病的发生。如对粪便等排泄物的消毒处理、垃圾的无害化处理、饮用水、食物、餐具的消毒处理等。医院的手术室、病房、医护人员的手的消毒处理等也属于预防性消毒。

2. 消毒的方法　常用的消毒方法包括化学消毒法和物理消毒法两种。

(1) 化学消毒法：是指使用化学消毒药物消灭病原微生物的方法。

根据不同的消毒效果可将化学消毒剂分为高效、中效和低效消毒剂。

1) 高效消毒剂：常用的有戊二醛、过氧乙酸、2%碘酊、甲醛、过氧化氢、环氧乙烷等。能有效杀灭细菌芽胞、真菌孢子等各种病原微生物。临床常用的含氯消毒制剂和0.5%碘附的消毒效果介于高效与中效之间。

2) 中效消毒剂：常用的有75%乙醇、部分含氯消毒剂、氧化消毒剂、溴剂等，能杀灭除细菌芽胞以外的多种病原微生物。

3) 低效消毒剂：常用的有汞、氯己定(洗必泰)、季铵盐类消毒剂(如苯扎溴铵，即新洁尔灭)等。仅能杀灭亲脂类病毒、细菌繁殖体等病原微生物，不能杀灭细菌芽胞。

临床常用的化学消毒剂有以下几类：

1) 醛类消毒剂：包括戊二醛、甲醛等。常用于仪器、内镜等消毒。对塑料、橡胶、金属等无腐蚀性，但对皮肤黏膜有刺激性。

2) 碘消毒剂：包括2%碘酊、0.5%碘附等。尤其是碘附对细菌繁殖体的杀灭效果较好，使用后不需另行脱碘，具有消炎、止血和加快黏膜再生的作用，对皮肤黏膜没有刺激性，已经广泛应用于手术部位及注射部位的消毒、术前手消毒、皮肤创伤伤口的消毒、妇科黏膜清洗、器皿消毒等。

3) 醇类消毒剂：包括75%乙醇、异丙醇等。对细菌繁殖体的杀灭效果较好，但对细菌芽胞、乙肝病毒效果较差。

4) 杂环类气体消毒剂：包括环氧乙烷、环氧丙烷等。能有效杀灭细菌繁殖体及细菌芽胞，对一般物品没有损害。常用于器械、电子设备、仪器、皮毛类的消毒。

5) 含氯消毒剂：包括次氯酸钠、漂白粉、氯胺等。遇水后可产生次氯酸钠，有较强的杀菌作用，但对金属有腐蚀作用。主要用于餐具、茶具、水及环境的消毒。

6) 氧化消毒剂：包括过氧化氢、过氧乙酸、高锰酸钾、臭氧等。能有效杀灭细菌繁殖体、细菌芽胞、病毒、真菌等病原微生物，但对金属、纺织品有腐蚀作用。过氧化氢可用于创口的清洗；过氧乙酸可用于洗手、非金属物品、空气及环境消毒；1 ∶ 5000的高锰酸钾溶液可用于腔道、皮肤创口、溃疡、脓肿等的冲洗。

7) 其他消毒剂：苯扎溴铵(新洁尔灭)，可用于手术前皮肤消毒、黏膜和伤口消毒、手术器械消毒等。氯己定可用于皮肤、器械消毒。

(2) 物理消毒法：是指使用物理方法杀灭病原微生物。常用的有以下几种方法。

1) 热力灭菌法：是指通过高温的方法使病原微生物的蛋白质及酶发生变性或凝固，使病原微生物死亡。常用的有以下几种方法。

①高压蒸汽灭菌:可有效杀灭细菌芽胞,是目前医院最常用的耐热、耐潮物品的消毒方法。

②煮沸消毒:煮沸10分钟左右,可杀灭细菌繁殖体;煮沸15～20分钟,可杀灭乙肝病毒;若要杀灭细菌芽胞,则需煮沸数十分钟至数小时。

③预真空型压力蒸汽灭菌:此法2分钟内即可杀灭细菌芽胞。

④巴氏消毒法:利用加热和蒸汽消毒的一种方法。温度65～75℃,持续10～15分钟,可杀灭细菌繁殖体,但不能杀灭细菌芽胞。

2) 辐射消毒法:包括非电离辐射消毒法和电离辐射消毒法两种。

①非电离辐射消毒法:包括紫外线、红外线和微波消毒等。其中紫外线消毒较为常用,可杀灭细菌繁殖体、真菌、病毒、立克次体、支原体等病原微生物,但对细菌芽胞、真菌孢子等不能有效杀灭,常用于空气、水、物品表面的消毒等。

②电离辐射消毒法:主要包括γ射线和β射线两种。主要用于常温下不耐热物品的消毒,又称"冷灭菌"。此种方法杀菌谱较广,但价格昂贵,且对人体有损害,目前主要用于精密医疗器械、各种生物制品、人工器官及移植器官、一次性医疗用品等的消毒。

常用物品消毒方法可参见附录二。

(二) 隔离

隔离(isolation)是指将病人或病原携带者安置在指定场所,与其他人群(包括健康人和非传染病病人)隔离开,并积极进行治疗、护理,对含有病原体的病人分泌物、排泄物、生活用品等进行消毒处理,防止病原体向外播散。一般应隔离至传染源没有病原体排出为止。隔离同消毒一样,也是预防和控制传染病的重要方法之一。常见传染病的隔离期及检疫期可参见附录一。

1. 隔离的原则与方法

(1) 单独隔离传染源:避免处于传染期的传染病病人与其他人群尤其是易感者发生不必要的接触。其他人群必须与传染源接触时应做好各种防护措施,如穿隔离衣、戴口罩、帽子、进行手消毒等。严格执行探视和陪护制度。

(2) 根据各种传染病的不同传播途径,采取相应的消毒、隔离措施。如通过消化道传播的传染病应注意食物、餐具、水源等的消毒。

(3) 对于被隔离者所产生的医疗废物、排泄物、分泌物等应采取严格的消毒处理措施,以防止病原体播散。

(4) 解除隔离原则:被隔离者已满隔离期限,并且连续多次病原检测均为阴性,不再有病原体排出体外者可解除隔离。

2. 隔离的种类　根据传染病的传播途径及传染性强度不同,采取相应的隔离方法。

(1) 严密隔离(黄色标志):主要用于有极强传染性和致死性的甲类和部分乙类传染病,如肺鼠疫、霍乱、传染性非典型肺炎(SARS)、肺炭疽、人感染高致病性禽流感等。具体隔离要求如下:①患者应住单人病房,无条件时同一病种传染病人可住同一病房。病房应关闭门窗,可采用专门的空气处理系统和通风设备进行室内通风,禁止使用中央空调,以免病原体通过中央空调系统向别处播散。禁止探视、陪住。病房门口悬挂"严密隔离"标牌。②所有进入严密隔离病房的医护人员必须做好手的清洗和消毒,穿隔离衣和隔离鞋,戴口罩、帽子,接触病人或污染的敷料时必须戴手套。③病人体内的分泌物、排泄物、被污染的物品及敷料均应及时进行严格消毒处理。④病房内空气和地面可通过紫外线、喷洒消毒剂等措施每天进行消毒。病人治愈出院或死亡后,应严格执行终末消毒处理。

(2) 呼吸道隔离(蓝色标志):主要用于通过空气飞沫传播的呼吸道传染病,如麻疹、流行性感冒、流行性脑脊髓膜炎、水痘等。具体隔离要求如下:①同病种传染病病人可住同一病房,床间距应超过 2m,关闭病房门窗。②一般要求病人不能外出,如必须外出,则须戴口罩。③病人的口腔、鼻腔及呼吸道分泌物应由专用容器盛装,经消毒后再行处理。④医护人员接触病人时应戴口罩、帽子、手套,穿隔离衣。⑤室内空气消毒方法可选用紫外线照射或喷洒消毒剂,每日 2 次。病房通风每日至少 3 次。

(3) 消化道隔离(棕色标志):主要用于经粪-口途径传播的消化道传染病,如霍乱、甲型病毒性肝炎、伤寒、细菌性痢疾等传染病。隔离具体要求如下:①同病种传染病病人可住同一病房;如有不同病种传染病病人同住一室时,患者之间应实施床边隔离措施。②医护人员接触病人时应穿隔离衣、换鞋;接触不同病种病人时应更换隔离衣;接触病人或被污染物品、敷料后及接触下一个病人之前均应严格洗手并消毒双手。③病人的呕吐物、粪便等排泄物应严格消毒后再行处理;病人的生活用品、餐具、杯具应专人使用并定期消毒;地面可喷洒消毒剂进行消毒。④病房内应保持没有苍蝇、蟑螂等。

(4) 接触隔离(橙色标志):主要用于有高度传染性及重要流行病学意义的疾病,如破伤风、狂犬病等传染病。隔离具体要求如下:①同病种传染病病人可住同一病房。②医护人员接触病人及被污染的物品、敷料时应穿隔离衣,戴口罩、手套;接触病人或被污染的物品、敷料后,以及接触下一个病人之前均应严格洗手并消毒双手。③病人使用过的物品和敷料等应严格消毒。

(5) 血液和(或)体液隔离(红色标志):主要用于病原体经血液或体液传播的传染病,如艾滋病、乙型病毒性肝炎、丙型病毒性肝炎、梅毒、疟疾等传染病。隔离具体要求如下:①接触患者或其血液/体液时,应穿隔离衣,戴手套。如皮肤沾染患者血液或体液后,应立即清洗并消毒处理。②工作中应注意防止皮肤损伤,使用一次性注射器、输液器,用过的一次性使用医疗废物应按国家医疗废物管理条例的规定进行浸泡消毒、毁形,针头放入防水、防刺穿的利器盒中,密封后进行无害化处理。③被病原体污染的物品应装袋并做好标记,送出消毒处理或进行销毁。④当有病人血液或体液污染室内物品时,应立即用次氯酸钠溶液进行清洗消毒。

(6) 脓液及分泌物隔离(绿色标志):隔离具体要求如下:①给患者换药及护理时应穿隔离衣,戴口罩、手套。②接触病人或被污染物品、敷料后及接触下一个病人之前均应严格洗手并消毒双手。③被病原体污染的物品、敷料等应装袋并做好标记,送出消毒处理或进行销毁。

(7) 昆虫隔离:主要适用于通过蚊子、虱子、蜱虫、跳蚤、恙螨等昆虫叮咬传播的传染病,如疟疾、流行性乙型脑炎、斑疹伤寒等。具体隔离要求如下:①病房应有完善的防蚊设施。②病房内及其周边环境应定期灭蚊。③应为病人在入院时及时做好灭虱、灭蚤等卫生处理工作。

五、传染病科病房的护理管理

(一) 传染病区内区域布局划分及要求

1. 病区布局划分要求　传染病区应包括清洁区、半污染区、污染区。清洁区包括医护人员值班室、更衣室、配膳室、库房等;半污染区包括医护人员办公室、治疗室、消毒室、过道等;污染区包括病房、污物处置室等。工作人员与病人的出入通道及清洁物与污染物的运送通道应分开。

2. 隔离单位要求　设置隔离单位应有专门标记,病房门口应挂隔离衣,并设有洗手设备及消毒液,门口应置放消毒脚垫和门把套等。医护人员进入隔离单位应穿隔离衣,戴口罩、帽子。穿隔离衣后只能在规定区域内活动,接触病人或被污染的物品后应及时进行手的清洗与消毒,检查、治疗病人所使用的各种器械应在使用后及时进行消毒。

3. 隔离管理制度　传染病人被隔离后,不得擅自离开病区;不同病种的传染病人之间不得相互接触;病人家属应按规定探视及陪住;病人的所有用品必须经过消毒后才可送出;病人出院时应根据所患传染病种类的规定进行相关卫生处理,其病床、被褥及病房内物品等均应彻底清洗消毒;医护工作人员应定期进行体检、预防注射等。

(二) 医护人员的个人防护

近年来,关于医护人员的职业暴露问题越来越引起人们的重视。在医疗卫生机构工作的人员,由于职业原因,职业暴露在所难免。医护人员在工作时必须与病人及被污染的物品、排泄物等接触,容易导致病原体感染。而医护人员一旦被感染,不仅严重影响其自身健康,更重要的是他(她)还可成为新的传染源,造成传染病在医护人员之间及医患(或护患)之间传播流行。因此,做好医护人员的个人防护工作对预防院内感染有着非常重要的意义。

1. 分级防护原则　应根据传染病的传染性强度及疾病的严重程度采取分级防护措施。以下以传染性非典型肺炎为例介绍其三级防护原则。

(1) 一级防护:①适用于门(急)诊医护工作人员。②应穿隔离衣、戴帽子及12层以上的棉纱口罩。③每次接触病人或被污染的物品后均应及时洗手和消毒。

(2) 二级防护:①适用于进入隔离病区或留观室的医护工作人员,还包括接触病人、采集标本、处理病人的分泌物、排泄物、使用的物品及处理死亡病人尸体、转运病人的医务人员及司机等。②医护人员进入隔离病区或留观室时,应穿隔离衣、鞋套,戴帽子、棉纱口罩、手套。其中棉纱口罩必须有12层以上,每4小时更换1次或潮湿时立即更换。③医护工作人员每次接触病人及被污染的物品后,均应及时洗手和消毒。④对病人采取近距离治疗、护理操作时应戴防护眼镜。

(3) 三级防护:①适用于与病人密切接触或对病人实施特殊治疗、护理的医护工作人员。②除应积极采取二级防护措施外,还应佩戴全面型呼吸防护器。

2. 个人防护措施

(1) 洗手:医护工作人员接触病人或被污染物品后,应立即彻底洗手并消毒。这是预防病原微生物感染的最简单而有效的方法。为了防止通过手传递病原体,必须严格执行洗手制度,在下列情形下,应及时洗手消毒:①进出隔离病房,穿戴防护用品之前或脱去之后。②接触传染病人前后及接触病人分泌物、排泄物、被污染的物品后。③为同一病人进行治疗、护理,由污染操作转为清洁操作时。④戴手套之前、脱手套之后。

(2) 戴手套:是防止手感染的有效方法之一。下列情况下,必须戴手套或立即更换手套:①医护工作人员手上有创口时。②在进行肌内注射、静脉穿刺、采血、换药、处理被污染的器械等物品、接触病人的血液、体液、分泌物、排泄物或被污染的物品时。③进行操作时,手套如有破损应立即脱下,彻底洗手后更换手套。用过的手套不能随意丢弃,应放在指定的污物袋内。④在检查病人及进行治疗时,可戴清洁保护手套;在进行外科手术及精细触诊时,应戴外科手套;在清洗被污染的物品、器械、操作台及处理化学物品时,可戴橡胶手套。⑤如果操作时间较长,可每小时更换一次手套。

(3) 穿隔离衣:下列情形下,必须穿隔离衣或更换隔离衣:①进入隔离病区的所有医护工作人员。②接触传染病人、分泌物、排泄物及被污染的物品时。③隔离衣潮湿后,应立即更换。隔离衣脱去后应将污染面向里,然后放入污衣袋内,标好隔离标记。

(4) 口罩、护目镜和面罩的应用:为了防止病原微生物通过气溶胶吸入,防止病原体通过病人的血液、体液等溅入医护工作人员的口腔、鼻腔、眼睛内,医护工作人员应戴口罩、面罩、护目镜。口罩应严密遮掩口、鼻部,且每次必须更换,如被污染或潮湿后须立即更换;护目镜及面罩每次使用后应立即清洗消毒处理。

(5) 污染物品、标本和医疗废物的处理

1) 锐器的处理:处理已使用过的针头、刀片等锐利器械和物品时要特别小心,应及时将它们放入专门的利器盒中。处理破碎的玻璃碎片时,应戴橡胶手套,以免皮肤损伤。

2) 血液、体液标本的处理:血液、体液等标本应放入有盖的试管中,再放入密封的容器内送检,手持标本时应戴手套,防止标本溢出。

3) 医疗废物的处理:对于各种废弃的一次性医疗用品、废弃的标本、污染的敷料、手术切除的组织等,应放在有生物危害标记的专门容器内,按照相关规定送往指定地点进行焚毁处理。

4) 被病人血液、体液、分泌物等污染的物品处理:应先用1∶10的漂白水浸润在血渍或分泌物上15～30分钟,然后戴手套用抹布擦拭,擦净后立即彻底洗手并消毒。

(6) 针刺伤的防护:临床工作中,医护人员应严格遵守各项操作流程和规章制度,安全处理废弃的针头、刀片等,防止发生针刺伤。一旦发生针刺伤时,应立即迅速挤出少量血液,持续用流动水冲洗,再用碘酊、75%乙醇或碘附消毒后包扎伤口,并及时进行相关传染病病毒血清检查(如艾滋病、乙型病毒性肝炎等),以确定是否有病原体感染。如果被已确定为血液传染病病人血液污染的针头刺伤时,应按规定立即采取相关的治疗措施,并积极随访观察,必要时应注射相关疫苗和(或)特异性免疫球蛋白。

(7) 疫苗接种:在暴露前通过接种相关疫苗可预防某些传染病。如给所有乙型肝炎表面抗原(HBsAg)阴性的医护工作人员接种乙肝疫苗,若能产生保护性抗体,则能有效预防乙型病毒性肝炎。

(樊 军)

第六节 传染病病人的护理

学 习 目 标

1. 熟悉传染病病人的护理评估内容及护理措施。
2. 了解传染病的治疗原则及方法。

护理传染病病人时，应严格遵循传染病病人的消毒、隔离规定，依据护理程序对病人实施整体护理。

一、传染病病人的护理评估

为做好传染病病人的整体护理，首先要对每一个传染病病人进行详细而系统的全面评估，收集病人所有的主观及客观资料，在此基础上，找出病人存在的健康问题，作出护理诊断，制定护理计划并实施，最后进行护理评价。因此护理评估在整体护理中是最基础和最关键的部分之一，对促进病人全面康复有着非常重要的意义。

1. 病史评估　应注意结合传染病的基本特征及其流行过程的特点进行评估。

(1) 病人的一般资料评估：包括病人姓名、年龄、性别、民族、婚姻、文化程度、宗教信仰、工作单位、职业、家庭住址、电话号码、病史提供者、入院日期等。

(2) 患病经过评估：着重了解病人的起病时间及发病特点，发病的季节，有无明确的传染病接触史或诱因，发病后的主要症状及其特点，有无引起症状加重或缓解的因素，有哪些伴随症状出现，有无发生并发症或后遗症。

(3) 病人目前病情及一般状况评估：评估病人目前存在的主要不适、病情变化特点，以及病人患病后的意识状态、精神状况、饮食、睡眠、大小便、体重变化等状况。

(4) 检查及治疗经过评估：了解病人患病后在何时、何地就诊，检查及治疗。询问病人各项检查的结果，病人治疗所使用的药物名称、剂量、用法，病人是否遵从治疗，疗效如何等。

(5) 心理-社会状况评估

1) 疾病知识评估：评估病人对所患传染病的疾病知识掌握情况。了解病人是否知道所患传染病的病因、疾病的发生、发展和预后，病人是否了解疾病具有传染性以及通过何种途径传播，有无该疾病应进行的检查、治疗和预防方法的知识，病人有无良好的遵医行为等。确定病人及其家属对疾病的知识需求。

2) 心理状况评估：评估病人发病后所出现的各种心理反应。注意观察病人有无出现焦虑、抑郁、悲伤、紧张、恐惧、悲观、绝望等不良情绪反应，是否有沉默、退缩、不合作、仇视社会，甚至敌对行为发生。对于有焦虑、抑郁者，应同时评估其严重程度。评估病人对患病后进行隔离治疗的认知情况，有无出现孤独、无助及被约束、被抛弃感。评估病人有无出现因严重不良心理反应而导致的头昏、头痛、食欲减退、失眠、心悸、过度换气、呼吸困难等表现。了解病人患病后日常生活能力、家庭生活及学习、工作是否受到影响，并评估其受影响的程度。评估病人的经济状况和承担医疗费用的能力。

3) 社会状况评估：评估病人有无角色功能紊乱和角色适应不良；评估病人的文化及信仰，了解病人对护理的需求；评估病人的家庭，了解家庭成员对病人的关怀程度；评估病人居住及工作的环境，了解现存或潜在的环境危险因素；评估病人所在社区能否为病人提供相关医疗保健服务，有无完善的服务设施；了解病人是否享有医疗保障等。

(6) 生活史、既往史、用药史评估

1) 个人史：询问病人的一般情况，了解病人居住地及工作场所环境。注意了解病人在发病前有无接触类似病人、疫水、动物及其分泌物等病史，发病前有无去过疫区旅居。了解疾病是否呈现家庭或集体发病现象。了解病人的既往传染病史及预防接种史(包括接种时间及疫苗类型)。

2) 生活方式：了解病人的生活习惯、饮食习惯、卫生习惯等。询问病人有无吸毒、性乱交等行为。了解病人进食时间、量是否规律，有无摄食生食习惯，有无特殊的食物喜好或禁忌，有无吸烟、酗酒等。

3）用药史：了解病人既往用药情况，是否出现过药物的副作用。询问有无药物过敏史，并记录致过敏药物的名称及出现的过敏反应表现等。

2. 身体评估　医护人员通过视诊、触诊、叩诊、听诊、嗅诊等检查方法，对病人的身体进行评估，以发现病人的机体病理变化所引起的阳性体征。

(1) 生命体征及意识状态评估：评估病人的体温、脉搏、呼吸、血压及意识状态。注意观察病人发热的程度、热型特点，注意呼吸、心率及心律有无变化，血压有无降低或升高等。注意判断病人有无意识障碍及其类型。

(2) 营养状况评估：评估病人有无营养不良。注意观察病人有无出现体重减轻、皮肤弹性减退、眼窝凹陷、舟状腹等脱水表现，并判断脱水的程度。

(3) 皮肤和黏膜评估：由于多数传染病都可出现发疹表现，因此要十分重视皮肤和黏膜的评估。观察病人皮肤黏膜有无发疹，注意了解皮疹发生的时间、形态、性质、发疹先后顺序及分布特点等。同时还应注意检查病人有无黄疸发生，有无全身浅表淋巴结肿大(注意检查淋巴结肿大的特点)。注意观察病人有无出现一些传染病的特殊皮肤黏膜体征，如麻疹早期病人所出现的 Koplik 斑；伤寒病人所表现的特殊中毒面容、玫瑰疹；恙虫病的皮肤焦痂、溃疡表现等。

(4) 各系统评估：应对传染病人各系统进行全面细致的评估检查。对于不同疾病，检查应有相应的侧重点。如对于呼吸系统传染病或以呼吸系统为主要表现的传染病，在检查时应特别注意呼吸频率、呼吸节律、呼吸深度的变化；注意肺脏及胸膜的检查，是否有呼吸音的异常变化、有无啰音出现，注意了解啰音出现的部位、性质等。对于消化道传染病，则应重点注意病人的腹部检查，了解腹部有无腹肌紧张、腹部压痛和反跳痛，确定压痛点；注意检查病人是否有肝脾肿大，了解其肿大的程度、表面及边缘情况、质地及有无压痛等；了解有无腹水形成。对于有严重感染或重度脱水患者，应重点评估心率、心律的变化，尤其要注意血压的检查，同时还应注意尿量有无减少，以及时发现有无休克发生。以中枢神经系统表现为主的传染病，应重点检查瞳孔的大小及瞳孔对光反射的变化，注意检查病人有无意识障碍、脑膜刺激征、病理反射征，有无肢体瘫痪等。

3. 实验室及其他检查评估

(1) 一般检查：包括血液常规、尿液常规、粪便常规及相关血液生化检查。

1）血液常规检查：当有细菌感染时，白细胞计数及中性粒细胞常增多，尤其化脓性细菌感染时白细胞增多最显著，如流行性脑脊髓膜炎、猩红热等；但伤寒及副伤寒、布氏菌病等病人白细胞计数及中性粒细胞常减少。当发生病毒、原虫感染时，病人白细胞计数及中性粒细胞亦常减少，如流行性感冒、病毒性肝炎、麻疹、疟疾等，但流行性乙型脑炎、肾综合征出血热病人白细胞计数增多。蠕虫感染可引起嗜酸性粒细胞增多，如钩虫病、血吸虫病等；而伤寒、流行性脑脊髓膜炎等可致嗜酸性粒细胞减少。

2）尿液常规检查：肾综合征出血热、钩端螺旋体病等病人尿液中可出现蛋白质、红细胞、白细胞、管型等。

3）粪便常规检查：细菌性痢疾、感染性腹泻病人的粪便中可有红细胞、白细胞等。蠕虫感染可查到成虫或虫卵。

4）血液生化检查：肾综合征出血热等影响到肾脏功能的疾病可出现肾功能减退，引起血肌酐、血尿素氮浓度增高;病毒性肝炎等影响到肝脏功能的疾病可有血清蛋白功能检测、胆红素代谢功能检测、血清酶学检测的异常变化。霍乱、感染性腹泻等有严重吐、泻的疾病可引起血清电解质发生相应变化。

(2)病原学检测:是疾病确诊的最重要方法。

1)部分病原体可直接通过显微镜或肉眼检出而明确诊断。如在病人血液、骨髓涂片中检出疟原虫可确诊疟疾,检出微丝蚴可确诊丝虫病;在病人粪便中检出寄生虫卵或成虫,可确诊相应蠕虫病,如检出阿米巴原虫可诊断为阿米巴痢疾;流行性脑脊髓膜炎病人可在脑脊液涂片中检出脑膜炎奈瑟菌;新型隐球菌病可在病人脑脊液墨汁涂片检查时检出新型隐球菌。

2)部分病原体可通过人工培养基分离培养检出而明确诊断。常用于由细菌、真菌、螺旋体感染而引起的传染病诊断。如粪便培养检出霍乱弧菌,可确诊霍乱,如检出志贺氏菌,则可诊断为细菌性痢疾;血液或骨髓培养检出伤寒杆菌可确诊伤寒;血液培养有钩端螺旋体生长可确诊钩端螺旋体病;脑脊液培养如有新型隐球菌生长,可诊断新型隐球菌病。病毒、立克次体的感染可通过动物接种或组织培养分离的方法检出病原体。应该注意的是,为了提高病原体检出的阳性率,相关标本的采集应在抗生素使用之前或疾病的早期进行,采集的标本应新鲜,避免污染,并及时送检。

(3)分子生物学检测:主要通过分子杂交方法或聚合酶链反应(PCR),可检出部分传染病的特异性病原体核酸,如肝炎病毒的DNA和RNA检测。

(4)免疫学检测:有助于相关传染病的诊断,还能协助判断病人的免疫功能状态和调查疾病的流行病学情况。

1)特异性抗体检测:在传染病发病初期,病人血清中的特异性抗体尚未产生或滴度非常低,而在疾病后期或恢复期时,特异性抗体大量产生,抗体滴度明显升高。因此,应采集病人在急性期及恢复期双份血清进行检测,若特异性抗体由阴性转为阳性,或恢复期血清抗体滴度较急性期升高4倍以上时对疾病诊断有重要意义。特异性IgM抗体的检出有助于现在或近期感染的诊断。血清凝集反应常用于伤寒抗体检测,血清补体结合反应常用于病毒检测,血清蛋白印迹法(WB)常用于艾滋病的确定性诊断,血清中和反应常用于流行病学调查。

2)特异性抗原检测:病原体特异性抗原检测可早期直接提供病原体存在的证据,其诊断意义较特异性抗体检测更可靠,常用于早期诊断。常用检测方法有血清凝集试验、酶联免疫吸附试验(ELISA)、酶免疫测定(EIA)、放射免疫测定(RIA)、荧光抗体技术(FAT)等。

3)其他:皮肤试验可用于结核病、血吸虫病的调查。

(5)其他检查:纤维支气管镜检查有助于支气管淋巴结结核及艾滋病并发肺孢子菌病等的诊断。纤维结肠镜检查有助于慢性细菌性痢疾、血吸虫病等的诊断。X线、CT、MRI及超声等影像学检查,有助于肺结核、病毒性肝炎、脑囊虫病等的诊断。活组织检查可确诊病毒性肝炎、皮肌型囊尾蚴病等疾病。

二、传染病的治疗

(一)治疗原则

传染病人一经发现,就应立即进行隔离治疗。治疗的目的:一是治愈患者,促进患者全面康复,二是能有效控制传染源,防止病原体进一步播散,有效控制传染病的传播流行。治疗时应坚持综合治疗的原则,即治疗与护理并重,隔离与消毒并重,一般治疗、对症治疗与病原治疗并重的原则。

（二）治疗方法

1. 一般治疗与支持治疗

(1) 一般治疗：包括针对传染病人的隔离、消毒、护理和心理治疗。应根据病人所患的病种及各种传染病的不同传播途径，采取相应的消毒、隔离措施。如通过消化道传播的传染病应注意食物、餐具、水源等的消毒。对于被隔离者所产生的医疗废物、排泄物、分泌物等应采取严格的消毒处理措施，以防止病原体播散。另外，良好、正确的护理能有效促进病人的全面康复，提高病人的抗病能力，有力保证各项检查与治疗措施的正确执行。在对病人进行心理干预时，要求医护人员应有良好的服务态度和工作作风，对病人要充分关心和爱护，积极鼓励病人及其家属，增强病人战胜疾病的信心。

(2) 支持治疗：积极根据病人所处的传染病不同阶段，提供合理的饮食，积极补充营养，增强病人体质和免疫功能，维持病人水、电解质、酸碱平衡。

2. 病原治疗　是针对病原体的治疗措施，又称特异性治疗。通过病原治疗，能有效杀灭或抑制病原体，达到控制传染源和根治疾病的目的。治疗药物应根据病原体的种类合理选择应用抗生素、化学药物、血清免疫制剂(抗毒素)等。另外，免疫调节剂如白细胞介素、干扰素、胸腺素等对某些病原体亦有一定的杀灭或抑制作用。使用抗毒素及青霉素之前，应详细询问有无药物过敏史，并做好皮肤敏感试验，阴性者方可安全使用；对抗毒素过敏者必要时可用脱敏疗法。目前针对细菌、真菌的主要病原治疗是抗生素、化学制剂；针对原虫及蠕虫感染的病原治疗是化学药物；针对病毒的治疗药物除少数外，多数疗效尚不理想。

3. 对症治疗　正确合理的对症治疗可有效减轻病人的不适，还可调整病人各系统功能，达到减少机体消耗、保护机体重要器官功能、使机体损害减至最低的目的。例如，对于高热病人，可积极采取各种物理降温措施，必要时使用退热药物；对于颅内压增高者可积极使用20%甘露醇快速静脉滴注，以迅速降低颅内压；对于有心力衰竭者，可使用利尿剂、血管扩张剂等降低心脏负荷，并积极使用洋地黄制剂提高心肌收缩力，以便迅速控制心衰；对于休克患者，应积极扩充血容量、纠正酸中毒、必要时使用血管活性药物；病人抽搐时可积极使用地西泮等镇静剂；有严重毒血症时应积极使用大剂量糖皮质激素治疗；昏迷时应积极采取综合苏醒措施等。

4. 康复治疗　某些传染病后期可引起后遗症发生，如脊髓灰质炎、流行性乙型脑炎、流行性脑脊髓膜炎等，应积极采取高压氧治疗、理疗、针灸等治疗方法，并积极进行各种康复锻炼，促进机体全面康复。

5. 中医治疗　中医辨证论治可有效调整病人机体各系统机能，促进机体功能康复。某些中药还具有一定的抗病原体作用，如黄连、板蓝根、鱼腥草、大蒜素、连翘等。

三、传染病病人的护理措施

（一）一般护理

1. 安排合适的环境　根据不同传染病的隔离要求，安排合适的病房，温度、湿度适宜，适度通风，环境应安静舒适。严格限制或禁止探视和陪住。

2. 合理安排休息与活动　注意增加休息时间，有高热或病情较重者应卧床休息，恢复期时可适当增加活动量，如有神经系统后遗症者，应在恢复期尽早进行肢体功能康复锻炼。

3. 合理膳食　病人一般宜进食富有营养、容易消化、没有刺激性的食物，以补充营养。

如有腹泻症状，则应限制粗纤维食物的摄入。

（二）病情观察

注意监测病人的生命体征、意识状态、尿量等变化，观察主要临床表现特点、演变、发展过程及伴随症状，注意有无并发症发生，了解各项检查结果，观察治疗效果等。

（三）对症护理

如发热护理、疼痛护理、皮疹护理等。

（四）用药护理

掌握各种药物的适应证、禁忌证，掌握药物的使用方法，注意观察药物疗效及不良反应。

（五）心理护理

护理时应关心、爱护病人，耐心解释，态度要和蔼可亲，鼓励病人及其家属，树立战胜疾病的信心。

（六）健康指导

1. 疾病知识宣教　讲解本病的发生、发展特点和临床经过的规律、并发症的表现、治疗和护理要点，还要重点介绍疾病的传播途径及预防措施。

2. 生活指导　指导病人合理安排休息与活动、合理膳食，指导病人养成良好的饮食习惯、卫生习惯。

3. 病情观察指导　指导病人及家属细心观察病情变化，如有异常，及时与医生联系。

4. 用药指导　介绍药物的名称、服用方法及剂量、教会病人观察不良反应等。

5. 心理指导　指导病人缓解不良心理反应的方法，树立战胜疾病的信心。

6. 出院指导　指导病人出院后的休息与活动安排、饮食安排，指导病人自我监测病情变化，出院用药指导，疾病预防知识指导等。

（樊　军）

第七节　传染病病人常见症状及体征的护理

学　习　目　标

1. 掌握常见热型的特点及发热的护理措施。
2. 熟悉发热的程度划分及发热的临床过程。
3. 掌握不同传染病的发疹特点及其护理措施。

不同的传染病临床表现各异，但在病原微生物及其代谢产物的作用之下，可产生一些共同的症状及体征，如发热和发疹等。

一、发热

发热(fever)是传染病最常见的症状。发热可由感染性因素和非感染性因素引起，而传染病引起发热的最主要原因是感染。不同传染病引起发热的程度、热型及持续时间都不尽相同,因此,发热对传染病的鉴别诊断有着非常重要的意义。

临床上测量体温的方法有3种,分别是口腔舌下、腋下、直肠测量法,常以口腔温度为标准。根据体温不同,可将发热分为以下4种程度:①低热:体温为37.3~38.0 ℃;②中度发热:体温为38.1~39.0 ℃;③高热:体温为39.1~41.0 ℃;④超高热:体温达41.0 ℃以上。

临床上常将传染病的发热过程分为三个阶段:①体温上升期:指传染病人在病程中体温上升的时期。如果病人体温逐渐升高,则可出现畏寒表现,如伤寒、细菌性痢疾等;如果病人体温急剧升高至39.0 ℃以上,则可出现寒战表现,如疟疾、登革热等。②极期:指体温升高到一定高度后,持续较长时间的时期。如伤寒的极期。③体温下降期:指升高的体温缓慢或迅速降低的时期。有些传染病体温下降速度缓慢,需经数日后才降至正常,如伤寒、结核病等;而有些传染病体温下降迅速,在很短时间内迅速降至正常,常伴全身大汗,如疟疾、败血症等。

热型是传染病的重要特征之一,对疾病的鉴别诊断有重要意义,因此,应注意辨别。热型系指每日定时为病人测量体温,并在体温单上记录,再将各体温数值点连接起来绘制成体温曲线,该曲线的不同形态称为热型。临床常见的热型有:①稽留热(sustained fever):体温升高至39.0 ℃以上,24小时内体温波动范围不超过1.0 ℃,持续数日或数周。常见于伤寒极期。②弛张热(remittent fever):体温升高达39.0 ℃以上,24小时内体温波动范围可超过2.0 ℃,但最低温度仍然超过正常体温上限。常见于败血症、肾综合征出血热等。③间歇热(intermittent fever):体温骤然升高达高峰后持续数小时,然后迅速下降至正常水平,无热期可持续1日至数日,如此高热期与无热期交替出现,周而复始。常见于疟疾等。④回归热(relapsing fever):体温骤然升高至39.0 ℃以上,数日后又降至正常,再持续数日后又骤然升高,如此周而复始。常见于回归热等。⑤波状热(undulant fever):体温逐渐升高至39.0 ℃以上,维持数日后又逐渐下降至正常,持续数日后又逐渐升高,如此反复多次出现,常见于布氏菌病。⑥不规则热(irregular fever):发热的体温曲线没有规律,常见于流行性感冒、麻疹等。

1. 护理评估

(1) 病史评估:评估病人发病的时间、地区、季节,了解病人有无传染源接触史。注意观察发热的时间、发热的程度、有无相应热型特点、发热持续时间、热退时的情况等。注意有无伴随症状,如是否伴有皮疹、恶心、呕吐、腹泻、黄疸、头痛、全身肌肉酸痛、抽搐、谵妄等表现。伴随症状有助于疾病的诊断和鉴别诊断。

(2) 身体评估:为发热传染病人进行全面细致的体格检查,以查明其阳性体征。注意监测病人的生命体征,判断意识状态;检查病人的皮肤黏膜颜色、弹性;注意有无皮肤伤口、焦痂及溃疡等;注意观察有无皮疹;检查病人有无全身浅表淋巴结及肝脾肿大;注意检查病人有无心脏、肺脏、肾脏、肝脏及中枢神经系统的阳性体征;注意病人有无惊厥、抽搐、谵妄等现象。

(3) 实验室及其他检查:发热病人应进行血液、尿液、粪便常规检查及病原学检查。结合病史合理选择血清学检查、脑脊液检查、X线检查、CT检查、超声检查等,必要时可进行活组织病理检查。

2. 常见护理诊断/问题

体温过高 与病原体感染后释放致热源作用于体温调节中枢,导致体温调节中枢功能紊乱有关。

3. 护理目标　病人体温恢复正常；病人及其家属了解与发热有关的知识。

4. 护理措施

(1) 密切观察病情变化：密切监测病人的生命体征，尤其注意体温的监测。注意发热的时间、程度、热型特点、热退时的情况等。注意观察发热的伴随症状。评价采取降温措施的效果，观察降温时有无出现虚脱等。

(2) 积极降低病人体温：根据病人具体情况，合理选择降温方法。常用的降温措施有：①物理降温：如对于中枢神经系统传染病，可采用戴冰帽、冰袋冷敷头部与大动脉所在处的方法降低温度；对于高热四肢温暖的病人，可用25%～50%的乙醇擦浴；对于高热而四肢厥冷的病人，可用32～35 ℃的温水擦浴；高热惊厥病人可采用冬眠疗法或亚冬眠疗法降温；对中毒性痢疾病人，可采用冷盐水灌肠进行降温等。②必要时遵医嘱选用退热药物进行降温。

降温时的注意事项：①避免长时间将冰袋置于同一部位冷敷，以免引起局部冻伤。②有周围循环衰竭者，禁止应用冰袋冷敷和乙醇擦浴。③有发疹或出血倾向者，禁忌采用温水擦浴或乙醇擦浴。④应用退热药物时，避免短时间内体温降得过低，以免全身大汗导致虚脱。⑤应用冬眠疗法降温时，应首先补充血容量，再行冬眠治疗，用药过程中避免搬动病人，密切观察生命体征，尤其注意血压的监测。

(3) 加强基础护理：注意让发热病人多休息，高热患者应绝对卧床休息。保持病室内适宜的温度(18～20 ℃)、湿度(50%～60%)，定时通风，保持空气流通。

(4) 补充营养和水分：病人应每日摄入充足的热量和液体。一般可给予高热量、高蛋白、高维生素、易消化、没有刺激性的流质或半流质食物。每日饮水应达 2 000 ml 以上，防止脱水发生。

(5) 口腔、皮肤护理：为防止发热病人发生口腔感染，应指导病人在餐前、餐后、睡前漱口，严重者应给予特殊口腔护理。病人退热过程中常伴出汗，故应做好皮肤护理：及时用温水清洗、擦拭皮肤，更换床单、被褥、衣裤等，保持病人皮肤干燥、清洁，防止皮肤发生继发感染。病情严重需长期卧床者或昏迷病人，应定时协助病人翻身，防止压疮形成。

5. 评价　体温恢复正常，病人及家属能说出发热的有关知识。

二、发疹

许多传染病在发热同时常伴有发疹(eruption)，又称为发疹性传染病。疹包括皮疹(外疹)和黏膜疹(内疹)两类。皮疹的形态、出疹的时间、先后顺序及其分布特点对疾病的诊断和鉴别诊断有着重要的意义。

常见的皮疹形态有以下 4 类：①斑丘疹(maculopapule)：属于充血性皮疹，压迫后可褪色。其中斑疹(macule)呈红色，不凸出于皮肤表面，常见于猩红热、斑疹伤寒等；丘疹(papule)亦为红色，但凸出于皮肤表面，常见于麻疹、恙虫病等；玫瑰疹(rose spot)也属于丘疹，呈粉红色，常见于伤寒；斑疹和丘疹同时存在时称斑丘疹，可见于麻疹、风疹、猩红热、伤寒等疾病。②出血疹：为皮下出血所引起，压迫后不褪色。可表现为淤点(petechia)(直径小于 2 mm)、紫癜(purpura)(直径 3～5 mm)、淤斑(ecchymosis)(直径大于 5 mm)。常见于肾综合征出血热、流行性脑脊髓膜炎、登革热等疾病。③疱疹(vesicle)：皮疹凸出于皮肤表面，内含液体。常见于水痘、单纯疱疹、金黄色葡萄球菌败血症等疾病。若疱疹内液体为脓液，则称为脓疱疹。④荨麻疹(urticaria)：突出于皮肤表面，呈结节状。常见于病毒性肝炎、蠕虫蚴移行症等。

在出疹的时间、先后顺序及分布方面，不同传染病有其各自特点。如水痘、风疹的皮疹常于发病后第1日出现，猩红热常于发病后第2日出现，麻疹常于发病后第4日出现，斑疹伤寒常于发病后第5日出现，伤寒常于发病后第6日出现。麻疹和猩红热的出疹顺序基本一致，常首先从颈部、耳后开始，自上而下迅速波及躯干、四肢。但麻疹病人在出现皮疹之前，可首先出现特征性的黏膜斑，称Koplic斑，系在相当于第二磨牙对应的颊黏膜处出现大头针帽大小的白色斑点，周围有红晕。而猩红热则在皮肤皱褶处皮疹密集，经常受压摩擦而出血，呈紫红色线状，称"帕氏线"。水痘的皮疹常集中分布于躯干，呈向心性分布的特点。

1. 护理评估

(1) 病史评估：询问皮疹首次出现的时间和部位、发疹的先后顺序、进展等情况，观察皮疹的形态，询问发疹的伴随症状有无出现，如发热、乏力、食欲减退、恶心、呕吐等。

(2) 身体评估：评估病人的生命体征、意识状态及全身情况。注意观察皮疹的大小、形态的变化，有无融合、破溃、感染发生；观察出疹的顺序、消退情况，有无脱屑、脱皮、色素沉着、结痂等发生。检查时还应注意有无全身浅表淋巴结肿大，心、肺、肝、脾等检查有无异常。

(3) 实验室及其他检查：检查血液常规、尿液常规、粪便常规，进行相关血清学检查，必要时进行病原学检查。

2. 常用护理诊断/问题

皮肤完整性受损　与病原体及其代谢产物引起皮肤、黏膜损伤，毛细血管炎症有关。

3. 护理目标　皮疹消退，未发生继发细菌感染。

4. 护理措施

(1) 一般护理

1) 环境和休息：病人应卧床休息。环境应安静、舒适，保持适宜温度(18～20 ℃)和湿度(50%～60%)，每日定时通风，避免强光照射及对流风直吹身体。避免一切不良刺激。

2) 饮食护理：给予病人高热量、高蛋白、高维生素、易消化食物，避免刺激性食物，戒除烟、酒。

(2) 病情观察：重点观察发疹情况，如皮疹出现的时间、发疹顺序、分布部位等特点，注意观察皮疹消退情况，如皮疹消退后有无脱屑、脱皮、色素沉着、结痂等发生。还要注意观察生命征及并发症有无发生等。

(3) 皮肤护理：每日用温水清洗皮肤，禁用肥皂、其他化学洗洁剂及乙醇等擦洗，保持皮肤清洁干燥。衣服、被褥要勤换洗，要保持清洁、柔软、干燥。翻身时动作宜轻柔。剪短病人指甲，婴幼儿可用手帕包裹双手，避免搔抓皮肤。如有皮肤瘙痒，可用炉甘石洗剂、2%甲紫溶液涂擦。皮疹消退脱皮时，禁止强行撕扯，可用消毒剪刀进行修剪。如有皮肤坏死，可用海绵垫、气垫圈进行保护，防止发生继发细菌感染。如有淤斑破溃，可用无菌生理盐水清洗患处，辅以红外线灯局部照射，同时还可使用抗生素软膏涂抹并覆盖无菌纱布。

(4) 口腔黏膜疹的护理：每日餐前、餐后、睡前漱口，漱口液可选择温水或朵贝液，保持口腔清洁。如有口腔溃疡形成，可用3%过氧化氢溶液清洗患处，并涂洒冰硼散。

(5) 眼部护理：观察患者有无出现结膜充血、水肿，了解有无畏光、流泪、眼疼痛等症状。可用生理盐水或4%硼酸液清洗眼睛，白天滴抗生素滴眼液，夜间涂抗生素眼膏，防止继发感染。

5. 护理评价　病人皮疹完全消退，未发生继发细菌感染。

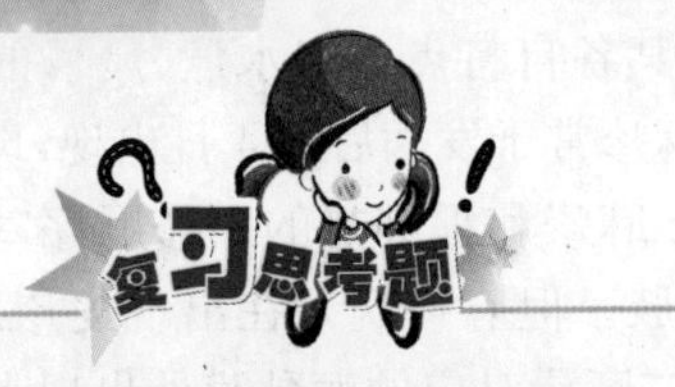

1. 说说感染及感染过程的表现。
2. 简述感染过程中病原体及免疫反应的作用。
3. 说说传染病的基本特征。
4. 简述传染病病程发展的阶段，解释复发与再燃的概念。
5. 传染病流行过程的基本条件有哪些？其影响因素有哪些？
6. 说说传染病预防的综合措施。
7. 简述消毒的种类、方法及隔离的原则、种类。
8. 解释稽留热、弛张热、间歇热、波状热，叙述发热的护理措施。
9. 叙述皮疹的常见类型及其护理措施。

（樊　军）

第二章 病毒感染性疾病病人的护理

第一节 病毒性肝炎病人的护理

案例 2-1 患者，女，30 岁，因“尿黄 20 天伴皮肤瘙痒、食欲下降、乏力 10 天”入院。患者 20 天前出现尿色加深，为茶水样。10 天前出现巩膜黄染，皮肤瘙痒，伴食欲减退。查体：体温 36.7 ℃，脉搏 78 次/分，呼吸 16 次/分，血压 120/80 mmHg。皮肤巩膜轻度黄染，无蜘蛛痣及肝掌。

问题：

1. 该患者的临床表现有何特点？初步评估为什么？
2. 患者发病的原因是什么？
3. 该患者存在哪些护理问题？

学习目标

1. 掌握急性肝炎及重症肝炎的临床表现、护理措施及预防措施。
2. 熟悉病毒性肝炎的流行病学特征、临床分型及治疗要点。
3. 了解病毒性肝炎的病原学特点、辅助检查及健康教育。

病毒性肝炎(viral hepatitis)是由多种肝炎病毒引起的以肝脏损害为主的一组全身性传染病，目前已确定的有甲型肝炎(hepatitis A)、乙型肝炎(hepatitis B)、丙型肝炎(hepatitis C)、丁型肝炎(hepatitis D)和戊型肝炎(hepatitis E)。上述病毒性肝炎的病原学有所不同，但临床表现基本相似，均以疲乏、食欲减退、肝大和肝功能异常为主要表现，部分病人可出现黄疸。甲型和戊型肝炎多为急性感染，而乙型肝炎、丙型肝炎和丁型肝炎易转为慢性肝炎，少数病人还可发展成肝硬化或肝细胞癌。我国是病毒性肝炎的高发区，其中以甲型肝炎和乙型肝炎最为多见，两者均可通过疫苗预防。近年来还发现有庚型肝炎病毒(hepatitis G virus 或 GB virus-C)和输血传播病毒(transfusion transmitted virus，TTV)等，但是否能引起肝炎目前尚未定论。HAV 经口感染进入体内后，经肠道入血，引起短暂的病毒血症，1 周后在肝细胞内复制，2 周后随胆汁从肠道排出体外。HAV 在肝细胞内增殖并不直接损伤肝细胞，其损害作用可能是免疫介导所致。

HBV 侵入人体后是否引起肝细胞病变主要取决于机体的免疫应答，免疫应答既可清除病毒，亦可导致肝细胞损伤，甚至诱导病毒变异。机体免疫功能正常的成年人感染 HBV，大部分可彻底清除病毒，产生保护性抗体；当机体处于免疫耐受状态时，不发生免疫应答，多成为无症状携带者；机体处于超敏反应时，则导致大片肝细胞坏死，发生重型肝炎。乙型肝炎慢性化的机制可能与免疫耐受、免疫抑制、遗传、年龄等有关。HBV 的抗原抗体系统为：①表面抗原（HBsAg）和抗体（抗-HBS）：人体感染 HBV 后 3 周可在血中出现 HBsAg，在急性乙肝患者中持续 5 周至 5 个月，在慢性乙肝患者和无症状携带者血中可持续存在多年。HBsAg 消失后数周，血中出现保护性抗体即抗-HBS，可保持多年。除血液之外，HBsAg 还可存在于各种体液和分泌物中，如唾液、尿液、精液及阴道分泌物。②核心抗原（HBcAg）和抗体（抗-HBc）：HBcAg 主要存在于受感染的肝细胞核内，血液中不易检测到。HBcAg 具有抗原性，可使机体产生非保护性抗体即抗-HBc，血液中的抗-HBc 有两型，即抗-HBcIgM 和抗-HBcIgG。前者在 HBcAg 阳性后 2～4 周出现，可存在于乙肝的急性期和慢性乙肝的急性发作期。抗-HBcIgM 下降或消失后出现抗-HBcIgG，可持续多年，是 HBV 既往感染的标志。③e 抗原（HBeAg）和 e 抗体（抗-HBe）：HBeAg 稍后于（或同时）HBsAg 在血液中出现，是 HBV 活动性复制和传染性强的标志。抗-HBe 在 HBeAg 消失后出现，表示 HBV 复制减少和传染性减低，一般持续 1～2 年。HBV DNA 聚合酶（HBV DNA-P）和 HBV DNA 两者都位于 HBV 核心部分，与 HBeAg 几乎同时出现在血液中，HBV DNA-P 是 HBV 复制的标志。

目前 HCV 引起肝细胞损伤的机制与 HCV 的直接杀伤作用、宿主免疫因素、自身免疫及细胞凋亡等有关。

目前认为 HDV 本身及其表达产物对肝细胞有直接作用。

HEV 诱发细胞免疫是引起肝细胞损伤的主要原因。

各型肝炎的病理变化不同。急性肝炎常见肝大，镜下可见肝细胞变性（嗜酸性变性、气球样变性）、肝细胞灶样坏死与肝细胞再生，汇管区炎性细胞浸润等。慢性肝炎主要为肝细胞坏死，可有肝小叶及汇管区胶原及纤维组织增生。急性重型肝炎以肝脏体积缩小、弥漫性肝细胞坏死、淤胆为特征。亚急性重型肝炎在急性重型肝炎基础上可见肝细胞灶样再生、胶原及纤维组织增生，形成再生结节。

一、护理评估

（一）健康史

1. 流行病学资料

(1) 传染源

1) 甲型和戊型肝炎的传染源为急性期病人和亚临床感染者；在发病前 2 周至起病后 1 周从粪便排出 HAV 量最多，故传染性最强。

2) 乙型、丙型、丁型肝炎其传染源分别是急性和慢性（含肝炎后肝硬化）的乙型、丙型、丁型肝炎患者和病毒携带者。

(2) 传播途径

1) 甲型和戊型肝炎：以消化道传播为主，日常生活接触是散发性发病的主要传播方式，通过手、玩具、用具等污染食物或直接经口传播。水源和食物的污染(尤其水生贝类如毛蚶等)可导致其暴发流行。

2) 乙型肝炎传播途径包括:a. 经血液、体液及血制品传播:血液 HBV 含量很高,微量的污染血进入人体即可造成感染,如输血及血制品、注射、针刺、手术、共用剃刀和牙刷、血液透析、器官移植等均可传播;b. 母婴传播:包括宫内感染、围生期传播、分娩后传播;c. 生活中的密切接触、性接触传播。

3) 丙型肝炎传播途径与乙型肝炎相似,但以输血及输血制品传播为主,母婴传播不如乙型肝炎多见。

4) 丁型肝炎传播途径与乙型肝炎相似。

(3) 人群易感性

1) 甲型、戊型肝炎:抗-HAV 阴性者为甲型肝炎易感人群,以幼儿、学龄前儿童发病率最多,但遇有暴发流行时各年龄组均可发病,感染后免疫力可持续终身。戊型肝炎显性感染主要发生于成人。

2) 乙型、丙型、丁型肝炎:抗-HBs 阴性者为乙型肝炎易感人群。HBV 感染多发生于婴幼儿及青少年,高危人群包括 HBsAg 阳性母亲的新生儿、HBsAg 阳性者的家属、反复输血及血制品者、血液透析者、多个性伴侣者、静脉药瘾者、接触血液的医务工作者。丙型肝炎多见于成年人。

(4) 流行特征:甲型肝炎的发病率有明显的季节性,秋、冬季呈高峰。戊型肝炎流行多发生在雨季或洪水后。乙型、丙型、丁型肝炎无明显季节性,但乙型肝炎有家庭聚集现象。

2. 患病及治疗经过　了解病人的发病经过,询问病人的起病经过,如发病前 1 个月或半年内是否有不洁饮食史或不洁输血史,起病时间、主要症状及其特点、病情的进展情况。询问病人的食欲与摄入量,有无恶心、呕吐、腹泻,有无厌油,有无腹胀、上腹痛及其部位、性质、程度。起病后经过何种处理、服药情况及其效果如何等。

(二) 身体状况

潜伏期:甲型肝炎为 2～6 周(平均 4 周);乙型肝炎为 1～6 月(平均 3 个月);丙型肝炎为 2 周至 6 个月(平均 40 日);丁型肝炎为 4～20 周;戊型肝炎为 2～9 周(平均 6 周)。

按病毒性肝炎的临床表现可分为急性肝炎、慢性肝炎、重型肝炎、淤胆型肝炎和肝炎肝硬化五型。

1. 急性肝炎　根据有无黄疸又可分为急性黄疸型和急性无黄疸型肝炎。

(1) 急性黄疸型肝炎:典型临床经过分为三期,总病程 2～4 个月。

1) 黄疸前期:本期持续 1～21 日,平均为 5～7 日。甲、戊型肝炎起病较急,而乙、丙、丁型肝炎起病较缓慢,突出表现为病毒血症(如疲乏、畏寒、发热等)和消化系统症状(如食欲减退、恶心、呕吐、厌油感、上腹痛和腹泻等),部分病人可有皮疹及关节酸痛等症状,本期未出现尿黄。

2) 黄疸期:本期一般持续 2～6 周。发热逐渐消退,但尿黄加深(如浓茶样),黄疸逐渐加深,1～3 周内达高峰,此时自觉症状有所减轻。临床上以巩膜及皮肤黄染为进入此期的标志。部分病人可伴有一过性皮肤瘙痒、心动过缓、大便颜色变浅等。常见有肝大,质地充实,明显压痛和叩击痛,部分有轻度脾大,此期肝功能明显异常。

3) 恢复期:症状减轻或消失,食欲好转,黄疸逐渐消退,肝脾回缩,肝功能恢复正常,本期持续 2 周至 4 个月,平均 1 个月。

(2) 急性无黄疸型肝炎：较黄疸型常见，约占急性肝炎90%以上。除无黄疸外，其他症状均较黄疸型肝炎轻，恢复快。由于病人症状不明显，不易被发现而成为重要的传染源。乙型、丙型肝炎多为此型，且易成为慢性。

2. 慢性肝炎　乙型、丙型、丁型肝炎迁延不愈可演变成慢性肝炎。慢性肝炎是指急性肝炎病程超过半年，或原有乙、丙、丁型肝炎或有HBsAg携带史而因同一病原再次出现肝炎症状、体征及肝功能异常者；发病日期不明或虽然无肝炎病史，但根据肝组织病理学或症状、体征、化验及B超检查综合分析符合慢性肝炎表现者。慢性肝炎根据病情可分为轻、中、重三度。

3. 重型肝炎　所有肝炎病毒均可引起重型肝炎，发病诱因包括重叠感染（如乙型肝炎重叠戊型肝炎）、机体免疫状况、妊娠、过度疲劳、精神刺激、服用损害肝的药物、嗜酒、合并细菌感染等。表现一系列肝衰竭表现：极度乏力，严重消化道症状，神经、精神症状（嗜睡、性格改变、行为异常、昏迷等肝性脑病表现），有明显出血倾向，凝血酶原时间（PT）显著延长及凝血酶原活动度（PTA）$<40\%$。黄疸进行性加深，血总胆红素（TBIL）每日上升超过17.1 μmol/L或大于正常值10倍。可有中毒性鼓肠、肝臭、肝肾综合征等。可见扑翼样震颤及病理反射，肝浊音界进行性缩小，胆酶分离，血氨升高等。根据病理组织学特征和病情发展速度，肝衰竭可分为四类：

(1) 急性重型肝炎（急性肝衰竭）：亦称暴发型肝炎。特征是起病急，发病10日内出现Ⅱ度以上肝性脑病为特征的肝衰竭表现。本型发病多有诱因，病死率高，病程一般在3周内。

(2) 亚急性重型肝炎（亚急性肝衰竭）：亦称亚急性肝坏死，以急性黄疸型肝炎起病，发病10日后出现肝衰竭症状。首先出现Ⅱ度以上肝性脑病者为脑病型；首先出现腹水及其相关症候（包括胸腔积液）者称为腹水型。晚期可有难治性并发症，如脑水肿、消化道大出血、严重感染、电解质紊乱及酸碱平衡失调。一旦出现肝肾综合征，预后极差。本型病程常超过3周至数月，存活者易转化为慢性肝炎或肝硬化。

(3) 慢性重型肝炎（慢性肝衰竭）：是在肝硬化基础上，肝功能进行性减退引起的腹水或门脉高压、凝血功能障碍和肝性脑病等为主要表现的慢性肝功能失代偿。

4. 淤胆型肝炎　又称毛细胆管型肝炎。起病似急性黄疸型肝炎，以长时间肝内梗阻性黄疸为突出表现，同时伴有皮肤瘙痒、粪便颜色变浅、肝大等特点，但消化道症状轻。病程持续较长，急性者大多预后良好，慢性者可发展成胆汁性肝硬化。

5. 肝炎后肝硬化　出现肝硬化的临床表现，根据肝脏炎症情况，分为活动性和静止性肝硬化两型。如未达到肝硬化的诊断标准，而肝纤维化明显者，称为肝炎肝纤维化。

以上五种肝炎病毒之间也可因重叠感染或协同感染而使病情加重和趋于复杂化。甲、戊型肝炎除极少数发展成重症肝炎外，一般不转为慢性肝炎，大多数预后良好；乙型、丙型和丁型肝炎可以是急性、慢性，也可以成为慢性病原携带者，部分可发展成肝硬化或肝癌。

（三）实验室及其他检查

1. 一般检查

(1) 血清酶：以血清丙氨酸转氨酶（ALT）最为常用，是目前临床判断肝细胞损害最敏感、最常用的指标。急性肝炎在黄疸出现前3周即开始升高，黄疸消退后开始下降；慢性肝炎和肝硬化可持续或反复升高；重型肝炎病人ALT随黄疸迅速加深反而下降，呈现“酶一胆分离”，提示肝细胞大量坏死。

(2) 血清蛋白：由于持续的肝功能损害，肝脏合成白蛋白减少，同时因较多的抗原物质进入血液刺激免疫系统，而使血浆白蛋白(A)下降、球蛋白(G)升高、A/G 比值下降或倒置，这对判断慢性肝炎后期和肝硬化有一定参考价值。

(3) 血清和尿胆红素：黄疸型肝炎时血清总胆红素、直接和间接胆红素、尿胆原和尿胆红素均升高。尿胆红素和尿胆原的检测是早期发现黄疸型肝炎的简易有效的方法，并有助于黄疸的鉴别诊断；而淤胆型肝炎则以血直接胆红素、尿胆红素增加为主，尿胆原减少或阴性。

(4) 凝血酶原活动度(PTA)：对重型肝炎的临床诊断和预后判断有重要意义。PTA 高低与肝损害程度成反比，重型肝炎时如 PTA＜40%提示肝损害严重，PTA 越低，预后越差。

2. 肝炎病毒标记物检测

(1) 甲型肝炎血清抗-HAV IgM 阳性，提示近期有 HAV 感染，是早期诊断甲型肝炎可靠的血清学标志；血清抗-HAV IgG 是保护性抗体，其阳性提示对 HAV 已产生了免疫力，见于甲肝疫苗接种后或既往感染者。

(2) HBV 主要的抗原抗体系统

1) 表面抗原(HBsAg)和表面抗体(抗-HBs)：人体感染 HBV 后 3 周血中可出现 HBsAg，在急性乙型肝炎患者血中可持续存在 5 周至 5 个月，在慢性乙型肝炎患者和无症状携带者血中可持续存在多年。除血液外，HBsAg 还可存在于机体各种体液和分泌物中，如唾液、尿液、精液及阴道分泌物。抗-HBs 出现在急性感染后期，HBsAg 转阴后一段时间，可持续存在多年。抗-HBs 阳性表示对 HBV 感染具有免疫力，该抗体可见于乙型肝炎恢复期、过去感染及乙肝疫苗接种后。

2) 核心抗原(HBcAg)和核心抗体(抗-HBc)：血液中 HBcAg 主要存在于 Dane 颗粒的核心，肝组织中主要存在于受感染的肝细胞核内，在血液中不易测到。HBcAg 具有很强的免疫原性，能使机体产生非保护性抗体即抗-HBc。血液中的抗-HBc 有两型，分别是抗-HBc IgM 和抗-HBc IgG，前者在 HBcAg 阳性后 2～4 周出现，只存在于乙型肝炎的急性期和慢性乙型肝炎的急性发作期。抗-HBc IgM 下降消失后出现抗-HBc IgG，可持续存在多年，是 HBV 既往感染的标志。

3) e 抗原(HBeAg)和 e 抗体(抗-HBeAg)：HBeAg 是一种可溶性蛋白，仅见于 HBsAg 阳性血清。急性 HBV 感染时 HBeAg 的出现时间略晚于 HBsAg，是 HBV 活动性复制和传染性强的标志。HBeAg 消失而抗-HBe 产生称为血清转换，抗-HBe 转阳后，表示 HBV 复制多处于静止状态，传染性降低。

知 识 链 接

临床诊断乙型肝炎常做五项指标(俗称“两对半”)包括：HBsAg、抗-HBs、HBeAg、抗-HBe、抗-HBc。“乙肝大三阳”指：HBsAg、HBeAg、抗 HBc 阳性。“大三阳”提示具有较强的传染性。“乙肝小三阳”指：HBsAg、抗-HBe、抗 HBc 阳性。若同时 HBV-DNA 阳性，提示传染性强；若同时 HBV-DNA 阴性，提示传染性弱。

4) HBV-DNA：与 HBeAg 几乎同时出现在血液中，是 HBV 复制的标志。HBV-DNA

定量检测对判断病毒载量、传染性大小、抗病毒治疗疗效有非常重要的意义。

3. 丙型肝炎病毒(hepatitis C virus,HCV) 抗-HCV不是保护性抗体,是HCV感染的标志,可分为IgM型和IgG型。在发病后即可检测到抗-HCV IgM,一般持续1～3个月。如果抗-HCV IgM持续阳性,提示病毒持续复制,易转为慢性。抗-HCV IgG阳性,提示HCV现正感染或既往感染。HCV-RNA阳性是病毒感染和复制的直接标志。

4. 丁型肝炎病毒(hepatitis D virus,HDV) HDV只有一个抗原抗体系统,HDVAg最早出现,然后是抗-HDV IgM和抗-HDV IgG,一般三者不会同时存在。抗-HDV IgM阳性是现症感染的标志,抗-HDVIgG不是保护性抗体,高滴度提示感染持续存在,低滴度提示感染静止或终止。血清或肝组织中HDV-RNA是诊断HDV感染最直接的依据。

5. 戊型肝炎病毒(hepatitis E virus,HEV) HEV感染者血中可检出抗HEV,抗-HEV IgM在发病初期出现,阳性是近期HEV感染的标志,抗-HEV IgG持续时间在不同病例差异较大,多在发病后6～12个月转阴。

目前,尚存在可经肠道外传播而引起的急、慢性肝炎的非甲、非乙、非丙、非丁、非戊肝病毒的其他肝炎相关病毒。其中研究较多的是庚型肝炎病毒(HGV)和经输血传播病毒(TTV),但对其致病性尚无定论。

(四)心理社会状况

了解患者对该疾病的认知程度以及疾病给其带来的心理焦虑;对住院隔离的认识及适应情况;患病对工作、学习的影响;家庭及亲友对患者的态度及对消毒隔离的认识程度等。

二、护理诊断及医护合作性问题

1. 活动无耐力 与肝脏功能受损、能量代谢障碍有关。
2. 营养失调 与食欲减退、摄入减少、呕吐、消化和吸收功能障碍有关。
3. 焦虑 与隔离治疗、病情反复、久治不愈、担心预后等有关。
4. 潜在并发症 出血、肝性脑病、继发感染、肝肾综合征等。

三、护理目标

1. 活动耐力较前增强,生活能自理。
2. 食欲好转或恢复,体重增加并维持在正常范围内。
3. 焦虑减轻。
4. 无并发症。

四、护理措施

1. 隔离 甲型、戊型肝炎自发病之日起进行消化道隔离3周;急性乙型肝炎进行血液(体液)隔离至HBsAg转阴;慢性乙型和丙型肝炎病人应分别按病毒携带者管理。

2. 生活护理

(1) 休息与环境:急性肝炎、重型肝炎、慢性活动期、ALT升高者应卧床休息,休息可减少病人能量消耗,降低机体代谢率,减轻肝脏代谢的负担;增加肝脏血流量,促进肝细胞的修复和再生,有利于炎症的恢复;可改善腹水和水肿;充足的睡眠还可增加糖原和蛋白质的合成。根据疾病的不同时期而指导病人休息:①急性肝炎:在发病1个月内,除进食、洗漱、排便外,病人应安静卧床休息,待症状好转、肝功能改善后,可指导其逐渐增加活动,以不感疲劳为度。②慢性肝炎：宜根据病情和肝功能的状况指导病人合理安排休息，活动期应静养，稳定期指导病人逐渐增加活动量，以不感疲劳为度。③重型肝炎：病人应绝对卧床休息，做好口腔和皮肤的护理。

(2) 饮食护理：合理的饮食可改善病人的营养状况，促进肝细胞再生和修复，有利于肝功能恢复。对各型肝炎病人均应戒烟和禁酒，因乙醇中的杂醇油和亚硝胺可使脂肪变性、解毒功能降低和致癌，即使少量饮酒亦可加重肝损害；烟草中因含有多种有害物质，能损害肝功能，抑制肝细胞生成和修复。

1) 急性期病人：宜进食清淡、易消化、含多量维生素的可口饮食，如米粥、菜汤、清肉汤、豆浆、蛋羹等，并多吃水果和新鲜蔬菜、豆类、猪肝、牛奶、胡萝卜等；保证足够热量，给予碳水化合物 250～400 g/d，病人食欲差时，可静脉输入 10%葡萄糖溶液加维生素 C；给予适量蛋白质 1.0～1.5 g/(kg·d)，以营养价值高的动物蛋白为主，如鸡蛋、瘦肉、鱼类等；应适当限制脂肪的摄入，避免诱发脂肪肝；伴腹胀时还应注意减少牛奶、豆制品等产气食品的摄入；病情好转、食欲改善后应少食多餐，避免暴饮暴食防止营养过剩。

2) 慢性肝炎病人：饮食宜适当的高蛋白、高热量、高维生素且易消化的食物，给予适量蛋白质 1.5～2 g/(kg·d)，以营养价值高的动物蛋白为主，避免高糖、过高热量和饮酒，以防止发生糖尿病和脂肪肝。

3) 重症肝炎病人：给予低脂、低盐、高热量、高维生素、易消化的流质或半流质，有肝性脑病先兆表现者，限制或禁止蛋白质摄入，每日蛋白质应少于 0.5 g/kg 为宜，以减轻肝脏负担，避免诱发肝性脑病；合并腹水、少尿者，应给予低盐或无盐饮食，钠限制在 500 mg/d(氯化钠 1.2～2.0 g)，进水量不超过 1 000 ml/d，以减少体内水、钠潴留。

3. 病情观察

(1) 重点观察消化道症状，乏力是否进行性加重，黄疸变化情况、肝浊音界变化等。

(2) 生命体征的观察：观察体温、脉搏、呼吸、血压、神志(定向力)变化，发现异常情况及时处理。

(3) 并发症的观察：如出现性格改变、行为异常、狂躁不安、意识障碍提示肝性脑病；出现牙龈出血、鼻出血、皮肤淤斑、呕吐咖啡样液体或解柏油样大便考虑出血倾向；出现少尿、无尿、尿素氮升高则为肝肾综合征；观察有无感染表现；严格记录出入量，及时检查尿常规、比重、血尿素氮、肌酐等，及时发现肾衰竭。

4. 用药护理　遵医嘱使用改善和恢复肝功能的药物、降酶药、免疫增强剂、抗肝纤维化药、抗病毒药物等。

(1) 改善和恢复肝功能的药物：常用的有：①非特异性护肝药：如各种维生素、葡萄糖醛酸内酯(肝泰乐)、还原性谷胱甘肽等；②降酶药：如甘草甜素、甘草酸二铵、垂盆草、五味子制剂等。

(2) 免疫增强剂：常用药物有胸腺素、胸腺肽等。胸腺肽每天 100～160 mg，静脉滴注，3 个月为一疗程。胸腺肽 a_1 每次 1.6 mg，皮下注射，每周 2 次，6 个月为一疗程。不良反应有一过性低热，少数患者可有头晕、乏力、口干等。

(3) 抗肝纤维化：主要有丹参、冬虫夏草、核仁提取物、γ-干扰素等。

(4) 抗病毒治疗

①干扰素 a(IFN-a)：可用于慢性乙型肝炎和丙型肝炎的抗病毒治疗。治疗慢性乙型肝炎时，普通干扰素推荐剂量为每次 5 MU，每周 3 次，皮下或肌内注射，疗程 1 年；聚乙二醇干

扰素每周1次,疗程1年。治疗慢性丙型肝炎时联合利巴韦林可提高疗效。

②核苷类似物:主要用于乙型肝炎的抗病毒治疗。常见的药物有拉米夫定,每天100 mg,每天1次口服。替比夫定,600 mg,每天1次口服。其他核苷类药物有阿德福韦、恩替卡韦等。不良反应主要有头痛、疲乏、胃痛、腹泻等,偶见过敏反应。

5. 对症护理

(1) 黄疸的护理:患者出现黄疸时应卧床休息,注意观察黄疸的变化。保持皮肤清洁,剪短指甲,嘱患者不要搔抓皮肤,以免皮肤破损引起感染和皮下出血。用温水清洗皮肤,忌用刺激性的洗浴用品。

(2) 腹水的护理:大量腹水患者应取半卧位。记录24小时出入量,限制水钠的摄入,定期测量患者的体重、腹围,监测尿量的变化,注意维持水、电解质、酸碱平衡。加强皮肤护理,防止压疮。

(3) 腹胀的护理:观察患者腹胀的程度,避免进食产气的食物,如豆制品、牛奶等。协助患者在床上变换体位,鼓励患者在床上做肢体的屈伸活动。指导并协助患者进行腹部按摩,必要时遵医嘱行肛门排气。

(4) 出血的护理:监测生命体征,严密观察患者出血的部位、表现、程度,及时发现新的出血及其先兆征象;监测血型、凝血酶原时间、血小板计数、血红蛋白,必要时备血。指导患者进食易消化的软食或半流质,禁食过硬、过于粗糙的食物,保持排便通畅,排便时不可以过于用力,以防腹压骤增而诱发颅内出血。便秘者遵医嘱使用开塞露或缓泻剂促进排便。遵医嘱使用维生素K等止血药物,给予新鲜血浆或凝血因子复合物补充凝血因子,使用H_2受体拮抗剂防止消化道出血,必要时使用生长抑素,慎用肝素。

(5) 肝性脑病的护理:监测患者生命体征及瞳孔的变化,密切注意肝性脑病的早期征象,如患者的性格、行为异常,扑翼样震颤,观察患者思维及认知的改变,评估患者意识障碍的程度,定期复查血氨、肝功能、肾功能、电解质,若有异常应及时通知医生并协助处理。绝对卧床休息,专人守护,躁动患者防坠床等意外;肝性脑病时禁蛋白饮食,病情好转后予低蛋白饮食,如不能进食者可鼻饲流质;注意口腔、皮肤护理;保持大便通畅,忌用肥皂水灌肠。遵医嘱给予口服乳果糖、诺氟沙星等抑制肠道细菌;合理应用抗生素,微生态制剂,调节肠道微环境;用乙酰谷酰胺、谷氨酸钠、精氨酸、门冬氨酸钾镁降血氨;用左旋多巴纠正假性神经递质;用20%甘露醇和呋塞米快速静滴减轻脑水肿,注意维持电解质平衡。

6. 心理护理　细致地做好患者的思想工作,解除其不良情绪,保持积极乐观态度;可以举例介绍同类患者的治疗经过和预后情况等方式,鼓励患者树立信心;向患者讲明卧床休息可以减轻肝脏负担,有利于肝功能恢复;帮助患者解决困难,尽量满足患者的需求;解释隔离的必要性,使患者消除因隔离产生的焦虑情绪,并能配合隔离消毒的要求,做好个人卫生。向患者说明医护人员穿隔离衣是为了保护自己和他人免受肝炎病毒感染。

五、护理评价

1. 患者休息良好,患者体重恢复正常。
2. 患者能说出肝炎的防治知识,焦虑、恐惧情绪消失。
3. 未出现感染。
4. 未出现并发症。

六、健康教育

1. 预防疾病指导　①告诉患者所患肝炎的类型、传播途径、隔离期、隔离措施、消毒方法及预防措施等。②甲肝和戊肝应预防消化道传播，患者和健康人之间应做好生活隔离，食具、茶具、生活用具严格分开；注意个人卫生，做好餐前、便后肥皂和流动水洗手。③乙肝、丙肝、丁肝主要应预防以血液为主的体液传播，凡接受输血、应用血制品、接受大手术等患者，应定期检测肝功能及病毒标记物，以便及时发现感染肝炎病毒所致的各型肝炎。④对患者用物及排泄物进行消毒。⑤密切接触者进行预防接种，如乙肝接触者及时接种乙型肝炎疫苗。

知识链接

对于 HBeAg 阳性母亲所生下的新生儿，预防其感染 HBV 最有效的措施是什么？

答：高效价乙肝免疫球蛋白和乙肝疫苗。

2. 对病人的指导　强调急性肝炎彻底治愈的重要性，讲述肝炎迁延不愈对个人、家庭、社会造成的危害，实施恰当的治疗计划，促进疾病早日康复；介绍各型病毒性肝炎的预后及慢性化因素：一般甲肝、戊肝不会发展为慢性肝炎，而其余各型肝炎部分患者可反复发作，发展为慢性肝炎、肝硬化甚至肝癌；反复发作的诱因为过度劳累、暴饮暴食、酗酒、不合理用药、感染、不良情绪等，应帮助患者分析复发原因，予以避免；急性肝炎患者病情稳定 1 年后方可结婚，已婚者 1 年内应节制性生活；慢性肝炎患者应节制性生活，女性患者不宜妊娠。

案例 2-1 分析

1. 患者的临床表现特点　尿黄伴皮肤瘙痒、食欲下降、乏力，尿色加深，为茶水样。巩膜黄染，皮肤瘙痒，伴食欲减退。体温 36.7 ℃，脉搏 78 次/分，呼吸 16 次/分，血压 120/80 mmHg。皮肤巩膜轻度黄染，无蜘蛛痣及肝掌，ALT 340 U/L，总胆红素 56 μmol/L，结合胆红素 33 μmol/L，白蛋白 33 g/L，丙型肝炎抗体(＋)，HCVRNA(＋)。初步评估为丙型病毒性肝炎。

2. 患者发病的原因　感染了丙型肝炎病毒而致病。护理评估明确。

3. 该患者存在的护理问题

(1) 营养失调：低于机体需要量：与食欲下降、呕吐、腹泻、消化和吸收功能障碍有关。

(2) 活动无耐力：与肝功能受损、能量代谢障碍有关。

(3) 潜在并发症：出血、肝性脑病。

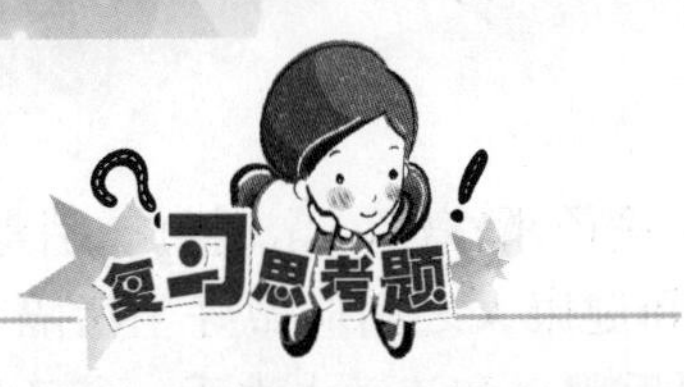

1. 说说如何预防病毒性肝炎？
2. 简述各种类型病毒性肝炎的临床特征？主要护理问题与护理措施？

（陈秀明）

第二节　流行性乙型脑炎病人的护理

案例 2-2　患儿，男，11 岁，以高热、畏寒、头痛、抽搐、呕吐 1 天入院。

患儿 1 天前突然高热、头痛、呕吐 4 次，为胃内容物，至晚上呼之不应，并持续抽搐。查体：体温 40.5 ℃，深昏迷，双侧瞳孔不等大，呼吸节律不整，抽样呼吸，心、肺、腹(－)，颈部有抵抗，巴氏征(＋)，克氏征(＋)。

问题：

1. 该患者的临床表现有何特点？初步评估为什么？
2. 患者发病的原因是什么？临床评估需要进一步做哪些检查？
3. 该患者存在哪些护理问题？

学习目标

1. 掌握流行性乙型脑炎的临床表现及护理措施。
2. 熟悉流行性乙型脑炎的流行病学特征、治疗要点、预防原则及健康教育。
3. 了解流行性乙型脑炎的病原学、发病机制及辅助检查。

流行性乙型脑炎(epidemic encephalitis B)简称乙脑，是由乙型脑炎病毒引起的以脑实质炎症为主要病变的急性传染病。本病流行于夏秋季，经蚊虫叮咬传播，临床上以高热、意识障碍、抽搐及脑膜刺激征为特点。重症病人可出现中枢性呼吸衰竭，病死率高，存活者可留有后遗症。

乙型脑炎病毒(encephalitis B virus)简称乙脑病毒，属黄病毒科，为 RNA 病毒，适宜在神经细胞内生长、繁殖，故为嗜神经病毒；乙脑病毒抗原性较稳定，人与动物感染后，体内可产生补体结合抗体、中和抗体及血凝抑制抗体，这些抗体的检测有助于临床诊断和流行病学调查；乙脑病毒抵抗力不强，不耐热，对乙醚和酸敏感，可被常规消毒剂杀灭，加热 100℃，2 分钟，或 56℃，30 分钟即可灭活，但对低温和干燥耐受力较强。人体被带乙脑病毒的蚊虫叮咬后，病毒进入人体内，先在单核-吞噬细胞系统内繁殖，继而进入血液循环，引起病毒血症。当机体免疫力强时，只形成短暂的病毒血症，病毒很快被清除，不侵入中枢神经系统，临床上表现为隐性感染或轻型病例，并可获得终身免疫力。当机体免疫力弱或病毒量多、毒力强时，病毒可通过血脑屏障进入中枢神经系统，引起中枢神经系统广泛性损害。乙脑主要病变以脑实质广泛性炎症为主，尤以大脑皮质、中脑、丘脑、大脑基底部最为严重。由于病变的程度及部位不同，故临床上出现多样化的神经系统症状。

知识链接

流行性乙型脑炎的病原体1934年在日本发现，故名日本乙型脑炎，1939年我国也分离到乙脑病毒。1950年以来，中国对该病进行了大量病原学和流行病学研究，为了与甲型脑炎相区别，定名为流行性乙型脑炎，简称乙脑。

一、护理评估

（一）健康史

1. 流行病学资料

(1) 传染源：猪是本病的主要传染源，在流行区，家畜、家禽感染率较高，其中猪的（尤其幼猪的感染率高达100%）饲养面广、更新率快、易感性高，且感染后病毒数量多，传染性强。乙脑病毒在人群流行之前的1～2个月往往是猪乙脑病毒感染的高峰期，而人感染后，血中病毒数量少，病毒血症期短，故病人不是主要的传染源。

(2) 传播途径：本病经蚊子叮咬传播，三带喙库蚊是主要的传播媒介，此外，蚊虫可携带病毒越冬，并可经卵传代，成为乙脑病毒长期的储存宿主。

(3) 易感人群：人群普遍易感，以10岁以下儿童居多，感染后仅少数人发病，而大多数人表现为隐性感染，病人与隐性感染之比[1∶(1 000～2 000)]，感染后可获得持久的免疫力。近年来由于广泛接种疫苗后，儿童发病率有所下降，但成人和老年人发病比例相对增高。

(4) 流行特征：本病具有严格的季节性，我国主要流行于夏、秋季，约有90%的病例发生在七、八、九三个月，呈高度散发性，发病率与气温、湿度有一定的关系。

2. 患病及治疗经过　了解病人的发病经过，如发病时间、诱因、主要症状及其特点、病情的进展情况，尤其是发热、头疼的临床特征，是否伴有烦躁不安、惊厥、昏迷等症状；起病后经过何种处理、服药情况及其效果如何；发病过程中，病人食欲、睡眠情况，大小便及体重变化等。

（二）身体状况

潜伏期为4～21日，一般为10～14日。根据病情轻重及神经系统症状可分为轻型、普通型、重型和极重型。

1. 初期　为病初的1～3日。起病急，体温在1～2日内升高，可达39～40 ℃，伴有头痛、恶心、呕吐，部分病人可有嗜睡，少数可出现颈项强直及抽搐。

2. 极期　病程的第4～10日，初期症状加重，以脑实质受损症状为主。高热、抽搐和呼吸衰竭是极期的严重症状，三者之间互相影响，形成恶性循环，其中呼吸衰竭是乙脑最常见的死亡原因。

(1) 持续高热:为乙脑必有的症状,体温通常高达 40 ℃以上,体温越高,持续时间越长,则病情越重。

(2) 意识障碍:主要表现为程度不等的意识障碍,如嗜睡、昏睡、昏迷或谵妄等,昏迷发生越早、程度越深、时间越长,则病情越重。

(3) 惊厥或抽搐:是乙脑的严重表现,多见于病程第 2~5 日,主要与脑实质炎症、脑水肿、高热及脑缺氧等有关。轻者仅见于面部、手、足局部抽搐,重者肢体呈阵挛性抽搐,甚至全身强直性抽搐,历时数分钟至数十分钟。频繁抽搐可导致发绀,使脑缺氧和脑水肿加重,导致呼吸衰竭。

(4) 呼吸衰竭:是乙脑最严重的表现和主要的死亡原因。多见于重症病人,常因脑实质炎症或脑水肿、颅内高压、脑疝及低血钠性脑病而出现中枢性呼吸衰竭,表现为呼吸节律不规则及幅度不均,如呼吸表浅、双吸气、叹息样呼吸、潮式呼吸等,最后呼吸停止。少数病人也可因呼吸道阻塞、肺部感染或呼吸肌麻痹而出现周围性呼吸衰竭表现,如呼吸表浅,先快后慢,胸式或腹式呼吸减弱、呼吸困难、发绀等,但呼吸节律整齐。

(5) 脑水肿、脑疝:伴有颅内压增高和脑水肿病人可有剧烈头痛、频繁呕吐、血压升高、脉搏减慢和视神经盘水肿等表现;若发生脑疝,除出现上述呼吸异常外,可见昏迷加重、瞳孔忽大忽小、呼吸常突然停止等现象。

(6) 神经系统症状和体征:多在病程 10 日内可出现以下表现:①浅反射减退或消失,深反射先亢进后消失。②锥体束受损表现:病理反射阳性。③脑膜刺激征:如颈项强直、克氏征阳性、布氏征阳性(婴幼儿常有前囟隆起,但脑膜刺激征可缺如)。④其他:如吞咽困难、失语、听觉障碍、肢体瘫痪、精神异常、大小便失禁或尿潴留(因自主神经受累引起膀胱和直肠麻痹所致)。

3. 恢复期　多数病人发病 10 日后进入恢复期,体温逐渐下降,症状逐日好转,大多数人于 2 周内完全恢复;重症病人恢复较慢,经治疗后多于 6 个月内恢复。有 5%~20%的重症病人在发病半年后仍有精神、神经症状(如神志迟钝、失语、痴呆、吞咽困难、肢体瘫痪等),称为后遗症,经积极治疗后大多有不同程度的恢复,但癫痫后遗症常可持续终身。

4. 常见并发症　以支气管肺炎最常见,多因昏迷病人呼吸道分泌物不易咳出或应用人工呼吸器后引起。此外,也可出现肺不张、败血症、尿路感染、压疮等并发症,重型病人则可因应激性溃疡而致上消化道大出血。

(三) 实验室及其他检查

1. 一般检查

(1) 血常规:白细胞计数多在(10~20)$\times 10^9$/L,疾病初期中性粒细胞增高可达 80%以上,随后淋巴细胞增多。少数患者血象始终正常。

(2) 脑脊液:压力增高,外观透明或微混,白细胞计数常在(50~500)$\times 10^6$/L 以内,分类早期以中性粒细胞为主,后期以淋巴细胞为主,蛋白质轻度增加,糖正常或偏高,氯化物正常。少数病例于病初脑脊液检查可正常。

2. 血清学检查　①特异性 IgM 抗体测定:是确诊本病的重要依据,发病后 3~4 日(第 2 周达高峰)血及脑脊液中出现特异性 IgM 抗体有助于早期诊断。②补体结合试验、血凝抑制试验和中和试验:仅用于回顾性诊断或流行病学调查。③近年来采用单克隆抗体致敏羊红细胞进行反向血凝抑制试验,检测血清中乙脑病毒抗原,其特异性和敏感性较高,是目前较理想的快速诊断方法。

3. 病毒分离 在病程第一周内死亡病例的脑组织中可分离出乙脑病毒，而脑脊液和血中一般不易分离到病毒。

（四）心理社会状况

了解患者对该疾病的认知程度以及疾病给其带来的心理焦虑；了解患者对高热、头痛等症状的心理反应、应对措施及效果；住院隔离对患者工作、学习的影响；家庭及亲友对患者支持度等。

二、护理诊断及医护合作性问题

1. 体温过高 与病毒血症及脑部炎症有关。
2. 意识障碍 与中枢神经系统损害有关。
3. 有受伤的危险 与脑实质炎症、脑水肿、高热及脑缺氧导致惊厥、抽搐或意识障碍有关。
4. 潜在并发症 呼吸衰竭、继发感染。

三、护理目标

1. 体温恢复正常。
2. 意识障碍好转。
3. 无受伤发生。
4. 无并发症。

四、护理措施

1. 隔离 执行昆虫隔离至体温正常。

2. 生活护理

（1）休息与环境：将病人安置于安静、光线柔和配有防蚊设备的房间内，室温至少控制在30 ℃以下，防止声音、强光刺激；叮嘱病人卧床休息，意识障碍者可专人看护，做好生活护理及皮肤、眼、鼻、口腔的清洁护理，防止压疮形成；有计划地集中安排各种检查、治疗及护理操作，减少对病人的刺激，以免诱发惊厥或抽搐。

（2）饮食护理：按不同病期给予不同饮食，以补充营养。早期鼓励病人多进食清淡饮食，如牛奶、米汤、豆浆、绿豆汤、果汁等；有吞咽困难或昏迷不能进食者给予鼻饲，每日缓慢注入，以防冲击胃壁引起反射性呕吐，或按医嘱静脉补充足够的营养和水分，成人 2 000 ml/d，注意补钾；恢复期病人应逐步增加高营养、高热量的饮食；防止继发感染。

3. 病情观察

（1）注意生命体征的变化，尤其是体温变化及呼吸。

（2）病人的意识障碍是否加重，有无烦躁不安；有无惊厥发作先兆，如出现烦躁不安、口角抽动、指（趾）抽动、两眼呆视、肌张力增高等表现。

（3）注意观察患者有无颅内压增高和脑疝的先兆，如剧烈头痛和喷射性呕吐，血压升高等。当病人出现极度烦躁、意识障碍突然加深、脉搏先快后慢、呼吸先快后慢而不规则、眼球固定、瞳孔忽大忽小或两侧不等、对光反应消失则提示发生脑疝，应及时报告医师，配合抢救。

（4）准确记录 24 小时出入液量，注意水、电解质平衡。

（5）注意有无肺部感染、肺不张、败血症、尿路感染、压疮、消化道出血等并发症。

(6) 对恢复期病人要注意观察各种生理功能和运动功能恢复情况。

4. 用药护理　遵医嘱用药，注意观察药物的疗效及副作用。①镇静止痉药物，如：水合氯醛、巴比妥钠、异戊巴比妥钠等，严格掌握药物剂量和用药间隔时间，注意观察病人的呼吸和意识状态。②呼吸兴奋剂，如：尼可刹米、洛贝林等，大剂量可诱发惊厥，遵医嘱严格掌握用药剂量。③脱水剂，如：20%甘露醇、25%山梨醇，应在30分钟内快速静脉滴入或注入，监测病人的心功能状况。

5. 对症护理

(1) 高热护理：应以物理降温为主和药物降温为辅，同时降低室温，使肛温保持在38 ℃左右。物理降温包括冰袋冷敷，30%～50%乙醇擦浴或温水擦浴，冷盐水灌肠等。药物降温可用吲哚美辛(消炎痛栓)、50%安乃静滴鼻。高热伴频繁惊厥患者多用亚冬眠疗法，用氯丙嗪和异丙嗪每次0.5～1 mg/kg肌内注射，每4～6小时1次，疗程一般为3～5天。如高热伴有四肢厥冷者，提示有周围循环不良，禁用冷敷和乙醇擦浴。

(2) 惊厥或抽搐护理：及时发现惊厥的先兆表现，当出现惊厥和抽搐时，应及时报告医师，并积极协助处理。①将病人置于仰卧位，头偏向一侧，保持呼吸道通畅，如有痰液阻塞时，及时彻底的吸除痰液是解除呼吸道梗阻的重要措施。②用缠有纱布的压舌板或开口器置于病人上下臼齿之间，以防咬伤舌头，必要时用舌钳拉出舌头，以防舌后坠阻塞呼吸道。③注意病人安全，防止坠床等意外的发生，必要时用床档或约束带约束。

(3) 呼吸衰竭护理：及时评估呼吸衰竭的原因并给予相应护理。①因呼吸道分泌物梗阻引起者，及时、彻底吸痰是解除呼吸道梗阻的有力措施，并加强翻身、拍背、引流等以助痰液排出；痰液黏稠者可雾化吸入糜蛋白酶；在保持呼吸道通畅的前提下给予吸氧。②脑水肿与颅内高压所致者采用头部降温、应用脱水剂和血管扩张剂(如东莨菪碱)改善微循环、减轻和消除脑水肿。③中枢性呼吸衰竭者可应用呼吸兴奋剂，如洛贝林、尼可刹米等。④缺氧明显时可经鼻导管使用高频呼吸器(送氧压力0.4～0.8 kg/cm^2，频率每分钟80～120次)。⑤适当应用抗菌药物预防感染，必要时行气管插管或气管切开术，使用人工呼吸器辅助呼吸是维持有效呼吸功能、减少死亡率和后遗症的重要措施之一。

6. 心理护理　乙脑患者一旦住院，病情大多比较危重，患者及其家属因恐慌、焦虑而变得容易激动。医护人员应以高度的责任心、同情心给予关心与照顾，并鼓励患者积极配合治疗，树立战胜疾病的信心。

五、护理评价

病人的体温是否在正常范围内，意识是否清楚，有无外伤及并发症发生。

知 识 链 接

10岁以下儿童和来自非流行区的易感人群；接受乙型脑炎疫苗接种主要采用皮下注射2次(间隔7～10天)，次年加强注射1次的方式进行预防接种。

六、健康教育

1. 预防疾病指导　宣传防蚊、灭蚊和接受乙型脑炎疫苗接种对预防乙脑的重要作用。讲述乙脑的发病原因、主要症状特点、治疗方法、病程及预后等。

2. 对病人的指导　对于乙脑恢复期遗留有精神、神经症状者，应向患者及家属讲述积极治疗的意义，尽可能使患者的功能障碍于6个月内恢复，以防成为不可逆性后遗症，增加家庭及社会负担。还应教育家属不能嫌弃患者，并教其切实可行的护理措施，如鼻饲、按摩、肢体功能锻炼及语言训练方法等，促进患者康复。

案例2－2分析

1. 患者的临床表现特点　患儿，男，11岁，高热、畏寒、头痛、抽搐、呕吐、抽搐，体温40.5℃，深昏迷，双侧瞳孔不等大，呼吸节律不整，抽样呼吸，心、肺、腹(－)，颈部有抵抗，巴氏征(＋)，克氏征(＋)。初步评估为流行性乙型脑炎。

2. 患者发病的原因　因被带有乙脑病毒的蚊虫叮咬而致病，但要注意排除流行性脑脊髓膜炎。临床评估需要进一步检查：血常规检查，脑脊液检查，血清学检查。

3. 该患者存在的护理问题

(1) 体温过高：与病毒血症和脑实质性炎症有关。

(2) 意识障碍：与中枢神经系统、脑实质损害、抽搐、惊厥有关。

(3) 有受伤的危险：与脑实质炎症、脑水肿、高热及脑缺氧导致惊厥、抽搐或意识障碍有关。

(4) 潜在并发症：呼吸衰竭。

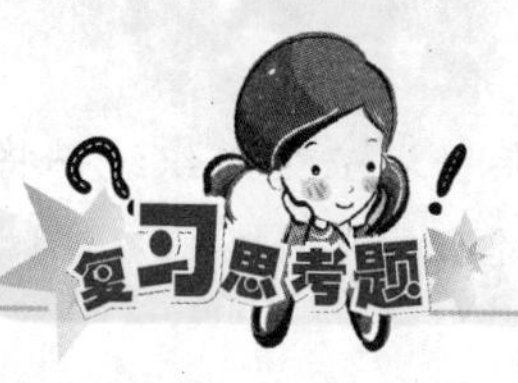

1. 说说如何预防流行性乙型脑炎。
2. 简述流行性乙型脑炎的临床特征，主要护理问题与护理措施。

（陈秀明）

第三节　肾综合征出血热病人的护理

案例2－3　患者，男，46岁，因“发热、头痛、眼痛4天，腰痛、尿少一天”于1月10日入院。患者于4天前出现畏寒、发热、头痛、全身酸痛，自服感冒药，症状未见好转，头痛、眼眶胀痛，全身酸软乏力，并有呕吐、腹泻、腹痛。第3天觉腰痛，尿量减少，来本院就诊手住院。查体：体温39.6℃，脉搏120次/分，呼吸32次/分，血压80/50 mmHg。神志清楚，精神萎靡，眼结膜充血、水肿，软腭和腋下有散在出血点，肾区叩痛(＋)。

问题：

1. 该患者的临床表现有何特点？初步评估为什么？
2. 患者发病的原因是什么？临床评估需要进一步做哪些检查？
3. 该患者存在哪些护理问题？

学 习 目 标

1. 掌握肾综合征出血热的临床表现特点及护理措施。
2. 熟悉肾综合征出血热的流行病学特征及预防措施。
3. 了解肾综合征出血热的病原学特点、发病机制及治疗要点。

肾综合征出血热(hemorrhagic fever with renal syndrome，HFRS)又称流行性出血热(epidemic hemorrhagic fever，EHF)，是由汉坦病毒引起的一种急性传染病。本病属于自然疫源性疾病，鼠为主要传染源。临床上以发热、休克、充血出血和急性肾衰竭为特征，典型病人有发热期、低血压休克期、少尿期、多尿期和恢复期这五期经过。

知 识 链 接

由于特异性血清学诊断的确立及病原体的解决，1982 年世界卫生组织统一将其命名为肾综合征出血热。现我国仍沿用流行性出血热的病名。

肾综合征出血热病毒属汉坦病毒属，又名汉坦病毒(Hantan virus)，为单链 RNA 病毒，目前至少有 20 个血清型，我国流行的主要是Ⅰ型(汉滩病毒)和Ⅱ型(汉城病毒)，前者病情重于后者，可能与病毒毒力较强有关。该病毒不耐热，不耐酸，56℃ 30 分钟，100℃ 1 分钟和 pH5.0 以下可灭活，对紫外线和乙醇、碘酊等一般消毒剂亦敏感。

病毒进入机体后形成病毒血症，引起发热等全身中毒症状和多器官损害，确切的机制尚未完全清楚，但多数研究认为是病毒的直接作用与感染后诱发免疫损伤共同作用的结果。①病毒直接作用导致血管内皮细胞广泛受损，引起血管舒缩功能和微循环障碍。②病毒侵入人体后引起机体一系列免疫应答，一方面清除病原，保护机体，另一方面也可导致组织损伤，其中Ⅲ型变态反应被认为是引起本病血管和肾损害的主要原因，此外，Ⅰ、Ⅱ、Ⅳ型变态反应，各种细胞因子和介质等在发病中也起一定作用。本病最基本的病理改变是全身小血管内皮细胞肿胀、变性、坏死和管腔内微血栓形成，其中以肾病变最为明显。

临床上发生休克、出血、急性肾衰竭的原因为：①休克：早期(病程的第 3～7 日)主要是因血管通透性增加、血浆外渗、使血容量减少，以及血浆外渗使血液浓缩，血液黏度升高和 DIC 导致休克；后期(少尿期以后)则因大出血、继发感染、多尿、水与电解质补充不够，导致有效血容量不足而致继发性休克。②出血:血管壁的损伤、血小板减少和功能障碍及 DIC 所致的凝血机制异常,是导致出血的主要原因。③急性肾衰竭:主要与灌注不足和肾实质损害等有关。

一、护理评估

(一) 健康史

1. 流行病学资料

(1) 传染源:病毒有广泛的动物宿主,我国发现 53 种动物携带本病病毒,鼠类为本病最主要的传染源,其中以黑线姬鼠(汉滩病毒)、褐家鼠(汉城病毒)和大林姬鼠为主。感染病人的早期,虽在血液和尿液中也可存在病毒,但不是主要传染源。

(2) 传播途径:本病为多途径传播:①接触传播:通过携带病毒的鼠咬伤或伤口接触其排泄物等,经皮肤黏膜而被感染。②消化道传播:食入被携带病毒的鼠及其排泄物污染的食物,经口腔及胃肠道黏膜而受感染。③呼吸道传播:鼠携带病毒的排泄物污染尘埃后形成气溶胶,经呼吸道吸入而受感染。④母婴传播:孕妇感染本病后病毒可经宫内或分娩感染胎儿。⑤虫媒传播:曾有报告鼠的寄生虫革螨或恙螨亦可能传播本病。

(3) 易感人群:人群普遍易感,以显性感染为主,病后可获持久的免疫力。

(4) 流行特征:全年均可发病,但每年 3～5 月份和 10 月份至次年 1 月份为高峰季节;发病以男性青壮年为主,尤其是农民、矿工和野外作业者居多。本病广泛流行于亚欧等许多国家,近年来我国疫区不断扩大,但以轻症病人较多,流行趋势由北向南,由农村向城市扩展。

2. 患病及治疗经过　了解病人的发病经过,如发病时间、诱因、主要症状及其特点、病情的进展情况,尤其是发热、腹痛的临床特征,是否伴有休克、出血及急性肾衰竭等症状;起病后经过何种处理、服药情况及其效果如何;发病过程中,病人食欲,睡眠情况,大、小便及体重变化等。

(二) 身体状况

潜伏期 4～46 日,平均 7～14 日,典型病例可有以下五期经过,非典型和轻型患者可有越期现象,而重型患者则可出现发热期、休克期、少尿期互相重叠。

1. 发热期　病程第 1～3 日,除发热外,主要为全身中毒症状、毛细血管损伤和肾损伤的表现。患者多起病急,畏寒、发热,体温常为 39～40 ℃,以稽留热多见。热程多为 3～7 日,较少超过 10 日。一般体温越高,热程越长,病情越重。全身中毒症状表现为全身酸痛,以头痛、腰痛、眼眶痛为突出。头痛、腰痛及眼眶痛,一般称之为“三痛”。这是由于血管扩张及组织充血、水肿所引起。多数患者还可出现恶心、呕吐、食欲减退、腹泻、腹痛等消化系统症状。重症患者出现嗜睡、躁动不安、谵妄或抽搐等神经精神症状。毛细血管损伤一般出现于发热 2～3 日后,主要表现为充血、出血和渗出水肿。皮肤充血可见面部、颈部及前胸部皮肤充血潮红,一般称“三红”,重者呈“酒醉貌”。黏膜出血常见于软腭呈针尖样出血点;皮肤出血以腋下、胸背部最为突出,常呈搔抓样或条索状,少数患者可有鼻出血、咯血、血尿或黑便。渗出水肿表现为眼睑、球结膜水肿。部分患者可出现腹水。肾脏损害主要表现为尿量减少、蛋白尿和尿镜检可发现管型等。

2. 低血压休克期　发生于病程第 4～6 日,一般可持续 1～3 日,短者数小时,长者可达 6 日以上。轻型患者可表现为一过性低血压,重症患者出现休克。血压初降时可表现为面色潮红、四肢温暖,之后则转为面色苍白、口唇青紫、四肢厥冷、脉搏细弱、尿量减少等。患者全身中毒症状和出血现象可更加明显。少数顽固性休克患者,还可出现发绀、DIC、脑水肿、急性呼吸窘迫综合征(ARDS)和急性肾衰竭。

3. 少尿期　少尿期一般发生在病程第5～8日,常继低血压休克期后出现,或与发热期、低血压休克期同时出现。此期主要表现为尿毒症、酸中毒和水、电解质紊乱,严重者出现高血容量综合征和肺水肿。临床表现为厌食、恶心、呕吐、腹胀、腹泻、顽固性呃逆,严重者可有头晕、头痛、嗜睡,甚至昏迷等。酸中毒表现为呼吸增快或Kussmaul呼吸。电解质紊乱则以高钾、低钠、低钙为主。水、钠潴留则进一步加重组织的水肿,可出现腹水,严重者可出现高血容量综合征和肺水肿表现,如水肿、血压升高、脉压增大、脉搏洪大、颈静脉怒张、心率增快等。由于DIC、血小板功能障碍等使出血加重,患者表现为皮肤淤斑增加、鼻出血、呕血、便血、咯血和血尿,甚至颅内出血等。

4. 多尿期　多发生在病程第9～14日,通常持续7～14日。由于此期新生的肾小管吸收功能尚未完善,因而肾的浓缩功能差,加之体内潴留的尿素氮等物质的渗透性利尿作用,尿量开始逐渐增加。根据尿量和氮质血症情况可分为以下三期:①移行期:每日尿量可从400 ml增至2000 ml,但尿素氮及肌酐反而上升,症状加重。②多尿早期:每日尿量超过2 000 ml,氮质血症未见改善,症状仍重。③多尿后期:每日尿量超过3000 ml,氮质血症逐渐好转,精神、食欲逐渐恢复。每日尿量一般可达4 000～8 000 ml,少数可高达10 000 ml以上。若不能及时补充水和电解质,则易发生低血容量性休克、低钠、低钾等。此期由于机体抵抗力下降,易继发感染,进而引发或加重休克。

5. 恢复期　在病程第3～4周后,尿量逐渐恢复至正常(2 000 ml/d以下),精神、食欲基本恢复正常。肾功能的完全恢复则需要1～3个月,重者可达数月或数年之久。

(三) 实验室及其他检查

1. 一般检查

(1) 血常规:白细胞计数正常,病程第3～4日后逐渐升高达(15～30)$\times 10^9$/L。早期以中性粒细胞升高为主,后以淋巴细胞升高为主,并可出现异型淋巴细胞,有助于早期诊断。血红蛋白、红细胞数在发热后期至低血压休克期因血液浓缩而升高,少尿期下降。血小板也减少。

(2) 尿常规:病程第2日可出现尿蛋白,第4～6日尿蛋白常达3+～4+,镜检可见管型、白细胞、红细胞和巨大融合细胞。突然出现大量尿蛋白对诊断很有帮助。部分患者尿中可出现膜状物,为大量蛋白和脱落上皮的凝聚物。

(3) 血液生化检查

1) 血中尿素氮和肌酐:多在低血压休克期开始升高,少数发热期即可升高。

2) 血气分析:发热期由于过度通气可有呼吸性碱中毒,休克期、少尿期则以代谢性酸中毒为常见。

3) 血清电解质:血Na^+、Cl^-、Ca^{2+}在各期多降低;血K^+在少尿期升高,多尿期降低。

2. 免疫学检查

(1) 特异性抗原检查:早期患者的血清、外周血细胞及尿沉渣细胞中均可检出病毒抗原。

(2) 特异性抗体检查:IgM抗体于病后1～2日即可检出,1∶20为阳性。IgG型抗体出现较晚,1∶40为阳性,1周后滴度升高4倍或以上具有诊断意义。

(四) 心理社会状况

评估病人及家属对疾病的认识程度;有无因发病突然、病情进展快、症状明显、担心预后而出现紧张、情绪低落、恐惧等情绪;了解病人家庭和社会支持情况如何。

二、护理诊断及医护合作性问题

1. 体温过高　与病毒血症有关。
2. 组织灌注量改变　与广泛小血管损伤、DIC、出血等使有效血容量不足有关。
3. 体液过多　与病变损害肾脏有关。
4. 潜在并发症　出血、急性肾衰竭、肺水肿和继发感染。

三、护理目标

1. 体温恢复正常。
2. 生理功能紊乱得到纠正。
3. 水肿减轻或消退。
4. 无并发症。

四、护理措施

1. 隔离　严格探视制度,减少交叉感染的机会。

2. 生活护理

(1) 休息与环境:病人早期绝对卧床休息,忌随意搬动,以免加重组织脏器的出血;协助其保持舒适体位,保持床铺的清洁、干燥、平整,恢复期可逐渐增加活动量,嘱病人勿过度下床活动。避免情绪波动,保持大便通畅,勿用力排便。

(2) 饮食护理:给予清淡可口、易消化、高热量、高维生素的流质或半流质饮食。发热时应注意适当增加饮水量;少尿期必须严格限制饮水量、钠盐和蛋白质的摄入,以免加重钠水潴留和氮质血症;病人口渴时可采用漱口或湿棉签擦拭口唇的方式加以缓解;多尿期应注意液体、电解质、蛋白质和维生素的补充,指导病人摄取高蛋白、高糖和富含多种维生素的食物,如鱼、虾、蛋、瘦肉、新鲜水果、蔬菜等,尤应注意含钾多的食品的摄取。

3. 病情观察　早期发现和防治休克、肾衰竭和出血等并发症是抢救成功的关键,因此,及时准确地观察病情是本病护理重点。

(1) 注意休克早期征象:了解病程进展情况和治疗效果,密切观察生命体征和意识状态变化;定时测量体温和血压、脉搏;注意有无体温骤降、烦躁不安、脉搏增快、脉压差缩小等休克早期征象;一旦出现脉搏细弱、口唇发绀、四肢冰冷、尿量减少、血压下降等,应立即配合抢救。

(2) 观察皮肤黏膜和内脏出血征象:注意皮肤的温湿度和色泽变化;皮肤淤斑的分布、大小及有无破溃等;尤其在休克期、少尿期和多尿期早期更要注意有无呕血、便血等腔道内脏出血征象,动态观察病人的生命体征变化;当病人出现咯血、呕血、便血、剧烈头痛、视力模糊等表现时,应及时报告医师,并针对各部位出血的情况给予相应的护理;若血小板进行性下降,凝血酶原时间延长,提示病人可能发生弥散性血管内凝血(disseminated of diffuse intravascular coagulation, DIC)。

(3) 早期发现氮质血症:注意病人有无厌食、恶心、呕吐、顽固性呃逆等症状,并严格记录24小时出入量,观察尿量、颜色、性状及尿蛋白的变化,监测电解质及酸碱平衡,以及血尿素、肌酐。当尿量减少甚至无尿时,病人出现体表静脉充盈、脉搏洪大、脉压差增大、心率增快等表现,则提示有高血容量综合征可能。

知 识 链 接

抓好“三早一就”(即早期发现、早期休息、早期治疗与就近治疗)措施，通过综合性治疗措施预防/控制休克、肾衰竭、大出血(三关)。

4. 用药护理　遵医嘱用药，注意观察药物的疗效及副作用。

5. 对症护理

(1) 高热护理：以物理降温为主，但不能用乙醇擦浴，以免加重皮肤的充血、出血损害，必要时可配合药物降温，忌用大量退热药，以防大量出汗诱发低血压促使病人提前进入休克期。

(2) 皮肤黏膜护理：①保持皮肤清洁，禁用肥皂、乙醇擦拭皮肤；②避免推、拉、拽等动作，以免造成皮肤破损；③保持床单位清洁、平整，衣着宽松，内衣裤勤换洗。

(3) 低血压休克护理：进入低血压休克期后，应按医嘱早期补充血容量，保证输液通畅，输液时应警惕输液反应的发生。一旦出现休克症状，立即通知医师，并采取相应的抢救措施。

(4) 体液过多护理：少尿期病人应注意控制补液量和速度，按“量出为入，宁少勿多”的原则输入液体。出现高血容量综合征时应减慢输液速度或停止输液，按医嘱给予利尿、导泻等处理，如发生急性肾衰竭时给予相应的护理。对需要透析治疗的病人，配合做好透析护理。

6. 心理护理　部分病人可因疾病知识的缺乏或对医院环境陌生而产生过分抑郁、焦虑等不良情绪，尤其是危重病人，因发病突然、病情进展快、症状明显而担心预后，使清醒的病人及其家属产生紧张、恐惧心理，他们迫切希望得到关心和心理支持。在护理过程中应设法稳定病人及其家属的情绪，做到：①关心体贴病人，耐心向病人解释本病的特点和临床经过，细心倾听病人的诉说，并尽力满足其需求。②要求家属不要将焦虑、紧张的情绪影响病人，以免加重病人的不舒适。③鼓励病人树立战胜疾病的信心，克服消极悲观情绪和焦虑状态，以最佳的心理状态积极配合治疗和护理；并定期复查血、尿常规及肾功能。

五、护理评价

1. 体温恢复正常。
2. 生理功能紊乱得到纠正。
3. 水肿减轻或消退。
4. 无并发症。

六、健康教育

1. 预防疾病指导　加强预防肾综合征出血热有关知识的宣传，使群众认识到防鼠、灭鼠是预防本病最基本的措施，应加强个人防护，从而获得较好的预防效果；对疫区群众广泛进行疾病的发生、预后及康复等方面的知识教育，阐述人与人之间一般不会造成传播，解除心理障碍。

2. 对病人的指导　对患者及其家属重点介绍疾病的病程经过，树立战胜疾病的信心，积极配合治疗和护理，由于近年来肾综合征出血热能得到早期诊断及有效的治疗，死亡率已由过去的10%降至3%～5%，若患者能顺利渡过病程各期，很少留有后遗症。但肾功能的完全恢复需要较长时间，因此患者出院时虽各种症状已经消失，仍需继续休息，加强营养，并定期复查肾功能，以了解其恢复情况。

案例2-3分析

1. 患者的临床表现特点　发热、头痛、眼眶胀痛、腰痛、全身酸软乏力，并有呕吐、腹泻、腹痛、尿量减少。体温39.6℃，脉搏120次/分，呼吸32次/分，血压80/50 mmHg。眼结膜充血、水肿，软腭和腋下有散在出血点，肾区叩痛(+)。初步评估为肾综合征出血热。

2. 患者发病的原因　被鼠咬伤或破损伤口接触带病毒的鼠类血液或排泄物致感染，但注意排除细菌性食物中毒和急性肾盂肾炎。

临床评估需要进一步检查：血常规检查，尿常规，血液生化检查，免疫学检查，分子生物学检查等。

3. 该患者存在的护理问题

(1) 组织灌注量改变：与全身广泛小血管损害、血浆外渗或出血有关。

(2) 体温过高：与病毒血症有关。

(3) 体液过多：与肾损害有关。

1. 说说如何预防肾综合征出血热。
2. 简述肾综合征出血热的临床特征，主要护理问题与护理措施。

(陈秀明)

第四节　狂犬病病人的护理

案例2-4　患者，女，4岁，因“恐水、怕光、咽肌痉挛3天”入院。

患天15天前被狗咬伤后出现头痛，呕吐，伤口未作特殊处理。继而出现恐水、怕光、怕声、流涎、多汗。查体：体温39.7℃，脉搏110次/分，呼吸28次/分，血压130/80 mmHg。

问题：

1. 该患者的临床表现有何特点？初步评估为什么？

2. 患者发病的原因是什么？临床评估需要进一步做哪些检查？

3. 该患者存在哪些护理问题？

学习目标

1. 掌握狂犬病的流行病学特点、临床表现及预防措施。
2. 熟悉狂犬病的治疗、护理措施及健康教育。
3. 了解狂犬病的病原学特点、发病机制及病理特点。

狂犬病(rabies)又名恐水症(hydropHobia)，是由狂犬病毒侵犯中枢神经系统而引起的急性人畜共患传染病。人狂犬病多因被病犬或病兽咬伤而感染，临床表现有极度兴奋、恐惧不安、恐水怕风、咽肌痉挛和进行性瘫痪等，目前无特效治疗方法，病死率几乎达100%。近年来，由于养犬数量的增加及宠物热的出现，我国狂犬病的疫情有上升趋势，其病死率居传染病之首，及时、正确地采取预防措施是降低狂犬病发病率和提高生存率的关键。

狂犬病毒属弹状病毒科，为RNA病毒，形似子弹状，在病人或病兽体内所分离出的病毒称为野毒株或街毒株(street strain)，其特点为致病力强，潜伏期较长。野毒株经家兔脑内多次传代所获得的病毒株称为固定毒株(fixed strain)，其毒力减弱，潜伏期短，并失去了致病力，但仍保留免疫原性，可供制备疫苗之用。狂犬病毒对外界抵抗力不强，易被甲醛、碘酒、乙醇、季胺类化合物等灭活；加热60 ℃30分钟或100 ℃2分钟、紫外线照射等也可杀灭病毒，但可耐低温。

狂犬病毒自皮肤或黏膜破损处侵入体内后，主要对神经组织具有强大亲和力，其病程可分三个阶段：①组织内病毒小量繁殖期：在伤口附近的肌细胞内小量繁殖后再侵入近处的末梢神经。②侵入中枢神经期：病毒沿传入神经达神经节再大量繁殖，并很快到达脑部。③向各器官扩散期：病毒从中枢神经向周围神经呈离心性扩散，侵入各器官组织，以唾液腺中较多。主要病理改变为急性弥漫性脑脊髓炎，其中以大脑的海马和脑干、小脑处病变最为严重。其特征性病变是在神经细胞内见有圆形或椭圆形的嗜酸性包涵体，又称内基小体(Negri body)，为狂犬病毒的集落，具有诊断意义。

一、护理评估

(一) 健康史

1. 流行病学资料

(1) 传染源：带狂犬病毒的动物是本病的传染源。我国以病犬最为常见，其次是病猫、病狼等，近年来有报道，少数貌似“健康”的犬也可带病毒。因人患病后唾液中含有少量病毒，故人-人传播极为少见。

(2) 传播途径：主要通过咬伤传播，病毒可直接经皮肤破损处侵入体内；也可由带病毒的唾液经创口如抓伤、舔伤的皮肤或黏膜而感染；此外，少数在宰杀、剥皮、切割等过程中吸入含病毒的气雾胶也可受感染。

(3) 易感人群：人群普遍易感，人被病犬咬伤后的发病率为15%～30%，被病狼咬伤后可达50%～60%。是否发病与咬伤部位、创伤程度、伤口处理、疫苗接种和机体免疫力等情况有关，如咬伤位于神经血管分布丰富处(头面部、颈部和手部)或伤口深大者发病机会多，咬伤后如能及时正确地处理伤口,并进行全程预防接种者则极少发病。

2. 患病及治疗经过 了解病人的发病经过,如发病时间、主要症状及其特点、病情的进展情况,尤其是恐水怕风、阵发性咽肌痉挛的临床特征,是否伴有体温升高、恐惧、呼吸困难、发绀等症状。起病后经过何种处理、服药情况及其效果如何。发病过程中,病人食欲、睡眠情况,大小便及体重变化等。

(二) 身体状况

潜伏期10天至1年以上,一般3个月内发病。病程一般不超过6日,发病后病情重、进展迅速,病死率极高。典型临床经过可分为3期。

1. 前驱期 起病时可有低热、头痛、倦怠、恶心、全身不适等类似感冒症状,继而渐呈兴奋状态,烦躁、失眠,恐惧不安,对声、光、风等刺激有喉部紧缩感。最有意义的早期症状是在愈合伤口周围及神经支配区有发痒、疼痛、麻木及蚁走感。此期持续2～4日。

2. 兴奋期 此期1～3日,病人逐渐进入高度兴奋状态,表现为:①恐水:表情恐怖,对外界刺激极度敏感,限制其行动常会引起反抗。本病最具有特征性的症状是恐水,最初为吞咽口水时诱发咽部肌肉收缩,继而逐渐加重,病人极度口渴,但不敢饮,即便闻水声、见水或仅提及水也可引起咽喉肌严重痉挛,病人常因声带痉挛而声音嘶哑,严重时出现全身肌肉阵发性抽搐和强直性惊厥,可因呼吸肌痉挛而出现呼吸困难和发绀,外界各种刺激(如光、声、触动等)均可激发或加重上述症状。②发热:体温升高达38～40 ℃。③交感神经功能亢进:表现为大量流涎、大汗淋漓、心率加快、血压升高等。④此期多数病人神志清晰,极度痛苦,少数可出现狂躁、幻听、幻觉等精神失常症状,甚至有攻击或咬伤他人的危险。

3. 麻痹期 病人由安静进入昏迷状态,肌肉痉挛停止,全身弛缓性瘫痪,呼吸浅而不规则,脉搏快而微弱,瞳孔散大,最后因呼吸和循环衰竭而死亡。本期一般为6～18小时。

(三) 实验室及其他检查

1. 一般检查

(1) 血常规:白细胞计数轻至中度增多,中性粒细胞占80%以上。

(2) 脑脊液检查:脑脊液压力增高,细胞及蛋白质稍增多,糖及氯化物正常。

2. 病原学检查 取病人的唾液、脑脊液、泪液接种鼠脑分离病毒;也可取狂犬病动物及病人死后的脑组织做切片染色,可检出特异性的内基小体。

3. 免疫学检查 用荧光抗体法ELISA法检测脑组织涂片或唾液、尿沉渣中的病毒抗原可在数小时内有结果,阳性率约为40%。快速荧光焦点抑制试验(RFFIT)检测血清或脑脊液(CSF)中和抗体,方便快捷,且特异性和敏感性均较高。

(四) 心理社会状况

狂犬病的病死率极高,发病后病人及家属均会产生焦虑、恐惧的心理,对疾病缺乏耐心和信心,应让其了解目前已有经抢救后恢复的病例,本病并不是"不治之症",增强信心。

二、护理诊断及医护合作性问题

1. 皮肤完整性受损 与病犬病猫等动物的咬伤或抓伤有关。
2. 有受伤的危险 与病人极度兴奋、狂躁、挣扎有关。
3. 低效性呼吸形态 与中枢神经系统损害导致呼吸肌痉挛有关。
4. 体液不足 与发热、恐水、多汗及唾液分泌过多等导致脱水有关。

三、护理目标

1. 病人皮肤恢复正常。
2. 无受伤发生。
3. 低效性呼吸形态减轻或好转。
4. 病人维持正常体液平衡,表现为生命体征平稳,尿量大于 30 ml/h。

四、护理措施

1. 隔离　执行接触隔离患者,防止唾液污染。应将患者置于安静、避光的单人房间内,卧床休息。避免一切不必要的刺激如水、光、声、风等,尤其与水有关的刺激。对躁动不安、恐怖、幻视、幻听患者,加床栏保护或适当约束,防止外伤或坠床。

2. 生活护理

(1) 休息与环境:绝对卧床休息,保持病室安静、光线暗淡,避免风、光、声的不良刺激。狂躁患者应注意安全,设置防护栏,必要时给予约束。

(2) 饮食护理:应给予鼻饲高热量流质饮食,若插鼻饲管有困难时,插管前可在患者咽喉部喷涂可卡因溶液。必要时静脉输液。

3. 病情观察　应密切观察:①生命体征;②恐水、恐风的表现及变化;③抽搐部位、持续时间及发作次数;④麻痹期应密切观察呼吸与循环衰竭的进展情况;⑤记录 24 小时出入水量。

4. 用药护理　遵医嘱给药,常用抗病毒药物,如干扰素、阿糖胞苷、大剂量人抗狂犬病免疫球蛋白治疗。持续抽搐者可用地西泮。肌内注射或缓慢静脉注射,常见不良反应有头昏、嗜睡、乏力、呼吸抑制等表现。有脑水肿者、颅内高压时脱水、降压,常用 20% 甘露醇 1~2 g/kg,快速静脉滴注。常见的不良反应有一过性头痛、眩晕、视力模糊、心悸及电解质失衡等。

5. 对症护理

(1) 减少肌肉痉挛的措施:①避免各种不良的刺激:不在病室内放水容器,不使患者闻及水声,不在患者面前提及水字。输液时注意将液体部分遮挡,操作过程中勿使液体触及患者,关好门窗避免风的刺激,使用门帘、窗帘避光。②各种检查、治疗与护理尽量集中进行,操作时动作要轻巧,以减少对患者的不良刺激。③遵医嘱给予镇静止惊治疗。

(2) 呼吸衰竭的护理:①保持呼吸道通畅,及时清除口腔及呼吸道分泌物;②必要时做好气管切开的准备工作;③呼吸肌麻痹者,行人工呼吸机辅助呼吸。

6. 心理护理　狂犬病患者大多数神志清醒,内心恐惧不安,加上恐水造成的痛苦,故对待患者应倍加爱护与同情、语言谨慎,做好治疗与专人护理,使之有安全感。

五、护理评价

1. 病人皮肤是否恢复正常。
2. 有无受伤发生。
3. 低效性呼吸形态是否减轻或好转。
4. 病人是否维持正常体液平衡,表现为生命体征平稳。

六、健康教育

1. 预防疾病指导　宣传狂犬病对人的严重危害和预防措施,管理和免疫家犬,对病犬、猫及其他狂畜进行捕杀,并立即焚烧或深埋处理;对咬伤的伤口进行严格的处理;主动免疫可用于暴露后预防，也可用于暴露前预防。①暴露前预防：主要对高危人群如兽医、山洞探险者、相关实验员、动物管理员应暴露前预防接种。共接种三次，每次 2 ml 肌内注射于 0、7、21 天进行，1～3 年加强一次。②暴露后预防：主要对被犬、猫或患狂犬病的动物咬伤、抓伤者，或医务人员的皮肤破损处被狂犬病患者唾液污染时均需要尽早预防接种。共接种 5 次，每次 2 ml，肌内注射，分别于 0、3、7、14 天和 30 天完成。如严重咬伤者疫苗可全程注射 10 针，分别于当日到第六日每日一针，随后分别于 10、14、30、90 天各注射一次。③被动免疫：被动免疫制剂有狂犬病免疫血清、人抗狂犬病免疫球蛋白，以后者为佳。

知 识 链 接

注射疫苗期间可照常工作，但切忌饮酒、浓茶等刺激性食物及进行剧烈劳动，以避免引起反应。

2. 对病人的指导　狂犬病患者及时隔离、消毒、对症治疗等，并进行狂犬病知识的教育，被狂犬病咬伤后及时有效地处理伤口。讲解狂犬病发展过程，恐水、怕风、兴奋、狂躁等原因，强调避免刺激患者，积极配合治疗。

案例 2－4 分析

1. 患者的临床表现特点　恐水、怕光、咽肌痉挛、流涎、多汗，急病面容，体温 39.7 ℃，脉搏 110 次/分，呼吸 28 次/分，血压 130/80 mmHg。初步评估为狂犬病。

2. 患者发病的原因　被病犬咬伤而致狂犬病。

临床评估需要进一步检查：血常规检查及脑脊液检查，病原学检查(抗原检查、病毒分离、核酸测定)等。

3. 该患者存在的护理问题

(1) 皮肤完整性受损：与带狂犬病毒的动物咬伤或抓伤有关。

(2) 体温过高：与患者高度兴奋、交感神经功能亢进、感染有关。

(3) 有窒息的危险：与病毒损伤中枢神经系统致呼吸肌痉挛有关。

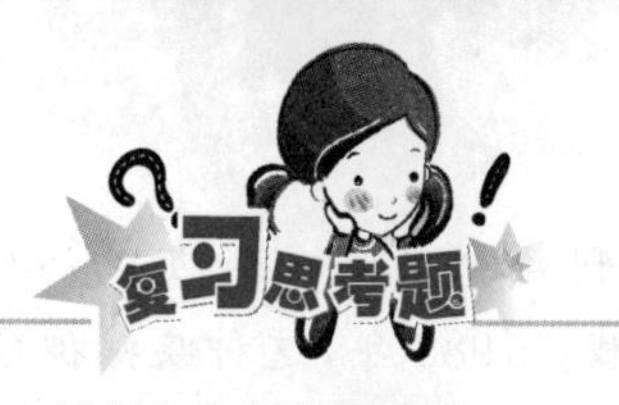

1. 说说如何预防狂犬病。
2. 简述狂犬病的临床特征，主要护理问题与护理措施。

(陈秀明)

第五节　艾滋病病人的护理

案例 2-5　患者，男，24 岁。因“发热、胸闷、咳嗽 2 月余”，以“肺部感染”入院。患者痰量多，难以咳出，食欲、睡眠欠佳。有输血史。查体：体温 38.7 ℃，脉搏 100 次/分，呼吸 26 次/分，血压 118/80 mmHg。两肺呼吸音粗，可闻及双肺弥漫性细湿啰音。实验室检查示：HIV 抗体阳性；胸部 CT 示肺部感染。

问题：

1. 该患者的临床表现有何特点？初步评估为什么？
2. 患者发病的原因是什么？临床评估需要进一步做哪些检查？
3. 该患者存在哪些护理问题？

学习目标

1. 掌握艾滋病的临床表现、流行病特点、护理及预防措施。
2. 熟悉艾滋病的治疗要点。
3. 了解艾滋病的病原学、发病机制。

艾滋病是获得性免疫缺陷综合征(acquired immune deficiency syndrome，AIDS)的简称，它是由人类免疫缺陷病毒(human immunodeficiency virus，HIV)引起的一种严重的慢性致命性的传染病。HIV 主要侵犯和破坏辅助性 T 淋巴细胞(即 $CD4^+$ T 淋巴细胞)。早期无明显症状，随病情进展可呈多样化表现，最终并发各种严重的机会性感染和恶性肿瘤。本病传播迅速，发病缓慢、病死率高，目前暂无根本治愈方法。

知识链接

1981 年 6 月 5 日，美国 CDC 在《发病率与死亡率周刊》上登载了 5 例艾滋病病人的病例报告，这是世界上第一次有关艾滋病的正式记载。1982 年，这种疾病被命名为“艾滋病”。1985 年，一位到中国旅游的外籍人士患病入住北京协和医院后很快死亡，后被证实死于艾滋病。这是我国第一次发现艾滋病病例。

人类免疫缺陷病毒(HIV)属于逆转录病毒科，为单链 RNA 逆转录病毒，直径 100～200 nm球形颗粒。目前已知有两型，即 HIV-1 和 HIV-2，两者均可引起艾滋病，前者为世界流行毒株，致病性较强，后者主要见于西非，呈地方性流行。HIV 既有嗜淋巴细胞性，又有嗜神经性，$CD4^+$ T 细胞是其最主要的靶细胞。人体在感染 HIV 数周至 6 个月内产生抗-HIV 抗体（为非保护性抗体）。

HIV 对外界的抵抗力较弱，不耐酸，对热和常用化学消毒剂较敏感，如 56 ℃30 分钟、70%乙醇、0.2%次氯酸钠及 2%戊二醛和 10%漂白粉等均可使其灭活，但对紫外线和电离射线不敏感。

一、护理评估

（一）健康史

1. 流行病学资料

(1) 传染源：感染 HIV 的人是本病唯一的传染源，包括病人和无症状病毒携带者，后者可因长期携带病毒而无明显临床症状，流行病学意义更大，但无论处于何期，HIV 感染者都将终身成为传染源。

(2) 传播途径：HIV 感染者的血液及精液、阴道分泌物、乳汁等体液均带有病毒，其主要通过以下三条途径传播：

1) 性接触传播：是艾滋病最常见的传播途径。HIV 可通过细微的破损处与易感者血液和细胞接触而侵入体内。任何不安全性行为均可传播 HIV，但以患有性疾病的男性同性性行为最易引起本病传播。

2) 血液及血制品传播：常见的方式有：a. 输血、成分血或血制品的应用是引起本病传播的重要途径。b. 静脉毒瘾及药瘾者通过共用 HIV 污染的注射器与针头而被感染。c. 移植或接受 HIV 感染者的器官或组织（如器官移植、人工授精）。d. 不规范的采血过程中可引起交叉感染。e. 医院内医疗器械消毒不严或被污染的针头意外刺伤等，此外，文身、修面或共用牙刷、剃刀等也可传播 HIV。

3) 母婴传播感染：HIV 的孕妇可通过胎盘、分娩及产后哺乳等途径把 HIV 传给胎儿或婴儿。

除以上三条途径外，以下途径一般不会传播艾滋病：a. 与艾滋病病人的日常生活接触（如空气、水、食物或昆虫叮咬）；b. 一般社交接触，如握手、共同进餐、娱乐设施、共用办公品、共用厕所或浴室（游泳池）；c. 礼节性的接吻等。

(3) 易感人群：人群普遍易感，青壮年发病率较高，HIV 的感染与人类的行为密切相关。高危人群常见为：男性同性恋或多性伴侣、静脉吸毒者、经常输血和使用血制品者（如血友病）、感染者的配偶、HIV 感染母亲的胎儿和婴儿等。

(4) 流行特征：无季节性，流行与经济状况、人员交往、人文习俗、卫生知识及预防措施等因素有关。

2. 患病及治疗经过　了解病人的发病经过，询问病人的起病经过，如发病前是否有不洁输血史及不洁性接触史、起病时间、主要症状及其特点、病情的进展情况。询问病人的食欲与摄入量，有无持续或间歇性发热、疲乏盗汗、体重下降、慢性咳嗽和腹泻等。起病后经过何种处理、服药情况及其效果如何等。

（二）身体状况

潜伏期一般为 2～10 年。临床表现错综复杂，一般经历以下四期：

1. 急性感染期（Ⅰ期）　HIV 感染后 7～10 天，少数病人可出现发热、全身不适、咽痛、皮疹、厌食、肌痛、关节痛和淋巴结肿大等类似血清病的症状，持续1～2周后自然消失。此期症状轻微易被忽视，5周后抗体才呈阳性。

2. 无症状感染期(Ⅱ期)　此期可持续2～10年或更长。临床上无任何症状和体征，但有传染性，血清中可检出HIV及抗-HIV抗体。

3. 持续性全身性淋巴结肿大综合征期(Ⅲ期)　又称艾滋病前期，本期最主要的特点是除腹股沟部位以外，全身两处或两处以上的淋巴结肿大(直径＞1 cm，质韧、无压痛、能活动)，持续3个月以上。可伴有持续或间歇性发热、疲乏盗汗，体重下降，慢性咳嗽和腹泻等。

4. 艾滋病期(Ⅳ期)　此期是感染HIV的终末临床阶段，临床表现复杂，缺乏特异性，可有以下5种表现：①体质性疾病：发热、乏力不适、盗汗、体重下降、厌食、慢性腹泻、肝脾大等。②机会性感染：原虫、真菌、抗酸菌和病毒感染。③继发肿瘤：卡波济肉瘤和非霍奇金淋巴瘤。④神经系统症状：头痛、癫痫、下肢瘫痪、进行性痴呆。⑤继发其他疾病，如慢性淋巴性间质性肺炎。从艾滋病期到病人死亡通常为6个月至2年。常见各系统主要表现如下：

(1) 皮肤和口腔黏膜：①卡波西氏肉瘤：表现为深蓝色或紫红色浸润斑块或结节，数量多，可融合成片，表面可有溃疡，并可向四周扩散，也可侵犯淋巴结和向内脏转移(如肺部和眼部等)。②感染表现：常见有白色念珠菌或疱疹病毒引起的口腔感染，反复带状疱疹或慢性散在性单纯疱疹，以及外阴疱疹病毒感染等。

(2) 呼吸系统症状：常见的机会性感染有肺炎、肺结核等，其中以肺孢子虫肺炎最为多见，占70%～80%，是艾滋病的主要死亡原因。虽起病较缓，但症状呈进行性加重，表现为慢性咳嗽、短期发热、渐进性呼吸困难、发绀，肺部偶尔可闻及啰音等。

(3) 消化系统症状：以口腔和食管的念珠菌、疱疹病毒和巨细胞病毒感染为常见，部分患者可以为首发症状，主要表现吞咽困难和胸骨后烧灼感；累及胃肠黏膜者可出现慢性腹泻、体重减轻；累及肝时可出现肝大及肝功能异常。

(4) 神经系统症状：包括机会性感染(如脑弓形虫病、隐球菌脑膜炎等)、机会性肿瘤(如原发性或转移性淋巴瘤)、艾滋病痴呆综合征，以及相关的脑病。临床表现有头痛、头晕、癫痫、进行性痴呆、肢体瘫痪、痉挛性共济失调等。

(5) 眼部病变：常见有巨细胞病毒、弓形虫引起视网膜炎和眼部卡波济肉瘤等。

(三) 实验室及其他检查

1. 一般检查　血常规检查有不同程度的贫血、白细胞减少，淋巴细胞总数明显减少。

2. 血清学检查　HIV抗体检测是目前确定有无HIV感染的最简便而有效的方法。从HIV侵入到抗体产生的这段时期为“窗口期”，一般为数周至3个月，少数可延至6个月，此期因抗体检测呈阴性极易漏诊，故在流行病学上有重要意义。常用检查有ELISA法和WB法，ELISA法常用于初筛实验，WB法是目前最敏感和特异性的方法，是确诊的依据。

3. 免疫学检查　T淋巴细胞亚群检查可见T细胞绝对计数降低(正常$0.8 \sim 1.2 \times 10^9$/L)，$CD4^+$ T淋巴细胞计数下降，$CD4^+/CD8^+$比值＜1.0(正常1.2～1.5)。

4. HIV RNA定量检测　如HIV核酸检测和病毒载量测定，既有助于诊断，也可判断治疗效果及预后。

5. 其他如胸部X线检查　可显示间质性肺炎或肺脓肿等；脑脊液检查及CT有助于神经系统病变的诊断。

（四）心理社会状况

病人患本病后羞于启齿，且认为本病是不治之症而出现恐慌、痛苦、绝望、报复等不同的心理反应，病人被歧视及亲属大多疏远、蔑视病人，给病人造成很大的心理压力。

二、护理诊断及医护合作性问题

1. 体温过高　与艾滋病各种机会性感染有关。

2. 恐惧与绝望　与预后不良、疾病折磨、缺乏社会支持等有关。

3. 营养失调：低于机体需要量　与长期发热、腹泻致消耗过多、食欲减退、进食减少、热量摄入不足有关。

4. 活动无耐力　与长期发热、消耗过多、体质虚弱等有关。

5. 组织完整性受损　与局部组织长期受压或卡氏肉瘤有关。

三、护理目标

1. 体温降至正常。

2. 树立战胜疾病信心，养成良好情绪。

3. 食欲好转，体重增加。

4. 体力改善。

5. 无皮肤、黏膜破损。

四、护理措施

1. 隔离　将病人安置在安静、舒适的隔离病室内，对艾滋病期病人在执行血液体液隔离的同时，还要实施保护性隔离治疗，以防止各种机会性感染的发生。病人的日常生活用品单独使用和定期消毒；家属接触被病人血液、体液污染的物品时，要戴手套、穿隔离衣、戴口鼻罩；处理污物或护理病人后一定要用肥皂仔细洗手。

2. 生活护理

（1）休息与环境：急性感染期和艾滋病期应绝对卧床休息，并协助病人做好生活护理，症状减轻后可逐步起床活动，适当进行一些力所能及的活动，使活动耐力逐步得到提高。

（2）饮食护理：给予高热量、高蛋白、高维生素、易消化的食物，并注意食物的色、香、味，少量多餐；创造良好的进食环境，鼓励病人摄取食物，以保证营养供给，增强机体抗病能力；不能进食者则给予鼻饲或遵医嘱予静脉高营养。定期评估病人营养状况和监测体重。

3. 病情观察　严格遵循医嘱给药，定期复查血象，当中性粒细胞低于 $0.5\times10^9/L$ 时，应及时报告医师处理；此外，长期用药还应注意是否出现耐药性，停药或换药后有无反跳现象。

4. 用药护理　遵医嘱使用抗病毒药物及治疗并发症的药物。

（1）目前认为治疗的关键是早期抗病毒，可以缓解病情和预防、延缓艾滋病相关疾病的出现，减少机会性感染和肿瘤的发生。至今无特效抗病毒药物，只能暂时抑制病毒复制，停药后病毒恢复复制。外周血 HIV 定量在 1 000 拷贝/毫升以上、有症状或无症状、但 $CD4^+$ T 淋巴细胞低于 $0.5\times10^9/L$ 者，均应抗病毒治疗。抗 HIV 的药物有三大类：①核苷类似物反转录酶抑制剂：常用齐多夫定（ZDV）、双脱氧胞苷（DDC）、双脱氧肌苷（DDI）和拉米夫定（LAM）。②非核苷类似物反转录酶抑制剂：常用奈非雷平。抗病毒作用迅速，但易产生耐药株。③蛋白酶抑制剂：常用利托那韦、沙奎那韦、英地那韦等。

HIV 在抗病毒治疗过程中易发生突变，产生耐药性，通常联合用药。使用 ZDV 治疗的患者，严密观察其严重的骨髓抑制作用，早期可出现巨幼细胞性贫血，晚期可有中性粒细胞及血小板减低，也可见恶心、头痛和肌炎等症状。应定期检查血象并做好输血准备。中性粒细胞低于 0.5×10^9/L 时，应及时通知医生。

(2) 肺孢子菌肺炎者可用喷他脒或复方磺胺甲恶唑；卡波西肉瘤者可用 ZDV 与 α-干扰素联合治疗，或应用博来霉素、长春新碱、阿奇霉素联合治疗；隐孢子虫感染和弓形虫病可用螺旋霉素或克林霉素；巨细胞病毒感染可用更昔洛韦或阿昔洛韦；隐球菌脑膜炎可用氟康唑或两性霉素 B。

5. 对症护理

(1) 发热的护理：参见总论中“发热”护理。

(2) 疼痛的护理：取舒适体位，给按摩等减轻疼痛，必要时可使用止痛药物。

(3) 呼吸困难护理：密切观察临床表现及血气分析，给吸氧等。

(4) 腹泻护理：参见“细菌性痢疾患者的护理”。

(5) 皮肤护理：保持皮肤清洁卫生，注意防止皮肤破溃，特别是皮肤卡波济肉瘤处，已有破溃者则注意预防细菌感染。

6. 心理护理　艾滋病期患者健康状况迅速恶化，由于病情重、预后差，且无有效治疗方法，加之病人心理上的压力、身体上的痛苦、经济上的困难等，使其极易产生恐惧、焦虑、抑郁和悲观的心理；另可能担心把疾病传给家人或怕遭家人的遗弃而产生绝望或犯罪感。此外，其发病原因的特殊性，常易遭受人们的歧视，有时也难以得到亲友的关心和照顾，少数病人甚至有报复企图和自杀倾向。此外，社会上对 HIV 感染者的歧视态度也会殃及其家庭，其家庭成员也同样会背起沉重的心理负担。护理人员应充分尊重和理解病人，多与病人进行有效沟通，了解病人的需要和困难，满足其合理要求，并针对病人的心理障碍进行疏导，以解除病人的恐惧感，积极配合治疗；帮助病人正视现实，建立自尊和自信，为病人提供与其家属、亲友接触沟通的机会。尊重病人的人格，给予感染者和病人谅解、鼓励、关怀、同情和支持，帮助病人增加必要的联络。在获得更多的社会支持的同时，也要注意保护隐私，维护感染者和病人的利益、尊严和权利，并为他们提供有关信息及服务。

知识链接

“四免一关怀”是当前和今后一个时期我国艾滋病防治最有力的政策措施。“一免”：对农村居民和城镇未参加基本医疗保险等医疗保障制度的经济困难人员中的艾滋病病人免费提供抗病毒药物；“二免”：在全国范围内为自愿接受艾滋病咨询检测的人员免费提供咨询和初筛检测；“三免”：为感染艾滋病病毒的孕产妇提供免费母婴阻断药物及婴儿检测试剂；“四免”：对艾滋病病人的遗孤免费义务教育。“一关怀”：将生活困难的艾滋病病人纳入政府救助范围，按照国家有关规定给予必要的生活救济，积极扶持有生产能力的艾滋病病人开展生产活动，增加其收入。

五、护理评价

1. 活动能力是否增强。
2. 机会性感染是否减少。
3. 是否能严格执行隔离措施。
4. 恐惧感是否减轻。

六、健康教育

1. 预防疾病的指导　广泛宣传艾滋病的预防知识，使群众了解其传播途径，以及采取自我防护措施进行预防的方法，特别应加强性道德教育，洁身自好，取消娼妓，禁止性乱交，提倡使用安全套，严禁吸毒，以预防艾滋病的传播。

2. 对病人的指导　进行有关艾滋病的知识教育。由于机体免疫功能低下，患者常因为机会性感染导致病情恶化，甚至死亡，应教给患者及其家属预防或减少机会性感染的措施。本病预后差，许多疗法及药物正在积极研制中，应使患者及其家属建立战胜疾病的信心，以配合医护人员进行治疗。对无症状的病毒携带者应嘱其每3～6个月做一次临床及免疫学检查，如出现症状随时就诊，及早治疗。

案例2-5分析

1. 患者的临床表现特点　发热、胸闷、咳嗽、肺部感染，痰量多，难以咳出，有输血史。体温38.7℃，脉搏100次/分，呼吸26次/分，血压118/80 mmHg。两肺呼吸音粗，可闻及双肺弥漫性细湿啰音。HIV抗体阳性。初步评估为艾滋病。

2. 患者发病的原因　因输血感染了艾滋病病毒而致病。

临床评估需要进一步检查：一般检查，免疫学检查，核酸检查等。

3. 该患者存在的护理问题

(1) 有感染危险：与免疫功能受损有关。

(2) 营养失调：低于机体需要量：与纳差、慢性腹泻及艾滋病期并发各种机会性感染和肿瘤消耗有关。

(3) 恐惧：与艾滋病预后不良、疾病折磨、担心受到歧视有关。

1. 说说如何预防艾滋病。
2. 简述艾滋病的临床特征，主要护理问题与护理措施。

（裴志强）

第六节　水痘病人的护理

案例 2-6　患儿,男,3 岁,因发热、咳嗽、食欲减退 4 天入院。

查体:体温 39 ℃,全身可见斑疹、丘疹、疱疹和结痂,以躯干最多,其次为头面部及四肢近端,心肺检查正常。实验室检查:白细胞 5.1×10^9/L,中性粒细胞 30%,淋巴细胞 70%。

问题:

1. 该患者的临床表现有何特点? 初步评估为什么?
2. 患者发病的原因是什么? 临床评估需要进一步做哪些检查?
3. 该患者存在哪些护理问题?

学　习　目　标

1. 描述皮疹的形态特征和分布特点。
2. 说出主要护理诊断及护理措施,并运用所学知识正确指导家庭护理。

水痘(varicella,chickenpox)是由水痘-带状疱疹病毒(varicella-zoster virus,VZV)引起的急性传染病,原发感染为水痘,多见于儿童。当潜伏于感觉神经节的水痘-带状疱疹病毒再激活后则表现为带状疱疹。水痘以轻度的全身症状和分批出现的斑疹、丘疹、疱疹及结痂为主要临床特征。

水痘-带状疱疹病毒属疱疹病毒科,为双链的脱氧核糖核酸(DNA)病毒,仅一个血清型,可在人胚成纤维细胞、甲状腺细胞中繁殖,产生局灶性细胞病变。受病毒感染的细胞可形成多核巨细胞,核内出现嗜酸性包涵体。该病毒在外界生活能力弱,不耐酸和热,且在痂皮中不能存活,对紫外线和消毒剂均敏感。

水痘病毒经口、鼻侵入人体,在呼吸道黏膜细胞中繁殖,4~6 天后进入血液,产生第 1 次病毒血症,在单核-吞噬细胞系统内增殖后再次入血,形成第 2 次病毒血症而发病。病变主要损害皮肤,偶可累及内脏。由于病毒侵入血液是间歇性的,故皮疹分批出现的时间与间歇性病毒血症的发生相一致。皮肤病变主要在表皮棘细胞层,细胞呈气球样变、肿胀,组织液渗入形成水痘疱疹,内含有大量病毒。水痘疱疹以单房为主,水疱液开始时透明,当上皮细胞脱落加之炎性细胞浸润,使疱内液体变浊并减少,结痂后下层上皮细胞再生,结痂脱落后一般不留瘢痕。

一、护理评估

(一) 健康史

1. 流行病学资料

(1) 传染源:水痘患者是唯一的传染源。发病前 1~2 天至皮疹完全结痂为止均有传染性。人是已知的自然界唯一的宿主。

(2) 传播途径:主要通过呼吸道飞沫和直接接触传播。因病毒在外界抵抗力弱,间接传播机会小。

(3) 易感人群:人群普遍易感,常见10岁以下儿童发病。易感儿童接触水痘患者后90%发病。病后可获持久免疫。

知识链接

水痘易感儿童与带状疱疹患者接触亦可发生水痘,因二者病因同一。

(4) 流行特征:本病全年均可发生,呈散发性,以冬春季高发。

2. 患病及治疗经过 询问病人的起病经过,如发病前是否有接触史、起病时间、主要症状及其特点、病情的进展情况。询问病人的食欲与摄入量,有无发热及皮疹发展特点等;起病后经过何种处理、服药情况及其效果如何等。

(二) 身体状况

潜伏期10～24天,一般为14天左右。典型表现为:

1. 前驱期 婴幼儿常无症状或症状轻微,皮疹和全身表现常同时出现。年长儿童和成人可有畏寒、低热、头痛、乏力、咳嗽、咽痛及食欲减退等症状,持续1～2天后才出现皮疹。

2. 出疹期 皮疹先见于躯干和头部,后延及面部和四肢,其特点呈向心性分布。最初皮疹为粉红色小斑疹,数小时后变为丘疹并发展成疱疹。从斑疹→丘疹→疱疹→结痂,短者仅6～8小时。皮疹发展迅速是本病特征之一。水疱3～5 mm大小,周围有红晕。壁薄易破,疱液透明,后变混浊,常伴瘙痒。1～2天后疱疹从中心开始干缩,迅速结痂,红晕消失。1周左右痂皮脱落愈合,一般不留瘢痕。继发感染时,将发展成脓疱,结痂、脱痂时间延长。皮疹分批出现,故病程中在同一部位可见斑丘疹、水疱和结痂不同形态的皮疹同时存在。部分患者可在口腔、咽、眼结膜、生殖器等处发生疱疹,易破溃形成溃疡。后期出现的斑丘疹未发展成水疱即隐退。水痘为自限性疾病,10天左右可自愈。儿童症状和皮疹均较轻,成人症状较重,易并发水痘肺炎。妊娠期感染水痘,可致胎儿畸形、早产或死胎。产前数日内患水痘可致新生儿水痘,病情常较危重。免疫功能低下者,易出现播散性水痘,皮疹融合形成大疱。

此外,可有疱疹内出血的出血型水痘,病情极严重。此型全身症状重,皮肤、黏膜有淤点、淤斑和内脏出血,是因血小板减少或弥散性血管内凝血所致。还有因继发细菌感染所致的坏疽型水痘,皮肤大片坏死,可因败血症死亡。

(三) 实验室及其他检查

1. 一般检查

(1) 血常规检查:白细胞计数正常或稍增高,淋巴细胞相对增多。

(2) 疱疹刮片检查:刮取新鲜疱疹基底组织涂片做染色,可找到多核巨细胞和核内嗜酸性包涵体,可供快速诊断。

2. 血清学检查 常用补体结合试验、中和试验、间接荧光抗体试验等检测特异性抗体。

3. 病原学检查

(1) 病毒分离:在起病3～4天内取疱疹液接种于人胚成纤维细胞,病毒分离阳性率较高。

(2) 分子生物学检查:PCR方法检测患者呼吸道上皮细胞和外周血白细胞中的病毒DNA,是敏感、快速的早期诊断方法。

(四) 心理社会状况

了解患者对该疾病的认知程度以及疾病给其带来的心理焦虑;了解患者对高热、皮疹等症状的心理反应、应对措施及效果;水痘一般预后良好,但成年病人可担心皮疹之后遗有瘢痕。

二、护理诊断及医护合作性问题

1. 皮肤完整性受损　与水痘病毒引起的皮疹及继发感染有关。
2. 体温过高　与病毒血症有关。
3. 舒适的改变　与瘙痒有关。
4. 潜在并发症　皮肤继发感染、水痘肺炎、出血性水痘、病毒性脑炎等。

三、护理目标

1. 病人皮肤恢复正常。
2. 体温恢复正常。
3. 皮肤瘙痒改善,无皮疹被搔抓破溃。
4. 无并发症发生。

四、护理措施

1. 隔离　采取呼吸道隔离,隔离至出疹后7天,或全部疱疹干燥、结痂为止。

2. 生活护理

(1) 休息与环境:室内温湿度适宜,经常通风换气。疾病早期需绝对卧床休息,避免过多活动而加重血浆外渗及脏器出血。病情好转可逐步恢复活动与工作。

(2) 饮食护理:多饮水,饮食宜清淡,给予易消化及营养丰富的流质或半流质饮食,如绿豆汤、粥、面片等。避免食用辛辣、油腻食物。

3. 病情观察　观察生命体征,注意体温的变化;观察皮疹的性质、范围、分布及有无继发感染;注意观察并及早发现有无咳嗽、胸痛、呼吸困难等并发症的表现。

4. 用药护理　遵医嘱早期应用抗病毒药,首选阿昔洛韦。剂量每次5～10 mg/kg,每8小时1次,口服或静脉滴注,疗程7天或至48小时无新的皮疹出现。注意胃肠道反应,监测肾功能。避免使用肾上腺皮质激素,防止出现严重皮疹,使病情加重。因其他疾病已用激素者,尽快减量或停用。避免使用阿司匹林,防止引起脑炎、Reye综合征。

5. 对症护理

(1) 皮肤的护理:具体措施参见总论“发疹”的护理。

(2) 发热的护理:具体措施参见总论“发热”的护理。

(3) 水痘肺炎的护理:①保持呼吸道通畅:指导患者进行有效的咳嗽,以促进排痰,鼓励并协助患者翻身、拍背。痰液黏稠者可给予雾化吸入,必要时吸痰。床旁备气管插管、气管切开等急救物品,必要时可行机械通气。②氧疗:患者出现气促、发绀时遵医嘱给予鼻导管或面罩吸氧，监测血氧饱和度及动脉血气分析结果，观察氧疗效果。③用药护理：遵医嘱给予抗生素、抗病毒治疗等对症支持处理，密切观察药物疗效及不良反应。

6. 心理护理　由于皮疹可引起患儿烦躁不安、焦虑、睡眠障碍等心理反应，要注意加强心理安慰，分散注意力，白天可安排一些有利于身心健康的娱乐活动，保持心情愉快和足够的睡眠。

五、护理评价

1. 病人体温是否恢复正常，不适感是否减轻。
2. 皮肤瘙痒是否改善，是否出现皮疹被搔抓破溃。
3. 皮肤疱疹是否结痂，是否自然脱落。
4. 是否发生并发症或并发症减轻。

六、健康教育

1. 预防疾病指导　对水痘病人应予呼吸道隔离至疱疹全部结痂为止，易感儿童接触后应隔离观察3周；避免与急性期患者接触，消毒患者呼吸道分泌物和污染用品。流行期间水痘易感儿童尽量避免出入公共场所；对使用大剂量激素、免疫功能受损、严重疾病患者以及孕妇，如有接触史，可肌内注射水痘-带状疱疹免疫球蛋白预防发病。对易感儿童可接种水痘疫苗。

知　识　链　接

水痘疫苗是预防水痘感染的唯一手段。接种水痘疫苗不仅能预防水痘，还能预防因水痘带状疱疹而引起的并发症。注射过免疫球蛋白者应间隔1个月后接种本疫苗。育龄妇女接种本苗后应避孕至少3个月。

2. 对病人的指导　向病人及家属讲解疾病的相关知识，病人在家休养期间指导注意消毒、隔离，注意皮肤护理，防止搔破皮疹引起继发感染或留下瘢痕。

案例2-6分析

1. 病人的临床表现特点　发热，体温39℃，全身可见斑疹、丘疹、疱疹和结痂，以躯干最多，其次为头面部及四肢近端，白细胞5.1×10^9/L，中性粒细胞30%，淋巴细胞70%，初步评估为水痘。

2. 病人发病的原因　感染水痘-带状疱疹病毒而致病。

临床评估需要进一步检查：疱疹刮片检查，血清学检查，病原学检查（病毒分离，分子生物学检查）等。

3. 该病人存在的护理问题

(1) 皮肤完整性受损：与水痘病毒引起的皮疹有关。

(2) 体温过高：与病毒血症有关。

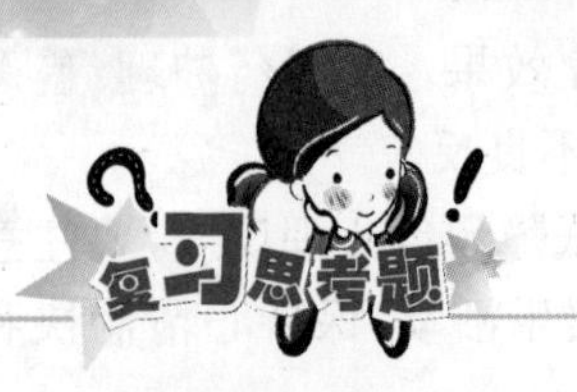

1. 说说如何预防水痘。
2. 简述水痘临床特征,主要护理问题与护理措施。

(裴志强)

第七节　麻疹病人的护理

案例 2-7　患儿,男,10 个月,于 2008 年 12 月 26 日入院。

患者 5 天前无明显诱因发热、咳嗽,3 天前皮肤出现红色斑丘疹,压之退色,疹间皮肤正常。入院检查:体温 39.5 ℃,脉搏 108 次/分,呼吸 25 次/分,心率 108 次/分,律齐。口腔普利克斑阳性。双肺呼吸音粗,双下肺可闻及湿性啰音及少许干啰音,其余检查正常。

问题:

1. 该患者的临床表现有何特点?初步评估为什么?
2. 患者发病的原因是什么?临床评估需要进一步做哪些检查?
3. 该患者存在哪些护理问题?

学 习 目 标

1. 能正确收集评估麻疹病人资料。
2. 提出常见护理诊断,制定护理措施。
3. 正确指导家庭护理。
4. 说出麻疹预防的三个环节。

麻疹(measles rubeola)是由麻疹病毒引起的急性呼吸道传染病。临床上以发热、上呼吸道炎(咳嗽、流涕)、结膜炎、口腔麻疹黏膜斑(又称柯氏斑,Koplik spots)及全身皮肤特殊斑丘疹为主要特征。本病传染性极强,易并发肺炎。

麻疹病毒属于副黏液病毒科,呈圆颗粒状,抗原性稳定。麻疹病毒体外抵抗力弱,对热、紫外线及一般消毒剂敏感,56 ℃时 30 分钟即可灭活,但在低温下能长期存活。

一、护理评估

(一) 健康史

1. 流行病学资料

(1) 传染源:患者是唯一的传染源,在发病前 2 天至出疹前后 5 天均具有传染性。前驱期传染性最强，出疹后逐渐减弱。

（2）传播途径：主要通过呼吸道飞沫传播。密切接触者亦可经污染病毒的手而传播。

（3）易感人群：人群普遍易感，接触患者后90%以上发病，病后可获得持久免疫力。

（4）流行病学特征：发病季节以冬春季为多。好发于6个月至5岁的小儿。

知识链接

麻疹易感者只要跟正在患麻疹的病人见上一面，就会被感染，接触后90%以上均发病。麻疹病毒外号就叫“见面传”。

2. 患病及治疗经过　了解病人的发病过程，如发病前是否有接触史、起病时间、主要症状及其特点、病情的进展情况。询问病人的食欲与摄入量，有无发热及皮疹发展特点等；起病后经过何种处理、服药情况及其效果如何等。

（二）身体状况

1. 典型麻疹临床过程可以分为四期

（1）潜伏期：6～21天，平均为10天左右，曾接受过被动或主动免疫者可以延长至3～4周。在潜伏期末可出现轻度发热、精神差、全身不适等中毒症状。

（2）前驱期（也称出疹前期）：从发热到出疹一般3～4天，以中度以上发热为首发症状。出现卡他症状，如咳嗽、喷嚏流涕、咽部充血、眼结合膜充血、畏光、流泪等。在病程的2～3天，约90%以上患者在双侧第二磨牙对面的颊黏膜上出现0.5～1 mm针尖样大小的灰白色小点，周围有红晕，称麻疹黏膜斑。1～2天内黏膜斑迅速增多融合，于出疹后逐渐消失。

（3）出疹期：发病3～4天出现典型皮疹。从耳后、发际渐及前额、面、颈部，自上而下至胸、腹、背及四肢，最后达到手掌与足底，2～3天遍及全身。皮疹初为淡红色斑丘疹，直径2～5 mm，压之退色，疹间皮肤正常。出疹高峰期皮疹增多密集而融合成片，颜色转为暗红色。此时全身毒血症状加重，体温可高达40 ℃，伴有嗜睡或烦躁、呕吐、腹泻等。出疹期为3～5天。

（4）恢复期：皮疹达高峰后1～2天内迅速好转，体温下降，全身症状明显减轻。随之按出疹顺序皮疹依次消退，并有米糠样脱屑及褐色色素沉着，经1～2周后消失。

2. 非典型麻疹　①轻型麻疹：症状轻，麻疹黏膜斑不典型，无并发症。多见于6个月前婴儿、近期接受过被动免疫或曾接种过麻疹疫苗者。②重型麻疹：中毒症状严重，常有严重并发症，病死率高。分中毒性、休克性、出血性和疱疹性麻疹四种类型。多见于体弱、免疫力低下或有严重继发感染者。

3. 并发症　主要有肺炎、喉炎、心肌炎、脑炎，其中肺炎是最常见的并发症。

（三）实验室及其他检查

1. 血常规　白细胞计数减少，淋巴细胞相对增多。

2. 血清学检查　皮疹出现1～2天内检出特异性IgM抗体，可作为早期诊断。

3. 病原学检查　从早期患者呼吸道分泌物中检测或分离出麻疹病毒，可作出特异性诊断。

（四）心理社会状况

了解患者对该疾病的认知程度；麻疹病人起病急，常有高热，家属往往焦急、紧张。了解患者对隔离的反应，家庭及亲友对患者支持度等。

二、护理诊断及医护合作性问题

1. 体温过高　与病毒血症、继发感染有关。
2. 有皮肤完整性受损的危险　与皮疹瘙痒有关。
3. 传播感染的危险　与排出病原体有关。
4. 潜在并发症　肺炎、喉炎等。

三、护理目标

1. 体温恢复正常。
2. 病人皮肤恢复完整。
3. 无并发症。

四、护理措施

1. 隔离　执行呼吸道隔离。隔离至出疹后 5 天，有并发症者延长至出疹后 10 天。易患接触者隔离 21 天。病室每天通风换气进行空气消毒，患儿衣被及玩具曝晒 2 小时，减少不必要的探视以预防继发感染。

2. 生活护理

（1）休息与环境：出疹期或有并发症者应卧床休息。

（2）饮食护理：发热期间给予清淡、易消化、营养丰富的流质或半流质饮食，少量多餐。补充水分，必要时静脉补液。恢复期应给予高蛋白、高维生素的饮食。

知 识 链 接

麻疹病儿一定要"忌口"吗？

答：麻疹病儿除不能吃生冷油腻的食物外，饮食宜富营养、易消化，并应多喂温开水，并不需"忌口"。

3. 病情观察　观察生命体征及神志变化。出疹期应注意观察出疹顺序、皮疹颜色及分布情况，如出疹过程不顺利，提示可能出现并发症。如出现体温过高或下降后又升高、呼吸困难、发绀、躁动不安等，提示可能出现并发症。

4. 用药护理　遵医嘱及时用药，常用的药物有解热剂如安乃近滴鼻，咳嗽时可用祛痰镇咳药，体弱的患儿可早期注射丙种球蛋白。并发喉炎时使用抗生素，重症者可用肾上腺皮质激素。药物治疗后应密切观察其疗效及不良反应。

5. 对症护理

（1）发热的护理：在处理麻疹发热时需兼顾透疹，在前驱期尤其是出疹期，如体温不超过

39 ℃不予处理。降温时因体温骤降可引起末梢循环障碍而使皮疹突然隐退，禁用冷敷及乙醇擦浴。如体温过高为防止惊厥可给予物理降温和小剂量退热剂，使体温略降为宜。其他措施参见总论“发热”的护理。

(2) 保持皮肤黏膜的完整性：及时评估出疹情况，如出疹不畅，可用中药或鲜芫荽煎服或外用，帮助透疹。如出疹瘙痒，遵医嘱给予外用药涂擦，切忌抓伤皮肤引起感染。鼓励饮白开水，常用淡盐水或2%硼酸溶液漱口，保持口腔清洁、舒适。眼部炎性分泌物多而形成眼痂者，应用生理盐水清洗双眼，再滴入抗生素滴眼液或眼膏，一天数次，并可服用维生素 A 预防干眼。防止眼泪及呕吐物流入耳道，引起中耳炎。及时清除鼻腔分泌物，以保持鼻腔通畅。其他措施参见总论“发疹”的护理。

6. 心理护理　麻疹患者因发热、皮疹可导致烦躁不安、焦虑，病情严重者，可出现并发症，甚至危及生命，引起患者及家属紧张、担忧、恐惧等心理反应。要注意评估患者及家属的心理反应及应对方式、家庭对患者的照顾能力等，做好解释工作，鼓励树立信心，消除不良反应，积极配合治疗和护理。

五、护理评价

1. 病人体温是否恢复正常，不适感是否减轻。
2. 是否出现皮疹被搔抓破溃。
3. 是否发生并发症或并发症减轻。

六、健康教育

1. 预防疾病指导　对患者行呼吸道隔离至出疹后 5 天，伴呼吸道并发症者应延长至出疹后 10 天。接触过患儿的易感儿童应隔离观察 3 周，若接触后接受过被动免疫制剂者则延至 4 周；流行期间避免去公共场所或人员聚集的地方，出入应戴口罩。患者房间每天用紫外线消毒或通风半小时。

机体免疫接种：①主动免疫，主要对象为婴幼儿，8 个月以上未患过麻疹者均应接种麻疹减毒活疫苗，7 岁时进行复种。在流行期间可应急接种，以防止传染病扩散。②被动免疫，接触麻疹后 5 天内立即采用被动免疫，如注射免疫血清蛋白预防发病。

2. 对病人的指导　由于麻疹传染性强，为控制疾病的流行，应向患者及家属介绍麻疹的相关知识，使其有充分的心理准备，并积极配合隔离、消毒、治疗和护理。

案例 2-7 分析

1. 病人的临床表现特点　患者发热、咳嗽，皮肤出现红色斑丘疹，压之退色，疹间皮肤正常，体温 39.5 ℃，脉搏 108 次/分，呼吸 25 次/分，心率 108 次/分，律齐。口腔柯氏斑阳性。双肺呼吸音粗，双下肺可闻及湿性啰音及少许干啰音。初步评估为麻疹并发肺炎。

2. 患者发病的原因　接触麻疹患者而致病。

临床评估需要进一步检查：血常规检查，血清学检查，病原学检查。

3. 该患者存在的护理问题

(1) 体温过高：与病毒血症、继发感染有关。

(2) 有皮肤完整性受损的危险：与麻疹病毒引起的皮疹有关。

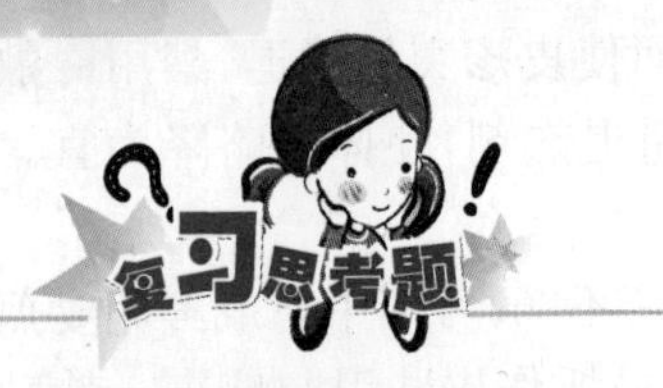

1. 说说如何预防麻疹。
2. 简述麻疹的临床特征，主要护理问题与护理措施。

（裴志强）

第八节　流行性腮腺炎病人的护理

案例 2－8　患者，男，9 岁，学生，因"发热，双侧耳垂周围肿胀疼痛 2 天"来门诊就诊。

患者 2 天前下午发热，头痛，全身困倦乏力，次日晨起，双侧耳垂肿胀疼痛，伴有畏寒、发热、厌食等症。查体：体温 38.6 ℃，脉搏 102 次/分。发育正常，营养中等，心肺正常，肝脾未扪及。双侧腮腺肿大明显伴有疼痛，舌质红。

问题：

1. 该患者的临床表现有何特点？初步评估为什么？
2. 患者发病的原因是什么？临床评估需要进一步做哪些检查？
3. 该患者存在哪些护理问题？

学习目标

1. 描述腮腺肿胀的特征，说出主要并发症。
2. 提出护理诊断，并对常见护理诊断制定护理措施。
3. 正确指导家庭护理。

流行性腮腺炎(mumps)是由腮腺炎病毒引起的急性呼吸道传染病。临床上以腮腺非化脓性炎症、腮腺区肿痛为特征，腮腺炎病毒除侵犯腮腺外，可累及全身多个腺体和器官，引起脑膜炎、脑膜脑炎、睾丸炎、卵巢炎和胰腺炎等。

腮腺炎病毒属于副黏病毒科的单股 RNA 病毒。该病毒抗原结构稳定，只有一个血清型，存在于患者唾液、血液、尿液及脑脊液中。腮腺炎病毒抵抗力弱，对物理和化学因素敏感。煤酚皂溶液、甲醛等均能在 2～5 分钟内将其灭活，紫外线照射也可将其杀灭，加热至 56 ℃ 20 分钟即可灭活，但在 4 ℃时能存活数天。

一、护理评估

（一）健康史

1. 流行病学资料

(1) 传染源：患者及隐性感染者是本病的主要传染源。患者腮腺肿大前 7 天到肿大后 9

天，或更长的时间内均可从唾液中分离出病毒，此时传染性最强。

(2) 传播途径：主要通过空气飞沫传播。

(3) 易感人群：人群普遍易感，1～15岁儿童是主要的易感者。

(4) 流行特征：呈全球性分布，一年四季均可发病，以冬春季为主。患者主要是学龄儿童，无免疫力的成人亦可发病，感染后可获终生免疫。

2. 患病及治疗经过 了解病人的发病过程，如发病前是否有接触史、起病时间、主要症状及其特点、病情的进展情况。询问病人发热及腮腺肿痛发展特点等，起病后经过何种处理、服药情况及其效果如何等。

(二) 身体状况

潜伏期为14～25天，平均18天。大部分患者无前驱期症状，少部分病例有发热、头痛、乏力、纳差等。典型病例常以腮腺肿大为首发症状。通常先一侧腮腺肿大，2～4天后累及对侧，双侧腮腺肿大者约占75%。局部疼痛，张口咀嚼或吃酸性食物促使唾液分泌时疼痛加剧。腮腺肿大以耳垂为中心，向前后下发展，边缘不清，表面灼热但多不发红。触之有疼痛及感觉过敏，腮腺肿大2～3天达高峰，持续4～5天后逐渐消退。腮腺导管开口在早期有红肿，腮腺肿胀时，常波及邻近的颌下腺和舌下腺，并出现吞咽困难。

腮腺炎病毒有嗜腺体和嗜神经性，常侵入中枢神经系统和其他腺体或器官而出现相应症状。①脑膜脑炎：一般发生在腮腺炎发病后4～5天，脑膜脑炎患者常表现为发热、头痛、呕吐、抽搐、昏迷、脑膜刺激征。严重者可导致死亡。②睾丸炎：常见于腮腺炎肿大开始消退时，出现发热、睾丸明显肿胀和疼痛，多为单侧，是男孩最常见的并发症。急性症状持续3～5天，10天左右逐渐消退。③急性胰腺炎：常于腮腺肿大数天后发生，可有恶心、呕吐和中上腹疼痛和压痛。④其他：可在腮腺炎发生前后出现心肌炎、乳腺炎和甲状腺炎等。

知识链接

男孩患流腮以后会导致不育吗？

答：病变大多侵犯一侧睾丸，1/3～1/2的病例发生不同程度的睾丸萎缩。由于病变常为单侧，即使双侧也仅部分曲精管受累，故极少导致不育症。

(三) 实验室及其他检查

1. 一般检查

(1) 血常规检查：有睾丸炎者白细胞可以增高。

(2) 血清和尿液中淀粉酶测定：90%的患者血、尿淀粉酶增高。其增高的程度与腮腺炎肿胀程度成正比。

(3) 脑脊液检查：有腮腺炎而无脑膜炎症状和体征的患者，约半数脑脊液中白细胞计数轻度升高，且能从脑脊液中分离出腮腺炎病毒。

2. 病原学检查 能从患者唾液、脑脊液或尿液中分离出腮腺炎病毒。

3. 免疫学检查 血清特异性IgM的抗体阳性，提示近期感染。

(四)心理社会状况

了解患者对该疾病的认知程度以及疾病给其带来的心理焦虑;了解患者对发热、腮腺肿痛等症状对学习、生活的影响;了解家庭及亲友对患者的态度及对消毒隔离的认识程度等。

二、护理诊断及医护合作性问题

1. 疼痛　与腮腺非化脓性炎症有关。
2. 体温升高　与病毒感染致病毒血症有关。
3. 营养失调:低于机体需要量　与腮腺肿大不能张口进食有关。
4. 潜在并发症　脑膜炎、睾丸炎、胰腺炎。

三、护理目标

1. 体温恢复正常。
2. 病人的疼痛减轻、局部肿胀减轻。
3. 营养状况改善。
4. 无并发症。

四、护理措施

1. 隔离　呼吸道隔离至腮腺肿胀完全消退为止。

2. 生活护理

(1) 休息与环境:症状明显或有并发症者应注意卧床休息。

(2) 饮食护理:给予富有营养、易消化的半流质或软食,鼓励患者多饮水,避免进食酸辣、干硬的食物,以免因咀嚼和唾液分泌使疼痛加剧。

3. 病情观察　密切监测生命体征,观察患者意识状态,观察腮腺肿大疼痛程度、颜色,腮腺导管有无红肿及脓性分泌物。判断有无脑膜炎、睾丸炎、急性胰腺炎的表现。

4. 用药护理　遵医嘱用药,发病早期可使用抗病毒药物利巴韦林,成人用量每天1 g,儿童每天15 mg/kg,疗程5～7天。常见的不良反应有头痛、皮疹、白细胞减少等。

5. 对症护理

(1) 发热的护理:具体措施参见总论"发热"的护理。

(2) 疼痛的护理:向病人解释疼痛的原因,保持口腔清洁,经常用温盐水漱口,腮腺局部选用紫金锭、青黛散或如意金黄散外敷减轻腮腺肿胀。疼痛较重时可给予镇痛剂。

(3) 并发症的护理:睾丸炎时,遵医嘱可用丁字带托起阴囊,局部间歇冷敷以减轻疼痛,疼痛剧烈时可用2%普鲁卡因做精索封闭。脑膜脑炎颅内高压者,遵医嘱静脉注射20%甘露醇,重症可短期应用肾上腺皮质激素治疗。

6. 心理护理　流行性腮腺炎患者可因疼痛而影响进食,导致烦躁不安。如出现并发症而担心预后不良,如脑膜炎担心出现后遗症、睾丸炎担心今后引起不孕不育等而出现焦虑。要注意评估患者及家属的心理反应和应对方式,认真细致地做好解释工作,进行疾病知识的宣教,消除不良心理反应。

五、护理评价

1. 病人体温是否恢复正常,不适感是否减轻。

2. 病人的疼痛是否减轻，局部肿胀是否减轻。
3. 营养状况是否改善。
4. 有无出现并发症。

六、健康教育

1. 预防疾病指导　隔离患者至腮腺肿胀完全消退为止，有接触史的易感者应观察3周。流行期间避免去公共场所或人员聚集的地方，出入应戴口罩。居室空气应流通，对患者口鼻分泌物及污染用品都应进行消毒处理。对易感者可预防性应用腮腺炎减毒活疫苗，90%接种者可产生抗体。

知识链接

年龄为8个月以上的腮腺炎易感者常规给予腮腺炎减毒活疫苗或麻疹、腮腺炎和风疹三联疫苗，免疫效果好。免疫途径：皮下注射。

2. 对病人的指导　无并发症的患者一般在家中进行隔离治疗以防传播，进行饮食、用药指导，做好口腔、皮肤护理指导。

案例2-8分析

1. 患者的临床表现特点　发热，头痛，全身困倦乏力，双侧耳垂肿胀疼痛伴有畏寒、厌食等症。查体：体温38.6℃，脉搏102次/分。发育正常，营养中等，心肺正常，肝脾未扪及。双侧腮腺肿大明显伴有疼痛，舌质红。

初步评估为流行性腮腺炎。

2. 患者发病的原因　因感染腮腺炎病毒而致病。

临床评估需要进一步检查：血常规检查，血清和尿淀粉酶测定，特异性抗体检查，病毒分离等。

3. 该患者存在的护理问题

(1) 疼痛：与腮腺非化脓性炎症有关。

(2) 体温升高：与病毒感染所致病毒血症有关。

(3) 营养失调：低于机体需要量：与腮腺肿大，不能张口进食有关。

1. 说说如何预防流行性腮腺炎。
2. 简述流行性腮腺炎的临床特征，主要护理问题与护理措施。

（裴志强）

第九节 流行性感冒病人的护理

案例 2-9 患者,女,12 岁,学生,因畏寒、发热 2 天伴头痛、全身乏力及肌肉酸痛入院。

患者曾在外院抗生素治疗 2 天无效,具体用药不详。查体:体温 39.5 ℃,脉搏 118 次/分,呼吸 32 次/分。意识清楚,精神差,呼吸略急促,无发绀,皮肤无皮疹及出血点,浅表淋巴结未触及。双肺呼吸音略粗糙,有少许干啰音。腹部无压痛及反跳痛,肝浊音界正常。

问题:

1. 该患者的临床表现有何特点?初步评估为什么?
2. 患者发病的原因是什么?临床评估需要进一步做哪些检查?
3. 该患者存在哪些护理问题?

学 习 目 标

1. 叙述流感病人的临床特征,列出气体交换受损的具体护理措施。
2. 具有指导家庭护理和进行社区健康教育的能力。
3. 能正确地进行空气消毒。

流行性感冒(influenza)简称流感,是由流感病毒引起的急性呼吸道传染病。临床主要表现为急起高热、全身酸痛、乏力等中毒症状,而呼吸道症状相对较轻。老人和慢性病患者则可引起严重的并发症。

流感病毒属正黏液病毒科的 RNA 病毒。病毒结构自外向内可分为包膜、基质蛋白及核心三部分。核心部分含核蛋白(NP),基质蛋白构成病毒外壳骨架,包膜中有两种重要糖蛋白,即血凝素(hemagglutinin,H)和神经氨酸酶(neuraminidase,N)。人流感病毒根据其 NP 抗原性可分为甲、乙、丙三型。甲型流感病毒按 H 与 N 抗原特异性的不同,分为若干个亚型($H_1 \sim H_{16}$,$N_1 \sim N_9$)。抗原变异是流感病毒独特和显著的特征。在感染人类的三种流感病毒中,甲型流感病毒变异性极强,常引起流感大流行,乙型次之,丙型流感病毒的抗原性非常稳定。

流感病毒不耐热,56 ℃数分钟即失去致病力,对酸、乙醚、乙醇、甲醛及紫外线均敏感。

知识链接

“流感”不是流行起来的“感冒”，而是两种完全不同的疾病。流感是由流感病毒感染引起的，主要累及上呼吸道的全身性疾病；感冒主要是由呼吸道合胞病毒、鼻病毒、腺病毒、冠状病毒和副流感病毒引起的上呼吸道感染。

一、护理评估

（一）健康史

1. 流行病学资料

(1) 传染源：流感患者和隐性感染者是主要传染源。自潜伏期即有传染性，发病3日内传染性最强。

(2) 传播途径：主要通过人与人之间飞沫传播，也可通过接触病毒污染的茶具、食具、毛巾等间接传播。传播速度与广度与人口密度有关。

(3) 易感人群：人群普遍易感。感染后获得同型病毒免疫力，各型及亚型间无交叉免疫性，病毒变异后人群无免疫力。

(4) 流行特征：流行以冬春季节为主。大流行主要由甲型流感病毒引起，一般每10～15年可有一次世界性大流行，每2～3年一次小流行。乙型流感以局部流行为主。丙型流感则为散发。

2. 患病及治疗经过　了解病人的发病过程，如发病前是否有接触史、起病时间、主要症状及其特点、病情的进展情况。询问病人的食欲与摄入量，发热及肌肉酸痛特点等；起病后经过何种处理、服药情况及其效果如何等。

（二）身体状况

潜伏期通常1～3天，最短数小时。

1. 典型流感　起病急，寒战、高热、乏力、头痛、肌肉酸痛等全身症状较重，而呼吸道症状较轻。查体可见结膜及咽部充血，肺部可闻及干啰音。病程4～7天。

2. 轻型流感　急性起病，轻中度发热，全身及呼吸道症状轻。病程2～3天。

3. 肺炎型流感　主要发生于婴幼儿及年老体弱者。可见高热、烦躁不安、剧烈咳嗽、血性痰液、呼吸困难及发绀，可伴心力衰竭。双肺听诊满布湿啰音、哮鸣音，但无肺实变体征。多于5～10天内发生呼吸循环衰竭，预后较差。

4. 其他类型　胃肠型伴消化道症状，脑膜脑炎型伴神经系统症状。

5. 并发症　主要有急性鼻窦炎、急性化脓性扁桃体炎、继发性细菌性气管炎和继发性细菌性肺炎等。肺外并发症可见瑞氏(Reye)综合征、中毒性休克、中毒性心肌炎等。

（三）实验室及其他检查

1. 血常规　白细胞计数正常或略有减少，分类比例正常或中性粒细胞减少，淋巴细胞相对增多。

2. 病原学检查　患者上呼吸道分泌物接种于鸡胚或组织培养进行病毒分离。

3. 血清学检查　进行血凝抑制试验或补体结合试验，抗体滴度4倍以上增长为阳性。

二、护理诊断及医护合作性问题

1. 体温过高　与病毒感染有关。

2. 疼痛　与病毒感染所致全身中毒症状有关。

3. 气体交换受损　与病毒性肺炎或合并细菌性肺炎有关。

4. 有传播感染的危险　与病人向外排出病原体有关。

5. 潜在并发症:支气管炎及肺炎　与继发性细菌性感染有关。

三、护理目标

1. 体温恢复正常。

2. 躯体不适感减轻或消除,身心舒适,活动正常。

3. 呼吸系统症状消失,气道通畅,呼吸平稳,呼吸恢复正常。

4. 未发生疾病传播。

5. 无并发症。

四、护理措施

1. 隔离　采取呼吸道隔离,隔离期限自发病至热退 48 小时。对密切接触者,口服金刚烷胺并医学观察 3 天。

2. 生活护理

(1) 休息与环境:症状明显或有并发症者应注意卧床休息。

(2) 饮食护理:发热期宜多饮水,给予易消化、富含维生素的流质或半流质饮食。伴呕吐或严重腹泻者,可适当增加静脉营养的供给。

3. 病情观察　严密观察患者的生命体征,注意有无高热不退、咳嗽、咳痰、呼吸急促、发绀、血氧饱和度下降;观察咳嗽的诱因、时间、节律、性质、音色。

4. 用药护理　遵医嘱应用抗病毒药物及抗生素。①抗病毒药物:金刚烷胺只对甲型流感病毒有效,成人用量 200 mg/d,小儿 4～5 mg/(kg · d),分两次口服,3～5 天为一个疗程。金刚烷胺有一定的中枢神经系统不良反应,如头晕、嗜睡、失眠和共济失调等,老年及有血管硬化者慎用,孕妇及有癫痫史者禁用。奥司他韦(达菲)每次 1 粒,2 次/天,5 天一个疗程。②抗生素的应用:若无充分证据提示细菌感染无需使用抗生素,出现下列情况可考虑应用抗生素:①继发细菌感染;②有风湿病史者;③抵抗力差的幼儿、老人,尤其是慢性心、肺疾病患者。

5. 对症护理　①高热者可行物理降温,必要时用解热镇痛药物;②患者出现咳嗽、咳痰、胸闷、气急、发绀等肺炎症状时,应取半坐卧位,吸氧,必要时吸痰,严重时可予以呼吸机辅助呼吸。

6. 心理护理　流感患者可因高热、全身疼痛、引起烦躁、焦虑等不良心理反应,大多较轻,给予适当疏导可消除。年老体弱者易发生肺炎型流感,病情严重,甚至危及生命,可引起紧张、担忧、恐惧等心理反应。要注意评估患者及家属的心理反应及应对方式,积极给予心理治疗,解除不良心理反应。

五、护理评价

1. 体温是否恢复正常。
2. 躯体不适感有无减轻或消除，活动正常。
3. 呼吸和缺氧症状是否好转。
4. 有无发生疾病传播。
5. 是否发生并发症或并发症减轻。

六、健康教育

1. 预防疾病指导　流感流行时，尽量减少公众集会和集体娱乐活动；室内每天开窗通风或进行空气消毒，患者用过的食具应煮沸消毒，衣物可用含氯消毒液浸泡消毒或在阳光下曝晒2小时；预防流感的基本措施是接种疫苗，裂解疫苗是目前使用较为普遍的流感疫苗。

重点接种人群包括65岁以上老人；严重心肺疾病患者、慢性肾病、糖尿病、免疫缺陷病患者或接受激素及免疫抑制剂治疗者以及医疗卫生机构工作者也需要接种。不宜接种的人群有：对疫苗中的成分或鸡蛋过敏者、吉兰-巴雷综合征患者、妊娠3个月以内的孕妇、严重过敏体质者等。

2. 对病人的指导　平日要注意锻炼身体，增强机体的抵抗力。流感流行季节根据天气变化增减衣物。房间经常通风换气，保持清洁。

案例2-9分析

1. 患者的临床表现特点　畏寒、发热伴头痛、全身乏力及肌肉酸痛。体温39.5℃，脉搏118次/分，呼吸32次/分。精神差，呼吸略急促，双肺呼吸音略粗糙，有少许干啰音。初步评估为流行性感冒。

2. 患者发病的原因　因接触流感患者而致病。

临床评估需要进一步检查：血常规检查，病毒分离，血清学检查等。

3. 该患者存在的护理问题

(1) 体温过高：与病毒感染有关。

(2) 疼痛：头痛，与病毒感染有关。

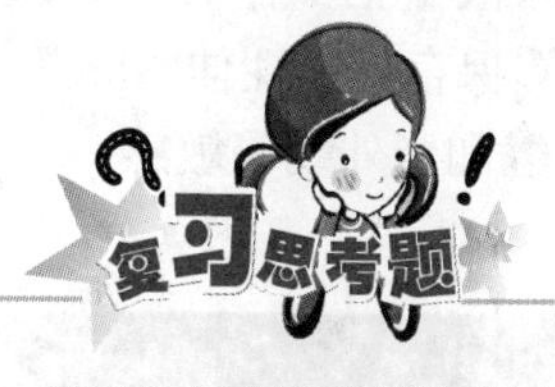

1. 说说如何预防流行性感冒。
2. 简述流行性感冒的临床特征，主要护理问题与护理措施。

（裴志强）

第十节　严重急性呼吸综合征病人的护理

案例 2-10　患者，男，41 岁，因“发热、干咳 4 天”入院。

患者 2 周前出差到广州，回来后，出现发热、头痛、关节肌肉酸痛。查体：体温 39.1 ℃，脉搏 108 次/分，呼吸 25 次/分，血压 100/70 mmHg。入院后给予抗生素治疗，肺部病变进行性加重，表现为胸闷、气促、呼吸困难，尤在活动后明显，X 线胸片检查肺部多叶呈现斑片状浸润性阴影。

问题：

1. 该患者的临床表现有何特点？初步评估为什么？
2. 患者发病的原因是什么？临床评估需要进一步做哪些检查？
3. 该患者存在哪些护理问题？

学　习　目　标

1. 掌握严重急性呼吸综合征的临床表现及护理措施。
2. 熟悉严重急性呼吸综合征的疾病特征、治疗要点、预防措施及健康教育。
3. 了解严重急性呼吸综合征的病原学特点、发病机制及辅助检查。

严重急性呼吸综合征（severe acute respiratory syndrome，SARS），是一种由新的冠状病毒（SARS 相关冠状病毒）引起的急性呼吸系统传染病。本病主要通过近距离飞沫及密切接触传播，临床上以发热、头痛、疲乏、肌肉酸痛、干咳、少痰、胸闷等症状为主，严重者可出现急性呼吸窘迫综合征（acute respiratory distress syndrome，ARDS）和多脏器功能衰竭而危及生命。本病临床表现与其他非典型肺炎相类似，但具有传染性强、进展快、病情重、病死率高的特点。

SARS 冠状病毒（SARS-CoV）属单股正链 RNA 病毒。SARS-CoV 的抵抗力和稳定性要强于其他人类冠状病毒。在干燥塑料表面最长存活 4 日，尿液中至少存活 1 日，腹泻患者粪便中至少存活 4 日以上。在 4 ℃培养中存活 21 日。−80 ℃保存稳定性佳。56 ℃ 90 分钟或 75 ℃ 30 分钟可灭活病毒。SARS-CoV 对乙醚、氯仿、甲醛和紫外线等敏感。

知　识　链　接

2003 年 4 月 16 日，世界卫生组织根据包括中国内地和香港地区、加拿大、美国在内的 11 个国家和地区的 13 个实验室通力合作研究的结果，宣布严重急性呼吸综合征的病因是一种新型的冠状病毒，称为 SARS 冠状病毒。

一、护理评估

（一）健康史

1. 流行病学资料

（1）传染源：患者是最主要的传染源。急性期患者体内病毒含量高，通过喷嚏、咳嗽、吐痰等方式排出病毒。少数腹泻患者排泄物含有病毒。部分重型患者因为频繁咳嗽或需气管插管、呼吸机辅助呼吸等，呼吸道分泌物多，且传染性强。潜伏期患者传染性低或无传染性，康复患者无传染性。

（2）传播途径

1）近距离飞沫传播：是本病最重要的传播途径。通过与病人的近距离接触（如病人频繁咳嗽、打喷嚏或大声说话），直接吸入病毒颗粒的飞沫而被感染；也可因吸入悬浮在空气中含有 SARS - CoV 的气溶胶颗粒而感染。在人群聚集、通风不良的环境下或医护人员在危重病人（如吸痰、咽拭纸取样或气管插管）抢救时易造成本病的传播。

2）密切接触传播：密切接触者包括：与病人共同生活，治疗和护理、探视病人，直接接触病人呼吸道分泌物或体液者。可通过直接或间接接触病人的呼吸道分泌物、排泄物或其他被污染的物品而感染，污染的手、玩具等可经口、鼻黏膜、眼结膜导致感染。

（3）易感人群：人群普遍易感，病后可获得一定免疫力。发病以青壮年居多，儿童发病率及病死率均低，而合并有基础疾病的老年病人病死率较高。高危人群包括：陪护家属、医护人员，以及从事 SARS 病毒相关研究的实验室工作人员等。

（4）流行特征：本病发生于冬末春初。主要流行于人口密集的大城市，农村地区甚少发病，有明显的家庭和医院聚集发病现象。2002 年 11 月中旬首先在我国广东省出现 SARS 疫情，其后迅速蔓延至全国 24 个省、自治区、直辖市及全球 32 个国家和地区，2003 年 8 月流行终止。这次全球流行累计发病 8 422 例，死亡 916 例。我国发病 5 327 例，死亡 349 例。之后第二年相继出现了以实验室感染为主的散发个案病例。这几年没有该病发病的报告。

2. 患病及治疗经过　了解病人的发病过程，如发病前是否有接触史、起病时间、主要症状及其特点、病情的进展情况。询问病人的食欲与摄入量，发热、头痛、疲乏及肌肉酸痛特点等；起病后经过何种处理、服药情况及其效果如何等。

（二）身体状况

潜伏期为 1～16 日，一般为 3～5 日。临床表现差异性很大，典型经过可分三期：

1. 早期　起病急，多以发热为首发症状，体温在 38 ℃以上，偶有畏寒，常可伴有头痛、关节酸痛、全身酸痛、疲乏、胸痛、腹泻等全身中毒症状，部分病人同时可出现干咳、少痰，但肺部体征不明显。此期一般持续 3～7 日。

2. 进展期　病情于第 10～14 日达高峰，病人中毒症状加重，有持续高热，频繁咳嗽，明显气促、胸闷；部分病人可病情突然恶化，肺部病变迅速加重，出现进行性呼吸困难和低氧血症表现，肺部可闻细湿罗音，但与明显呼吸困难不成比例。此期易发生继发感染。凡具备以下三项之一者为重症 SARS：

（1）呼吸困难：成人休息状态下呼吸频率大于等于 30 次/分钟，并伴有下列情况之一：①胸片显示多叶病变或病灶总面积占双肺总面积的 1/3 以上。②病情进展 48 小时内病灶面积增大超过 50%，并占双肺总面积的 1/4 以上。

(2) 出现明显的低氧血症，氧合指数低于300。

(3) 出现周围循环衰竭或多器官功能障碍综合征。

3. 恢复期　病程进入第2～3周后，多数病人体温开始消退，中毒症状减轻，肺部病变吸收较缓慢。本病为自限性疾病，绝大多数病人可以痊愈，少数病人则因呼吸衰竭、败血症、肾衰竭或心脏骤停而死亡。

(三) 实验室及其他检查

1. 一般检查　血常规 血白细胞计数正常或偏低，发病早期可出现淋巴细胞计数下降。

2. 病原学检查　①分子生物学SARS-CoV RNA检测：病人血液、呼吸道分泌物、大便等标本中SARS病毒的RNA有助于早期诊断。②细胞培养分离病毒。

3. 血清学检查　常用酶联免疫吸附法(ELISA)和免疫荧光法(IFA)检测血清中的SARS-CoV抗体。多数病人在发病10日后可检测到特异性抗体，如IgM抗体，急性和恢复期的血清抗体由阴性转阳性或抗体滴度升高4倍以上有诊断意义，诊断SARS-CoV近期感染。

4. 影像学检查　是目前诊断传染性非典型肺炎的重要方法。大多数病人早期即有胸部X线检查异常，表现为：肺部呈斑片、小片、大片状阴影或呈网状改变；常为多叶或双侧改变，肺部阴影与症状体征不一致；病变进展迅速而吸收消散较慢。胸部CT检查以玻璃样改变最为常见。

(四) 心理社会状况

因本病传染性强，呼吸道传播途径不易控制，隔离措施严格，病人患病后出现紧张、恐惧心理明显。了解病人对疾病的认识，病人及家属对治疗和护理的要求。

二、护理诊断及医护合作性问题

1. 体温过高　与病毒血症及肺部炎症有关。
2. 气体交换受损　与肺水肿、肺泡内透明膜形成所致换气功能障碍有关。
3. 活动无耐力　与SARS病毒感染有关。
4. 有传播感染的危险　与SARS病原体排出有关。
5. 潜在并发症　急性呼吸衰竭、MODS、继发感染等。

三、护理目标

1. 体温恢复正常。
2. 病人呼吸和缺氧症状好转。
3. 活动耐力较前增强，生活能自理。
4. 无传播感染。
5. 无并发症。

四、护理措施

1. 隔离　严格按呼吸道传染病进行隔离和护理。实行迅速、就地、全封闭隔离治疗；住院病人均需戴口罩，严禁病人间相互接触；不设陪护，不得探视。

2. 生活护理

(1) 休息与环境：保持病室安静、空气清新、通风良好。嘱病人卧床休息，取舒适安全体位，加强危重病人生活护理及皮肤、眼、耳、鼻、口腔的清洁护理。

(2) 饮食护理：鼓励病人多进食，给予高热量、高蛋白、高维生素、清淡易消化的流质或半流质饮食，必要时给予静脉营养支持，保持水电解质平衡。

3. 病情观察　应密切观察病情，重点监测体温和呼吸的变化，注意有无肺、心、肝、肾等器官功能损害，如果出现呼吸窘迫予以相应护理；记录24小时出入量；观察动脉血气分析，尤其应注意血氧饱和度的变化，每1～2小时检测一次，必要时随时监测。

4. 用药护理　遵医嘱使用抗生素、糖皮质激素、抗病毒药物及增强免疫功能的药物。

(1) 抗生素应用：并发或继发细菌感染者早期选用大环内酯类、氟喹诺酮类、β-内酰胺类、四环素类等抗生素。若为耐药球菌感染，可选用去甲万古霉素等。

(2) 糖皮质激素应用：早期应用指征：有严重中毒症状，高热持续3天不退；48小时内肺部阴影进展超过50%；有急性肺损伤或出现ARDS。选用甲泼尼龙80～320 mg/d，根据病情适当调整剂量及疗程，一般不超过4周。注意继发真菌感染、血糖升高和骨质疏松症等不良反应。

(3) 抗病毒治疗：目前尚无针对SARS-CoV的特异性抗病毒药物。早期可试用蛋白酶类抑制剂类药物洛匹那韦及利托那韦等。利巴韦林的疗效仍不确定。

(4) 增强免疫功能：重症可试用免疫增强药物如胸腺素、静脉用丙种球蛋白，但疗效尚不肯定。

知识链接

2003年SARS流行期间，解放军302医院教授姜素椿在给SARS患者治疗期间感染了SARS病毒，用广州康复患者的血清给自己注射，很快痊愈并重返工作岗位。姜素椿教授表示，应用血清疗法，只是目前既无SARS特效药又无疫苗的特殊时期的救命措施。

5. 对症护理

(1) 呼吸困难：应保证病人氧的供给，强调早期给氧，吸氧间断时间原则上不应超过15分钟；保持气道通畅，必要时给予雾化吸入.以促进分泌物的排出；密切观察氧饱和度的情况(90%)并随访血气分析；效果不佳时应及时采用无创机械通气；对人工气道病人，按气管插管和气管切开护理常规执行，最好使用密闭式吸痰系统，以减少通气的中断，并避免气道内痰液喷出，最大限度地减少传染病的机会。

(2) 维持内环境稳定：注意水、电解质、酸碱有无失衡，保护器官功能；准确记录出入液量，准备好所需物品和药品。

6. 心理护理　向患者介绍本病的发展过程、治疗、消毒隔离等知识，使患者能配合治疗，特别是让患者消除悲观、紧张、恐惧心理，增强战胜疾病信心，争取早日康复。

五、护理评价

1. 体温是否恢复正常。

2. 病人呼吸和缺氧症状是否好转。

3. 活动耐力是否较前增强,生活能自理。

4. 是否无传播感染。

5. 有无并发症。

六、健康教育

1. 疾病预防的指导　本病已列入《中华人民共和国传染病防治法》法定乙类传染病范畴,按甲类传染病进行隔离治疗和管理。发现或怀疑本病时,应尽快向卫生防疫部门报告。做到早发现、早隔离、早治疗。加强科普宣传,流行期减少大型集会或活动,避免去人多或相对密闭的地方。不随地吐痰,有咳嗽、咽痛等呼吸道症状及时就诊,注意戴口罩。加强医务人员 SARS 防治知识的培训。灭活疫苗正在研制中,已进入临床实验阶段。医护人员及其他人员进入病区时,应注意做好个人防护工作,须戴 12 层面纱口罩或 N95 口罩,戴帽子和眼防护罩以及手套、鞋套等,穿好隔离衣,避免体表暴露。

2. 对病人的指导　①随访:出院后定期检查肺、心、肝、肾及关节等功能,发现异常者及时治疗;②心理疏导:出院的患者可能患有抑郁症,应及时进行心理辅导及治疗,加速康复;③饮食调理:病后初愈者体质较虚弱,出院后应注意均衡饮食,补充足够的营养;④适当锻炼:康复期可练习太极拳等有利于心肺功能康复的运动项目,避免过劳。

案例 2-10 分析

1. 患者的临床表现特点　发热、干咳、头痛、关节肌肉酸痛。体温 39.1 ℃,脉搏 108 次/分,呼吸 25 次/分,血压 100/70 mmHg,胸闷、气促、呼吸困难,尤在活动后明显,X 线胸片检查肺部多叶呈现斑片状浸润性阴影。初步评估为严重急性呼吸综合征。

2. 患者发病的原因　因接触严重急性呼吸综合征患者而致病,但注意排除支原体肺炎和病毒性肺炎。

临床评估需要进一步检查:血常规检查,血清学检查,病毒分离,分子生物学检测等。

3. 该患者存在的护理问题

(1) 体温过高:与病毒感染有关。

(2) 气体交换受损:与肺部病变有关。

(3) 焦虑/恐惧:与隔离、担心疾病的预后有关。

1. 说说如何预防严重急性呼吸综合征。

2. 简述严重急性呼吸综合征的临床特征,主要护理问题与护理措施。

(裴志强)

第十一节　手足口病病人的护理

案例 2－11　患儿，男，5 岁，因“发热、腹痛、腹泻 4 天伴全身皮疹 3 天”于 2008 年 4 月 26 日入院。

患儿入院前 3 天出现皮疹，初起分布于手足，后蔓延至四肢、躯干，有轻微痒痛。近 2 天又出现恶心，不吐，腹泻黄色黏液便，日达 5～6 次。查体：体温 39.7 ℃，脉搏 118 次/分，呼吸 28 次/分，急病面容，精神差，全身可见淡红色丘疹，以手、足、臀部较密集，压之退色，浅表淋巴结未触及，口腔黏膜干燥，咽后壁有较密集的疱疹。

问题：

1. 该患者的临床表现有何特点？初步评估为什么？
2. 患者发病的原因是什么？临床评估需要进一步做哪些检查？
3. 该患者存在哪些护理问题？

学　习　目　标

1. 简述手足口病的发病机制。
2. 叙述手足口病的临床特征。
3. 列出护理诊断，并能为潜在并发症制定有效的护理措施。

手足口病(hand foot and mouth disease，HFMD)是由肠道病毒引起的传染病，多发生于婴幼儿。临床特征是发热、口腔黏膜溃疡和皮肤疱疹。

肠道病毒为小 RNA 病毒科、肠道病毒属的一组单股亚链 RNA 病毒。多种肠道病毒都可引起 HFMD，最常见为柯萨奇病毒 A 组 16 型(CoxA16)和肠道病毒 71 型(EV71)。

肠道病毒对紫外线及干燥敏感；各种氯化剂(高锰酸钾、漂白粉等)、甲醛、碘酒能灭活病毒；加热至 50 ℃可被迅速灭活。在 4 ℃环境下可存活一年，在－20 ℃环境下可长期保存。

一、护理评估

（一）健康史

1. 流行病学资料

(1) 传染源：人是肠道病毒唯一宿主，患者和隐性感染者为传染源。

(2) 传播途径：主要经粪-口和(或)呼吸道传播，亦可经接触患者皮肤、黏膜疱疹液而感染。

(3) 易感人群：人群普遍易感，感染后可获得持久免疫力。不同病原型别感染后抗体缺乏交叉保护力。以 3 岁和 3 岁以下年龄组发病率为最高。

(4) 流行特征：无明显的地区性。传染性强，传播途径复杂，在短时间内可造成较大流行。流行期间,幼儿园和托儿所易发生集体感染,家庭亦可发生集聚现象。

2. 患病及治疗经过 了解病人的发病过程,如发病前是否有接触史、起病情况、发热及手足口等部位皮疹特点,是否伴有咳嗽、流涕、食欲不振等症状,病情进展情况。询问病人的食欲与摄入量。发病后经过何种处理、服药情况及其效果如何等。

知 识 链 接

2008年春季,中国大陆曾暴发EV71型病毒疫情,造成超过40名儿童死亡,染病者逾万。中国卫生部在5月3日凌晨紧急发布《手足口病预防控制指南》,并即时把手足口病纳入丙类传染病管理。

(二)身体状况

潜伏期3～7天。

1. 一般表现 初期表现为低热、食欲下降、咽喉痛、呕吐、腹泻等。口腔黏膜出现小疱疹,常分布于舌、软腭、硬腭、口腔内侧。同时,手、足和臀部出现斑丘疹、疱疹,疱疹周围有炎性红晕,疱内液体较少,质地稍硬,2～3天自行吸收,不留痂。

2. 重症患者表现

(1) 神经系统表现:一般表现为阵挛、呕吐、共济失调、眼球震颤及感情淡漠等。

(2) 呼吸系统表现:呼吸浅促、困难,口唇发绀,咳嗽,咳白色、粉红色泡沫样痰液,肺部可闻及湿啰音或痰鸣音。

(3) 循环系统表现:面色苍白,脉搏浅速或减弱甚至消失,四肢发凉,指(趾)发绀,血压下降。

3. 并发症 病毒侵犯心、脑、肺等重要器官,可引起心肌炎、脑膜炎、无菌性脑炎和肺水肿等并发症。

(三)实验室及其他检查

1. 一般检查 血常规检查中淋巴细胞和单核细胞增多,白细胞正常或有所增高。

2. 病原学检查 自咽拭子或咽喉部洗液、粪便或肛拭子、脑脊液或疱疹液可分离出肠道病毒。

3. 血清学检查 特异性IgM抗体阳性,或急性期与恢复期血清IgG抗体有4倍以上的升高。

二、护理诊断及医护合作性问题

1. 皮肤完整性受损 与肠道病毒引起的皮疹及继发感染有关。
2. 体温过高 与病毒血症有关。
3. 舒适的改变 与口腔黏膜溃疡引起疼痛有关。
4. 营养失调:低于机体需要量 与发热、口腔黏膜疱疹疼痛、明显摄入不足有关。
5. 潜在并发症 心肌炎、脑炎、肺水肿等。

三、护理目标

1. 皮肤恢复完整。

2. 体温恢复正常。
3. 疼痛缓解。
4. 营养状况改善。
5. 无并发症或并发症能得到及时处理。

四、护理措施

1. 隔离 执行消化道、呼吸道及接触隔离，从发病开始隔离7～10天。保持病室空气新鲜，温度适宜，定期通风换气。

2. 生活护理

(1) 休息与环境：卧床休息，减少患者体力消耗。

(2) 饮食护理：给予高热量、高维生素、清淡、易消化、无刺激性的流质或半流质，避免饮用牛奶、豆浆等不易消化且加重肠胀气的食物。严重吐泻时应暂停进食。

3. 病情观察 观察体温变化和皮疹出现的部位、大小、颜色等；注意观察心、脑、肺等重要脏器功能，及早发现心肌炎、脑膜炎、肺水肿等并发症。

4. 用药护理 遵医嘱用药。①阿昔洛韦：具有明显的缩短发热及皮损愈合时间，减轻口腔疱疹疼痛的作用，且在治疗期间未见不良反应。剂量为20 mg/kg，每天1次静脉滴注，或者每天5～10 mg/kg，每天3次口服，疗程5天。②利巴韦林：剂量为10 mg/kg，每天1～3次静脉滴注，疗程3天。不良反应为出汗、食欲下降及低血糖等。③双八面体蒙脱石：与消化道黏膜液蛋白相结合，提高黏膜屏障对攻击因子的防御功能，促进上皮组织恢复和再生。温开水搅成糊状，分别于早、中、晚饭后及睡前涂于口腔溃疡局部，可明显缩短口腔溃疡的愈合时间，未见明显不良反应。

5. 对症护理

(1) 口腔护理：对发热、因口腔疼痛拒食、流涎等患者应保持口腔清洁，饭后用生理盐水漱口，用双八面体蒙脱石糊状或维生素 B_2 粉剂直接涂于口腔溃疡处，以减轻疼痛，促进溃疡愈合，预防继发感染。

(2) 皮肤护理：具体措施参见总论“发疹”的护理。

(3) 发热的护理：具体措施参见总论“发热”的护理。

(4) 并发症的护理：①脑炎的护理：观察生命体征、意识、瞳孔变化，注意颅内高压表现。遵医嘱应用脱水剂、激素等。②肺水肿的护理：严密观察呼吸频率、节律，注意有无呼吸困难及粉红色泡沫痰。端坐位，双腿下垂。遵医嘱应用镇静剂、利尿剂、强心剂、扩血管药等；保持呼吸道通畅，高流量氧气吸入，并在湿化瓶内加入20%～30%乙醇。③心肌炎的护理：密切观察生命体征，尤其是心率、节律，注意观察有无心悸、面色苍白、四肢湿冷、意识障碍、尿量减少、血压下降等休克表现。遵医嘱抗休克治疗和维持心脏功能。

6. 心理护理 医护人员应以高度的责任心、同情心给予关心与照顾，并鼓励患者积极配合治疗，树立战胜疾病的信心。告知患儿家长只要细心观察，早期发现，及时就诊，积极配合医师治疗，是可以痊愈。

五、护理评价

1. 皮肤疱疹是否结痂，是否自然脱落。
2. 体温是否恢复正常。

3. 疼痛有无缓解。

4. 营养状况是否改善。

5. 有无并发症或并发症是否得到及时处理。

六、健康教育

1. 预防疾病指导　对患者进行消化道、呼吸道、接触隔离，直至体温正常三天、皮疹基本消失方能解除隔离。养成良好的个人卫生习惯，餐前便后洗手，不食生冷、不洁饮食，外出需戴口罩。本病尚无特异性预防方法。流行期间，家长应尽量少让孩子到拥挤的公共场所，减少感染的机会。在伴有严重并发症的手足口病流行地区，密切接触患者的体弱婴幼儿可肌注丙球蛋白。

2. 对病人的指导　及时隔离和治疗，加强对呼吸道分泌物、大便的消毒。向患者说明该病的发生、发展及预防；指导患者遵医嘱按时用药；加强锻炼，保持规律的生活，加强营养，提高机体免疫力。

案例 2-11 分析

1. 患者的临床表现特点　发热、腹痛、腹泻、全身皮疹，初起分布于手足，后蔓延至四肢、躯干，有轻微痒痛。恶心，不吐，腹泻黄色黏液便，日达 5～6 次，体温 39.7 ℃，脉搏 118 次/分，呼吸 28 次/分，急病面容，精神差，全身可见淡红色丘疹，以手、足、臀部较密集，压之退色，浅表淋巴结未触及，口腔黏膜干燥，咽后壁有较密集的疱疹，初步评估为手足口病。

2. 患者发病的原因　因接触手足口病患者而致病，但注意排除细菌性食物中毒。临床评估需要进一步检查：血常规检查，病毒分离，血清学检查等。

3. 该患者存在的护理问题

(1) 体温过高：与病毒血症、继发感染有关。

(2) 皮肤完整性受损：与病毒感染所致皮疹有关。

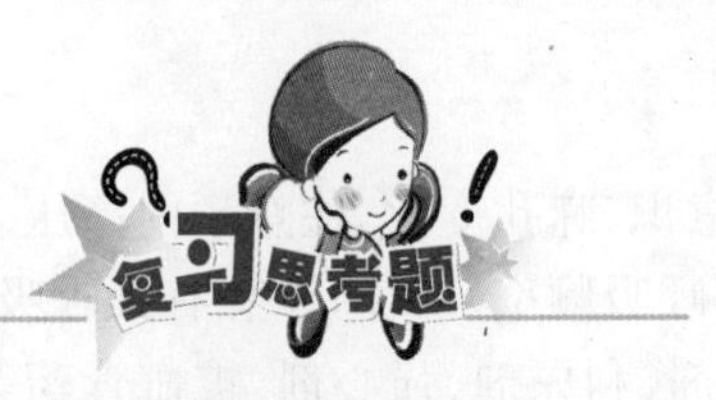

1. 说说如何预防手足口病。

2. 简述手足口病的临床特征，主要护理问题与护理措施。

（裴志强）

第三章 细菌感染性疾病病人的护理

第一节 伤寒病人的护理

案例 3-1 患者，男，26 岁，因高热，食欲不振，腹部不适，乏力一周入院。

患者一周前开始发热，午后高达 40～41 ℃，伴腹痛，腹胀便秘，无恶心、呕吐，不思饮食，全身乏力，曾作为“上感”治疗，用药不详。入院检查：体温 40.5 ℃，脉搏 86 次/分，呼吸 27 次/分，神清、表情淡漠，消瘦，重听；舌尖红、舌苔黄厚；右胸前皮肤有数个淡红色皮疹，压之退色。心肺未见异常，肝肋下 1.5 cm，剑突下 3 cm，质软有轻度触痛，脾肋下 2 cm。

血常规检查：白细胞计数 3 000/mm^3，中性占 55%，淋巴占 39%，单核占 6%，未见嗜酸性粒细胞。

问题：

1. 该患者的临床表现有何特点？初步评估为什么？
2. 临床评估需要进一步做哪些检查？
3. 该患者存在哪些护理问题？

学 习 目 标

1. 掌握伤寒的主要临床特征、护理诊断及医护合作性问题、护理措施。
2. 熟悉伤寒的流行病学特征、实验室检查要点。
3. 了解伤寒的发病机制。
4. 尊重传染病患者的身心需求，体现出护士的爱伤精神和人文关怀。

伤寒(typhoid fever)是由伤寒杆菌引起的急性全身性细菌性传染病。典型临床表现为持续性发热、相对缓脉、神经系统与消化道中毒症状、肝脾大、玫瑰疹及白细胞减少等。主要病理改变为全身单核-吞噬细胞系统的增生性反应，尤以回肠下段淋巴组织病变最明显。

伤寒沙门菌属于肠道杆菌沙门菌属D群，革兰染色阴性短杆菌。其不产生外毒素，菌体裂解时产生的内毒素在发病过程中具有重要作用。本菌主要有菌体"O"抗原、鞭毛"H"抗原和表面"Vi"抗原，感染机体后刺激机体产生相应的抗体，但均为非保护性抗体。

伤寒杆菌进入人体后是否发病，取决于伤寒杆菌的数量、致病性以及人体的免疫能力。伤寒杆菌入侵肠黏膜，部分病菌被吞噬细胞吞噬并在其胞浆内繁殖，部分病菌经淋巴管进入回肠集合淋巴结、孤立淋巴滤泡及肠系膜淋巴结中继续繁殖，再由胸导管释放入血，引起第一次菌血症(相当于潜伏期，无症状)。细菌随血流进入肝、脾、胆囊、骨髓等组织器官内继续大量繁殖，至潜伏期末再次释放入血引起第二次菌血症，同时释放内毒素，产生临床症状(相当于初期)。伤寒杆菌继续随血流播散至全身各脏器，临床表现达到极期。进入胆系的细菌在胆囊胆汁内繁殖，大量病原菌随胆汁入肠，部分随粪便排出体外，部分经肠黏膜再度侵入肠壁淋巴组织，使原已致敏的淋巴组织产生严重的炎症反应，导致孤立和集合淋巴滤泡坏死，溃疡形成。若坏死和溃疡累及血管可引起肠出血，侵入肌层和浆膜层可引起肠穿孔。

随着机体免疫反应的加强，尤其是细胞免疫反应的发展，在血流和脏器中细菌逐渐被消灭，肠壁溃疡逐渐愈合，病情缓解，进入恢复期。症状消失后，若胆囊内长期保留病菌，则成为慢性带菌者。

一、护理评估

(一) 健康史

1. 流行病学资料

(1) 传染源：病人与慢性带菌者是引起伤寒不断传播或流行的主要传染源，潜伏期末即可从粪便排菌，以发病2～4周排菌量最多，传染性最强。恢复期或病愈后排菌减少，极少数持续排菌达3个月以上，称为慢性带菌者。

(2) 传播途径：主要通过消化道传播。伤寒杆菌随粪便排出体外，通过污染的水或食物、日常生活接触、苍蝇与蟑螂等机械性携带而传播。其中食物被污染是主要的传播途径。水源和食物污染可引起暴发流行。

(3) 人群易感性：普遍易感，病后可产生持久免疫力，第二次发病者少见，仅有约2%的病人可再次发病。伤寒与副伤寒之间无交叉免疫力。

(4) 流行特征：伤寒常年可发病，但流行多在夏秋季，散发为主，部分地区偶见暴发流行。完善的卫生供水和污水处理系统可使伤寒发病率维持在较低水平。

该病主要是通过粪-口传播，与卫生状况有关，故应了解患者的生活和饮食卫生习惯、居住环境、水源卫生状况、有无与带菌者密切接触，注意了解当地伤寒流行情况。询问既往的健康状况及有无类似疾患、个人的健康状况、生活习惯、工作环境和工作条件、既往有无接种史等。

2. 患病及治疗经过　了解病人的发病经过，询问病人的起病经过，如发病前是否摄入不洁饮食、起病时间、主要症状及其特点、病情的进展情况。询问病人的食欲与摄入量，有无便秘或腹泻、便血，有无腹胀、腹痛及其部位、性质、程度；起病后经过何种处理、服药情况及其效果如何等。

(二) 身体状况

潜伏期为10天左右，其长短与感染细菌量以及机体免疫状态有关。食物型暴发流行可短至48小时，而水源性暴发流行可长达30天。典型伤寒的自然病程为4～5周。

1. 典型伤寒:临床自然病程可分为四期。

(1) 初期:相当于病程第 1 周,也称侵袭期。大多起病缓慢,发热是最早出现的症状。发热前可有畏寒,但少有寒战,出汗不多。随病情逐渐加重,体温呈阶梯形上升,5～7 天内达 39～40 ℃,还可伴全身不适、头痛、乏力、四肢酸痛、食欲减退、腹部不适、咽痛、咳嗽等症状。

(2) 极期:相当于病程第 2～3 周,常出现伤寒特征性表现。

1) 发热:呈持续高热,以稽留热型为主,少数呈弛张热或不规则热,热程较长,持续约 10～14 天。

2) 消化道症状:出现腹部不适、腹胀,多数病人有便秘,少数病人表现为腹泻。右下腹可有轻压痛。

3) 神经系统症状:与疾病的严重程度成正比。病人出现特殊的中毒面容:精神恍惚、表情淡漠、呆滞、反应迟钝。耳鸣、听力减退,重者可有谵妄、昏迷或脑膜刺激征等中毒性脑病表现。

4) 循环系统症状:常有相对缓脉或重脉。相对缓脉是指脉搏与发热不成比例上升,即体温每增高 1 ℃,每分钟脉搏增加少于 15～20 次。并发中毒性心肌炎时,相对缓脉不显著。重脉是指桡动脉触诊时,每一次脉搏感觉有两次搏动的现象。重症病人出现脉细速、血压下降、循环衰竭。

5) 肝脾大:多数病人在病程 1 周末可有脾大,质软有压痛。

6) 玫瑰疹:病程第 6～13 天,部分病人在胸、腹、肩背等部位的皮肤分批出现直径 2～4 mm 淡红色小斑丘疹,称为玫瑰疹,压之退色,多在 10 个以下,约 2～4 天内消退。

7) 其他:高热期间,可有蛋白尿,后期可有水晶型汗疹(白痱)、消瘦及脱发。肠出血、肠穿孔等并发症多在本期出现。

(3) 缓解期:相当于病程第 3～4 周,体温逐渐下降,各种症状逐渐减轻,肿大的肝脾开始回缩。由于本期小肠病理改变仍处于溃疡期,因此仍可能出现各种肠道并发症。

(4) 恢复期:相当于病程第 5 周,体温恢复正常,临床症状消失,约 1 个月左右完全康复。体弱、原有慢性疾患或出现并发症者,病程往往较长。

以上为典型伤寒的自然发展过程。由于推行计划免疫接种,且多数病人能够得到及时诊断和有效治疗,目前这种典型病程病人已不多见。

2. 其他临床类型　除上述典型表现外,伤寒可有轻型、暴发型、迁延型、逍遥型、顿挫型及小儿和老年型等多种临床类型。

(1) 轻型:发热 38 ℃左右,病程短,全身毒血症状轻,1～2 周内痊愈。多见于发病初期已应用过有效抗菌药物治疗者及儿童患者。

(2) 迁延型:起病初与典型伤寒相似,发热持续不退,呈弛张热型或间歇热型,热程可迁延 1～2 月,甚至数月之久。肝脾肿大明显。

(3) 逍遥型:病情轻微,患者可照常工作。部分患者可因为突然出现肠出血或肠穿孔而被发现。

(4) 暴发型:起病急骤,毒血症状严重。有畏寒、高热、肠麻痹、中毒性脑病、中毒性心肌炎、中毒性肝炎、DIC 等表现。如未能及时抢救,常在 1～2 周内死亡。

3. 复发和再燃　少数病人热退后 1～3 周,临床症状再现,血培养再度阳性,称为复发。复发与胆囊或网状内皮系统中潜伏的病菌大量繁殖、再度侵入血循环有关,见于抗菌治疗不彻底、机体抵抗力低下的病人。部分缓解期病人体温下降还未恢复正常时又重新上升,血培养阳性，持续5～7天后退热，称再燃，可能与菌血症仍未被完全控制有关。

4. 并发症

(1) 肠出血：为伤寒常见的并发症，多见于病程第2～4周。出血轻重不一，从大便隐血阳性至大量血便。出血量少时可无症状，大量出血可引起出血性休克。饮食不当、腹泻等常成为肠出血诱因。

(2) 肠穿孔：为最严重的并发症，多见于病程第2～4周，发生率为3%～4%。穿孔部位好发于回肠末段。穿孔前常有腹胀、腹泻或肠出血等先兆，穿孔时病人突然右下腹剧痛，伴恶心、呕吐、冷汗、脉细速，呼吸急促、体温与血压下降，经1～2小时后体温又迅速回升，并出现腹膜刺激征等。X线检查膈下有游离气体。

(3) 其他：可见中毒性肝炎、中毒性心肌炎，少见溶血性尿毒综合征。

(三) 实验室及其他检查

1. 一般检查

(1) 血常规检查：白细胞数减少，中性粒细胞减少。嗜酸性粒细胞减少或消失，并随病情好转后逐渐恢复正常，复发时可再度减少或消失，对伤寒的诊断与病情评估有一定参考价值。

(2) 尿常规检查：常出现轻度蛋白尿和少量管型。

(3) 粪便检查：在腹泻病人可见少量白细胞，并发肠出血时粪便潜血试验可为阳性。

2. 细菌学检查

(1) 血细菌培养：是本病最常用的确诊方法。发病第1～2周血培养阳性率最高，以后阳性率逐渐下降。

(2) 骨髓培养：阳性率高于血培养，阳性持续时间长，对已用抗生素治疗、血培养阴性的病人尤为适用。

(3) 粪便培养：在发病第3～4周阳性率最高，对早期诊断价值不高，常用于判断带菌情况。

(4) 尿培养：早期常为阴性，注意避免粪便污染。

(5) 其他：十二指肠胆汁引流或玫瑰疹刮取液培养，但不作为常规检查。

3. 肥达反应(Widal test)　又称肥达试验，伤寒杆菌血清凝集反应，该试验应用伤寒杆菌"O"抗原和"H"抗原，通过凝集反应检测病人血清中相应抗体的凝集效价，对伤寒有辅助诊断价值。通常发病后7～10天抗体出现，第3～4周阳性率达90%。一般"O"抗体效价1∶80以上，"H"抗体效价1∶160以上有诊断价值。早期应用有效抗菌药物效价可能不高。

4. 聚合酶链反应(PCR)　PCR方法具有高度敏感性和特异性，但容易出现产物污染，所以控制PCR方法的假阳性及假阴性是提高准确度的关键。

(四) 心理社会状况

了解患者对伤寒的认识及了解程度；对发热等症状的心理反应、应对措施及效果；对住院隔离的认识及适应情况；患病对工作、学习的影响；家庭及亲友对患者的态度、对伤寒的了解程度及对消毒隔离的认识程度等。

二、护理诊断及医护合作性问题

1. 体温过高　与伤寒杆菌感染、释放大量内源性致热原有关。

2. 营养失调：低于机体需要量　与高热、纳差、腹胀、腹泻有关。

3. 潜在并发症　肠出血、肠穿孔。

三、护理目标

1. 病人能说出本病发热特点，配合治疗，体温降至正常范围。

2. 能说出营养失调发生的原因和饮食管理对本病的重要性，切实执行各项饮食措施，营养状况逐步改善。

3. 能列举常见并发症并能识别主要早期征象，主动避免诱因，配合治疗、护理，住院期间无肠出血、肠穿孔发生。

四、护理措施

1. 隔离　对病人和带菌者严格执行消化道隔离措施。至体温正常后15天或间隔5～7天粪便培养1次，连续2次阴性方可解除隔离。接触者应医学观察2周，发热者应立即隔离。

2. 生活护理

(1) 休息与环境：发热期间病人必须卧床休息至热退后1周，以减少热量和营养物质的消耗，同时减少肠蠕动，避免肠道并发症的发生。恢复期无并发症者可逐渐增加活动量。

(2) 饮食护理：极期病人应给予营养丰富、清淡的流质饮食，少量多餐，避免过饱。有肠出血时应禁食，静脉补充营养。缓解期，可给予易消化的高热量、高蛋白、高维生素、少渣或无渣的流质或半流饮食，避免刺激性和产气的食物，并观察进食后胃肠道反应。恢复期病人食欲好转，可逐渐恢复至正常饮食。

3. 病情观察　密切观察生命体征，注意观察面色及意识状态的变化；密切观察大便情况如颜色、性状，注意大便隐血以及腹胀、便秘、腹泻等情况；注意观察玫瑰疹出现的部位、数量等情况；注意监测有无突发右下腹剧痛、腹肌紧张、腹部压痛及反跳痛；此外还要注意有无肝脾大及肝功能情况等。

4. 用药护理　遵医嘱用药，注意观察抗菌药物的疗效及副作用。第三代喹诺酮类药物是目前治疗伤寒的首选药物，注意用药后胃肠道反应，孕妇、儿童、哺乳期妇女慎用，常用的有氧氟沙星、环丙沙星、左氧氟沙星、加替沙星；第三代头孢菌素在体外有强大的抗伤寒杆菌作用，临床应用效果良好，可选用头孢噻肟、头孢哌酮、头孢他啶等；氯霉素在伤寒杆菌敏感地区仍可作为首选药物，另外还可选用氨苄西林、复方磺胺甲基异噁唑等；慢性带菌者治疗：可选择氧氟沙星、环丙沙星，或氨苄西林、阿莫西林，疗程6周。高热患者可适当应用物理降温，不宜用强烈发汗退热药，以免虚脱。便秘者用开塞露或用生理盐水低压灌肠，禁用泻剂。腹泻可用收敛药，忌用阿片制剂。有严重毒血症者，可在足量有效抗生素治疗配合下使用激素。

(4) 并发症治疗：①肠出血：禁食，静卧，注射镇静剂及止血剂；大量出血经内科积极治疗无效时，可考虑手术处理。②肠穿孔：及早确诊，及早处理，视病人具体情况，尽快手术治疗。

5. 对症护理

(1) 发热：参见总论“发热”护理。

(2) 腹胀：腹胀时停止食牛奶及糖类食物，并注意钾盐的补充。可用松节油热敷腹部及肛管排气，禁用新斯的明，以免引起剧烈肠蠕动，诱发肠穿孔或肠出血。

(3) 便秘：伤寒患者应保证至少日间大便1次，如有便秘，可用开塞露或温生理盐水低压灌肠。忌用泻药，并避免大便时过度用力，防止因剧烈肠蠕动或腹腔内压力过大造成不良后果。

(4) 肠出血和肠穿孔的护理：肠出血的病人要绝对卧床休息，保持安静，必要时给镇静剂；密切观察病人的面色、脉搏、血压变化及每次排便的量和颜色，大出血者酌情多次输新鲜血，注意水、电解质平衡。肠穿孔病人在密切监测生命体征的同时，积极准备手术治疗。

6. 心理护理　由于病人及其家属对伤寒病变的认知程度偏低，病人对疾病引起的各种不适与变化等常会出现焦虑、恐惧等不良心理反应，所以应帮助病人及其家属理解熟悉本病的有关知识，以消除病人的不良心理反应。指导病人家属在情感上关心支持病人，进而减轻病人的心理压力。

五、护理评价

病人及家属能说出本病的发热特点，自觉配合物理降温方法，体温降至正常；能说出饮食控制的重要性，每天摄入所需营养物质，营养状况改善；能列举常见并发症的诱因、征象，积极配合治疗和护理，未发生肠出血、肠穿孔。

六、健康教育

1. 预防疾病指导　宣传、普及卫生知识，注意饮食、饮水及个人卫生，把住病从口入关，以减少伤寒发病率。讲述本病的消毒、隔离知识，预防传播。

知识链接

伤寒的预防方法

管理传染源：及时发现、早期诊断、隔离并治疗患者和带菌者，隔离期应自发病日起至临床症状完全消失、体温恢复正常后15日为止，或停药后连续大便培养2次(每周1次)阴性方可出院。对带菌者应彻底治疗。连续大便培养4次阴性，可恢复与食品、儿童有关的工作。

切断传播途径：搞好“三管一灭”(管水、管饮食、管粪便，消灭苍蝇)，做到饭前便后洗手，不进食生水和不洁食物。

保护易感人群：流行区内的易感人群可接种伤寒、副伤寒甲、乙三联菌苗。

2. 对病人的指导　向患者及家属进行有关伤寒的疾病知识教育，如疾病过程、治疗药物、疗程、药物不良反应、预后等。应重点讲述并发症知识及饮食管理的重要性，以预防或减少并发症。伤寒如不发生并发症则预后良好。

案例3-1分析

1. 患者的临床表现特点　持续高热，呈稽留热，相对缓脉或重脉，食欲不振，全身乏力，伴腹胀、便秘、腹痛，无恶心、呕吐。精神恍惚，表情淡漠，反应迟钝(伤寒面容)，听力减退。触诊见肝脾肿大，质软，伴肝有压痛。右胸前皮肤可见数个玫瑰疹，压之退色。初步评估为伤寒。

2. 临床评估需要进一步检查　病原学检查(血细菌培养:发病第1～2周血培养阳性率最高;骨髓培养:血培养阴性的病人尤为适用;粪便培养:发病第3～4周阳性率最高)、肥达反应等。

3. 该患者存在的护理问题

(1) 体温过高:与伤寒杆菌感染、释放大量内源性致热原有关。

(2) 营养失调:低于机体需要量:与高热、纳差、腹胀、腹泻有关。

(3) 潜在并发症:肠出血、肠穿孔。

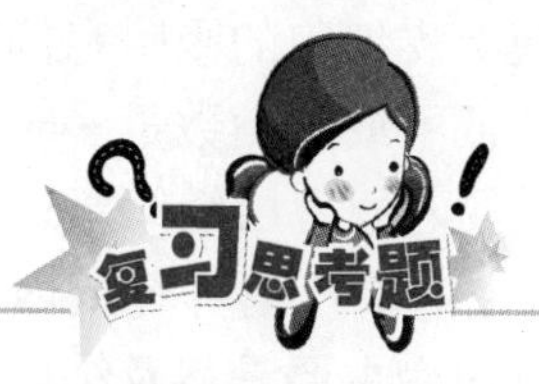

1. 说说如何预防伤寒。
2. 简述伤寒的临床特征,主要护理问题与护理措施。

(王荣俊)

第二节　细菌性痢疾病人的护理

案例3-2　患者,女,32岁,发热、腹痛、腹泻3天入院。

患者3天前外出旅游时曾有不洁饮食,回来后,突然发热,体温38.6℃,畏寒,无寒战,后感左下腹部阵发性疼痛和腹泻,解黏液脓血便伴里急后重。自服黄连素无好转,小便正常。查体:体温38.8℃,脉搏88次/分,呼吸20次/分,血压118/80 mmHg。急病面容,未见皮疹,浅表淋巴结未及。心肺(—),腹平软,左下腹部有压痛,无肌紧张和反跳痛,肝脾未及,肠鸣音每分钟5次。

问题:

1. 该患者的临床表现有何特点?初步评估为什么?
2. 患者发病的原因是什么?临床评估需要进一步做哪些检查?
3. 该患者存在哪些护理问题?

学　习　目　标

1. 掌握细菌性痢疾的主要临床特征、护理诊断及医护合作性问题、护理措施。
2. 熟悉细菌性痢疾的流行病学特征、实验室检查要点。
3. 了解细菌性痢疾的发病机制。
4. 尊重传染病患者的身心需求,体现出护士的爱伤精神和人文关怀。

细菌性痢疾(bacillary dysentery)简称菌痢,是由痢疾杆菌引起的急性肠道传染病,主要临床表现为发热、腹痛、腹泻、里急后重和黏液脓血便。临床表现轻重不一,轻者仅有腹痛、腹泻,严重者可有感染性休克和(或)中毒性脑病,预后凶险。夏秋季多见,为我国常见病、多发病之一。

痢疾杆菌属志贺菌属,为革兰染色阴性杆菌。按其抗原结构和生化反应的不同,目前本菌可分为4群(A群志贺菌、B群福氏菌、C群鲍氏菌和D群宋内菌)和47个血清型(不包括亚型)。各群、型之间无交叉免疫。痢疾杆菌外界抵抗力较强,在蔬菜、水果中能存活1～2周,冰水中存活26天。日光照射30分钟,加热56 ℃ 10分钟或煮沸2分钟即被杀死,对化学消毒剂很敏感,易被杀灭。痢疾杆菌致病力主要取决于对肠黏膜上皮细胞的吸附和侵袭力。细菌经口侵入人体,在胃内未被胃酸杀灭则进入肠道。当免疫力低下或细菌数量多时,则细菌借菌毛作用黏附于肠黏膜上皮细胞,侵入并在其中繁殖,而后侵入固有层继续繁殖,引起肠黏膜的炎症反应,出现坏死、溃疡而发生腹痛、腹泻和脓血便。痢疾杆菌可释放内、外毒素,其外毒素与引起肠道症状及神经系统症状有关。菌痢的肠道病变主要是累及结肠,以乙状结肠和直肠最为显著。

一、护理评估

(一) 健康史

1. 流行病学资料

(1) 传染源:痢疾杆菌可随粪便排出体外,因而急、慢性病人及带菌者成为传染源。急性菌痢早期病人排菌量大、传染性强;而非典型病人、慢性病人及带菌者易被忽略,流行病学意义更大。

(2) 传播途径:经消化道传播。病原菌主要通过污染食物、水、生活用品,经口传播致人感染;亦可通过苍蝇污染食物而传播。食物或水源被污染可引起食物型暴发流行或水型暴发流行。

(3) 易感人群:人群普遍易感。有两个年龄发病高峰,即以学龄前儿童和青壮年为多。病后可获得一定的免疫力,但短暂而不稳定,且不同群、型之间无交叉保护性免疫,故易复发和重复感染。

(4) 流行特征:菌痢主要集中在温带和亚热带国家,多见于卫生条件较差地区。

该病在夏秋季多发,与卫生状况有关,故应了解患者饮食习惯,是否摄入有污染的水源和饮食,共餐者是否发病;是否有与菌痢病人接触史;当地是否有该疾病流行等。

2. 患病及治疗经过　了解病人的发病经过,如发病时间、诱因、主要症状及其特点、病情的进展情况,尤其是发热、腹泻的临床特征,是否伴有烦躁不安、惊厥、昏迷等症状;起病后经过何种处理、服药情况及其效果如何;发病过程中病人食欲、睡眠情况,大小便及体重变化等。

(二) 身体状况

潜伏期1～4天,短者可为数小时,长者可达7天。痢疾志贺菌感染临床表现较重,但预后大多良好;宋内志贺菌感染症状较轻,非典型病例多,易被误诊和漏诊;福氏志贺菌感染病情介于两者之间,但排菌时间较长,且易转为慢性。

1. 急性菌痢　典型病例急性期发热、腹痛、腹泻、黏液脓血便、里急后重等症状。中毒型菌痢以儿童多见,出现急性高热、惊厥、意识障碍及循环衰竭或呼吸衰竭,而胃肠道症状轻微。

(1) 普通型(典型):起病急,有畏寒、发热、体温可达39 ℃。可伴头痛、乏力,继而出现腹痛、腹泻及里急后重,每天排便10余次至数十次,便量少。初为稀便或水样便,1~2天后可转为脓血便,里急后重更为明显,可出现左下腹压痛和肠鸣音亢进,由于便量少,出现水、电解质紊乱及酸中毒者少见。自然病程1~2周,多数患者可自行恢复,少数患者可转为慢性。

(2) 轻型(非典型):全身毒血症状轻微,可无发热或仅有低热。表现为急性腹泻,通常每日不超过10次。大便有黏液但无脓血,里急后重较轻或缺如。可有腹痛及左下腹压痛,易误诊为肠炎。几天至一周后可自愈,少数患者亦可转为慢性。

(3) 中毒性菌痢:以2~7岁儿童为多见,成人偶有发生。临床上以严重全身症状、休克和(或)中毒性脑病为主要表现,而消化道症状多不明显。按其临床表现可分为三型:①休克型(周围循环衰竭型):此型较为多见,以感染性休克为主要表现。②脑型(呼吸衰竭型):中枢神经系统症状为其主要临床表现。此型较为严重,病死率较高。③混合型:具有以上两型的临床表现。通常先出现高热、惊厥,如未能及时抢救,则迅速发展为呼吸衰竭和循环衰竭。此型最为凶险,病死率极高。

2. 慢性菌痢　菌痢反复发作或迁延不愈,病程超过2个月以上者,即为慢性菌痢。根据临床表现可分为三型,其中以慢性迁延型最为多见,急性发作型次之,慢性隐匿型较少见。

(三) 实验室及其他检查

1. 一般检查

(1) 血常规检查:急性期外周血白细胞计数可轻至中度增高,以中性粒细胞升高为主。慢性菌痢可有贫血。

(2) 粪便检查:粪便外观多为黏液脓血便,量少,无粪质。镜检可见大量成堆的脓细胞、白细胞、分散的红细胞,如有吞噬细胞更有助于诊断。

2. 病原学检查

(1) 细菌培养:确诊依据为粪便培养出痢疾杆菌。粪便培养同时可做药物敏感试验,以指导临床合理选用抗菌药物治疗。

(2) 特异性核酸检测:采用核酸杂交或PCR可直接检测出粪便中的痢疾杆菌核酸,目前临床较少使用。

3. 免疫学检查　与细菌培养比较具有早期快速诊断的优点,但由于粪便中抗原成分复杂,易出现假阳性反应,故目前临床上尚未广泛应用。

4. 乙状结肠镜检查　急性期可见肠黏膜明显水肿、充血、点片状出血、糜烂、溃疡,大量黏液脓性分泌物附着以及肠管痉挛等改变。慢性期肠黏膜多呈散在粗糙颗粒状,血管纹理不清,呈苍白肥厚状,有时可见息肉或瘢痕等改变。

(四) 心理社会状况

了解患者对该疾病的认知程度以及疾病给其带来的心理焦虑;了解患者对高热、脓血便等症状的心理反应、应对措施及效果,住院隔离对患者工作、学习的影响,家庭及亲友对患者支持度等。

二、护理诊断及医护合作性问题

1. 体温过高　与痢疾杆菌内毒素激活细胞释放内源性致热原,作用于体温中枢导致体温升高有关。

2. 腹痛　与肠蠕动增强、肠痉挛有关。

3. 有体液不足的危险　与腹泻、高热、补给不足或摄入减少有关。

4. 腹泻　与肠道炎症、广泛浅表性溃疡形成有关。

5. 营养失调:低于机体需要量　与慢性菌痢长期腹泻、摄入不足有关。

6. 潜在并发症　中枢性呼吸衰竭、循环衰竭与内毒素致微循环障碍有关。

三、护理目标

1. 患者体温正常,大便正常,肛周、骶尾部皮肤完整性受损。

2. 患者及家属了解菌痢的相关知识和消毒隔离方法,并能按要求实施预防并发症的措施,积极配合治疗和护理。

3. 临床症状明显缓解,营养状况改善。

4. 不发生并发症或并发症被及时发现和处理。

四、护理措施

1. 隔离　执行消化道隔离措施,隔离至临床症状消失后1周或粪便培养连续两次阴性,方可解除隔离。

2. 生活护理

(1) 休息与环境:急性期病人腹泻频繁、全身症状明显者应卧床休息,排便次数频繁的,应用便盆、布兜或垫纸,以保存体力。避免烦躁、紧张、焦虑等不良情绪,有利于减轻不适。休克型病人应绝对卧床休息,专人监护。

(2) 饮食护理:严重腹泻伴呕吐者可暂禁食,静脉补充所需营养,使肠道得到充分休息。能进食者,以进食高热量、高蛋白、高维生素、少渣、少纤维素,易消化清淡流质或半流饮食为原则,避免生冷、多渣、油腻或刺激性食物。病情好转后逐渐过渡至正常饮食。

3. 病情观察

(1) 密切观察患者次数、量、性状及伴随症状,注意有无脱水和电解质紊乱表现。采集含有脓血、黏液部分的新鲜粪便作为标本,及时送检,以提高阳性率。

(2) 对休克型患者应严密监测生命体征、意识状态、尿量等休克征象。准确记录液体出入量。

(3) 对慢性菌痢者注意一般状况的改善,如体重、营养状况等。

4. 用药护理　遵医嘱用药,注意观察抗菌药物的疗效及副作用。由于急性菌痢的耐药菌株增加,临床使用抗菌药物应注意:联合用药(2种以上);足够疗程(不宜短于5天);根据药敏结果选药;选择肠道易吸收的口服药,如磺胺类、喹诺酮类、氨基糖苷类等。利福平对志贺菌属也有一定杀灭作用,还可选用磷霉素及头孢菌素类药物。中毒性菌痢应先静脉给药,待病情好转后再改用口服。慢性菌痢根据粪便培养药敏试验结果,联合应用两种抗菌药物,疗程延长至10～14天。

知 识 链 接

中毒性菌痢的治疗要点

(1) 综合使用物理、药物降温或亚冬眠疗法:选用对痢疾杆菌敏感的抗生素,如阿米卡星、头孢噻肟钠或头孢曲松钠等药物;喹诺酮类药物也是目前较理想的药物,但儿童慎用。

(2) 迅速扩充血容量,纠正酸中毒,维持水、电解质平衡。

(3) 首选20%甘露醇快速静脉注射,降低颅内压,或与利尿药交替使用。保持呼吸道通畅,吸氧,必要时行气管切开及应用人工呼吸器。

5. 对症护理

(1) 腹泻护理:记录大便次数、便量及性状,用药前采取新鲜脓血便,立即送检,做细菌培养。疑中毒型菌痢,如尚未排便,可做肛拭子采取大便标本送检。做好皮肤护理,保持臀部清洁干燥。大便频数者,肛周涂以凡士林,防糜烂。为防止脱肛,患者排便时嘱不要用力过度,时间不宜过长。成人若有脱肛,用手隔以消毒纱布轻揉局部,帮助肛管回纳,并每日用1∶5 000高锰酸钾溶液坐浴,以保持局部清洁,防止感染。

(2) 高热护理:用地面洒水、电扇、空调器等方法控制室内温度,保持室内凉爽通风。采用温水浴、醇浴、冷盐水灌肠等物理方法降低体温。必要时安乃近滴鼻等药物降温(休克者忌用)。高热而惊厥频繁者可给予冬眠合剂氯丙嗪及异丙嗪各1～2 mg/kg肌注。惊厥不止者可用地西泮(安定)0.2～0.3 mg/kg(一次量不超过10mg)或水合氯醛等。

(3) 腹痛护理:腹部置热水袋热敷,解除肠痉挛,分散患者的注意力。必要时遵医嘱使用阿托品、颠茄合剂或适量镇静剂止痛。

(4) 循环衰竭(休克型)护理:具体措施包括:①患者取中凹式休克体位,头部和下肢均抬高30°的体位。也可采取平卧位与休克体位相交替的方式。②每15～30分钟监测生命体征1次,密切观察神志、面色、肢端肤色、尿色、准确记录出入量等。③给氧,保暖。一般采用鼻导管给氧,氧流量约2～4 L/分,必要时4～6 L/分;用45～ 50 ℃热水袋置于足部,改善周围血循环。④立即建立静脉通道,用粗大针头,选择易于固定的较大血管。遵医嘱进行抗休克,中毒症状严重的适当应用肾上腺皮质激素,注意输液速度,准确记录24小时液体出入量。

(5) 呼吸衰竭(脑型)护理:脑水肿患者可用20%甘露醇脱水治疗,每6～8小时快速静脉推注1次,以防止发生脑疝及呼吸衰竭。肾上腺皮质激素可减轻脑水肿,降低颅内压,常应用地塞米松静脉滴注。对于呼吸衰竭患者应给予吸氧,并保持呼吸道通畅,应用呼吸兴奋剂,必要时气管切开及应用人工呼吸器。

6. 心理护理　对病人及其家属进行相关知识的教育,增加与病人交谈的时间与次数,给予病人真诚的安慰和帮助,指导病人家属在情感上关心支持病人,从而消除畏惧心理。对于中毒型痢疾病人及其家庭成员更应做到及时、细致、耐心的心理护理,以降低其恐惧感;对于慢性菌痢病人及家属除进行有关知识的教育外,告知病人如按时按量服药,且避免急性发作的诱因,能早日康复,以消除其焦虑心理。

五、护理评价

患者是否了解菌痢的预后;是否有良好的心态,积极配合治疗和护理;患者病情得到控制，生命体征恢复正常，肠道症状消失，食欲增加，神经精神状态明显好转；潜在并发症是否预防或减轻。

六、健康教育

1. 预防疾病指导　指导病人和家属学习、认识本病的有关知识，保持生活规律，养成良好个人卫生习惯，不喝生水、不吃不洁及腐败食物等为预防细菌性痢疾的主要措施。帮助病人去除恐惧心理，积极配合治疗与护理，促进康复。

知识链接

菌痢预防措施的政府行为

搞好食品卫生，保证饮水卫生，垃圾粪便无害化处理，做好疫情报告，出现疫情后，立即找出并控制传染源，禁止患者或带菌者从事餐饮业和保育工作，限制大型聚餐活动。

2. 对病人的指导　指导病人和家属密切观察病情，学会观察病情变化，特别要注意生命体征与低钾的表现。指导病人家属注意病人的不良情绪反应。向病人介绍服用药物的名称、剂量、给药时间和方法，教会其观察药物疗效和不良反应。出院后避免过劳、受凉、暴饮暴食，保持生活规律，增强体质，以防菌痢再次发作。

案例 3-2 分析

1. 患者的临床表现特点　发热，畏寒，无寒战，阵发性腹痛、腹泻。急病面容，体温 38.8 ℃，血压 118/80 mmHg，心肺(—)，腹平软，下腹部有压痛，无肌紧张和反跳痛，肝脾未及，肠鸣音 5 次/分。初步评估为细菌性痢疾。

2. 患者发病的原因　不洁饮食致细菌性痢疾，但注意排除细菌性食物中毒和伤寒。

临床评估需要进一步检查：血常规检查，粪便检查，病原学检查(细菌培养，特异性核酸检测)等。

3. 该患者存在的护理问题

(1) 体温过高：与感染致内源性致热原释放，作用于体温中枢导致体温升高有关。

(2) 腹泻：与肠道炎症、弥漫浅表性溃疡形成导致肠蠕动增强、肠痉挛有关。

(3) 有传播感染的危险：与病原体经粪便排出有关。

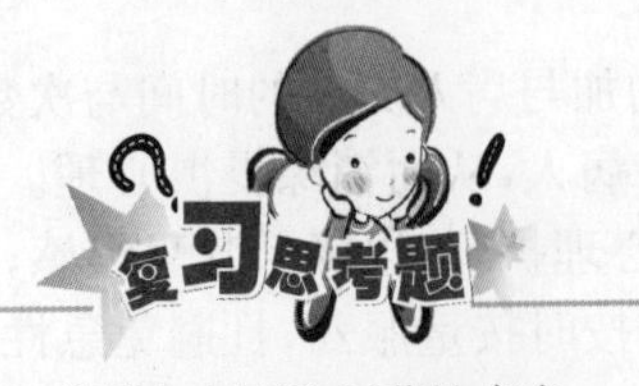

1. 说说如何预防细菌性痢疾。
2. 简述细菌性痢疾的临床特征，主要护理问题与护理措施。

(王荣俊)

第三节 细菌性食物中毒病人的护理

案例3-3 患者，男，34岁，发热、腹痛、腹泻半天入院。

患者当天中午12时在该区某著名大饭店参加亲友举办的喜庆酒席，下午，突然畏寒发热，无寒战，感上腹部阵发性绞痛，继之腹泻，呈水样便，10余次。里急后重不明显。查体：体温38.8℃，脉搏86次/分，呼吸22次/分，血压116/80 mmHg。急病面容，未见皮疹，浅表淋巴结未及。心肺(—)，腹平软，上腹部有压痛，无肌紧张和反跳痛，肝脾未及里急后重不明显。

问题：

1. 该患者的临床表现有何特点？初步评估为什么？
2. 患者发病的原因是什么？临床评估需要进一步做哪些检查？
3. 该患者存在哪些护理问题？

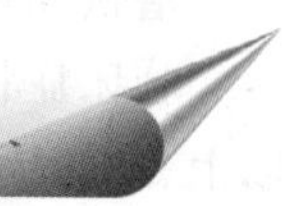

学习目标

1. 掌握细菌性食物中毒的主要临床特征、护理诊断及医护合作性问题、护理措施。
2. 熟悉细菌性食物中毒的流行病学特征、实验室检查要点。
3. 了解细菌性食物中毒的发病机制。
4. 尊重患者的身心需求，体现出护士的爱伤精神和人文关怀。

细菌性食物中毒(bacterial food poisoning)是由食用被细菌或细菌毒素污染的食物后，引起的急性感染性中毒性疾病，一般包括细菌感染与细菌毒素的中毒过程，故又称为食物中毒感染。按临床表现可分为胃肠型与神经型两大类。其中临床上以胃肠型食物中毒最为多见，以恶心、呕吐、腹痛、腹泻等急性胃肠炎症状为主要特征。本节主要阐述此型。

引起食物中毒的细菌很多，常见的有：①沙门菌属：是引起胃肠型食物中毒最常见的病原菌之一，革兰染色阴性。广泛存在于猪、牛、鸡、鸭等家畜、家禽的肠道中，动物内脏、肌肉、乳、蛋等极易受到污染。②副溶血性弧菌：又称嗜盐杆菌，为革兰染色阴性弧菌，广泛存在于海鱼、海虾、墨鱼等海产品以及含盐较高的咸菜、咸肉、咸蛋等腌制品中。③大肠杆菌：大肠杆菌是肠道正常存在的菌群，一般不致病。引起食物中毒的主要有产肠毒素大肠杆菌、致病性大肠杆菌、侵袭性大肠杆菌和肠出血性大肠杆菌。④其他：金黄色葡萄球菌、变形杆菌、蜡样芽胞杆菌等也可导致胃肠型食物中毒。

细菌性食物中毒根据发病机制可分为毒素型、感染型和混合型三类。细菌或毒素随受污染的食物进入人体，是否发病和病情轻重与进食的活菌数、毒素量和机体抵抗力等因素有关。致病因素有：①肠毒素：可抑制肠上皮细胞对钠和水的吸收，促进肠液和氯离子的分泌，导致水样腹泻。②细菌内毒素：可引起发热等全身中毒症状、胃肠黏膜炎症和消化道蠕动加快,促进呕吐、腹泻等发生。③侵袭性损害:引起黏膜充血、水肿、上皮细胞变性、坏死、脱落并形成溃疡,大便可见黏液和脓血。④过敏反应:变形杆菌能使蛋白质中的组氨酸脱羧产生组胺,引起过敏反应。

由于发病后吐泻症状明显,细菌和毒素大多被迅速排出体外,故较少引起败血症或严重的毒血症,病程较短。

一、护理评估

(一)健康史

1. 流行病学资料

(1) 传染源:主要是致病菌感染的动物和人。副溶血性弧菌主要附着海洋生物体表生长繁殖,主要传染源为海产品。

(2) 传播途径:经消化道传播,通过进食被细菌或其毒素污染的食物而致病。

(3) 易感人群:人群普遍易感,病后免疫短暂,可重复感染。

(4) 流行特征:多发生于夏、秋季,有共同的传染源,发病者往往食用被细菌或毒素污染的同一食物,未食者不发病。病例较集中,潜伏期短,多以暴发和集体发病的形式出现。

该病在夏秋季进食被污染食物容易发病,故询问是否有异常饮食史,如已变质的食品、海产品、腌制品等。共餐者在短期内集体发病有重要的诊断参考价值。

2. 患病及治疗经过　了解病人的起病经过,如发病时间、诱因、主要症状及其特点、病情的进展情况,尤其是腹泻的临床特征;起病后经过何种处理、服药情况及其效果如何;发病来病人基本生活情况,如食欲、睡眠、体重等变化。

(二)身体状况

潜伏期短,常在进食后数小时发病。

临床症状大致相似,以急性胃肠炎症状为主,起病急,有恶心、呕吐、腹痛、腹泻等。腹痛以上、中腹部持续或阵发性绞痛多见。常先吐后泻,腹泻轻重不一,每天数次至数十次,多为黄色稀便、水样或黏液便。葡萄球菌、蜡样芽胞杆菌食物中毒呕吐较剧烈,呕吐物含胆汁,有时带血和黏液。侵袭性细菌引起的食物中毒,可有发热、腹部阵发性绞痛,里急后重和黏液脓血便。部分副溶血弧菌食物中毒病例大便呈血水样。变形杆菌还可发生颜面潮红、头痛、荨麻疹等过敏症状。病程短,多在1～3天恢复,极少数可达1～2周。腹泻严重者可导致脱水、酸中毒、甚至休克。

注意同食者在短期内出现相似胃肠炎症状,如恶心、呕吐、腹痛、腹泻等。一般表现为先吐后泻。监测生命体征;注意病人意识状态的改变;注意是否有脱水、酸中毒、休克征象。

(三)实验室及其他检查

对可疑食物、病人呕吐物、粪便等做细菌培养,如分离到同一病原菌即可确诊。

(四)心理社会状况

了解患者对食物中毒的认知程度;对腹痛、呕吐、腹泻等症状的心理反应、应对措施及效果;家庭及亲友对患者的支持度等。

二、护理诊断及医护合作性问题

1. 有体液不足的危险　与细菌及其毒素作用于胃肠道黏膜,导致呕吐、腹泻引起大量体液丢失有关。

2. 腹泻 与细菌和毒素导致消化道蠕动增加有关。

3. 疼痛:腹痛 与胃肠道炎症及痉挛有关。

4. 潜在并发症 酸中毒、电解质紊乱、休克。

三、护理目标

1. 呕吐、腹泻等临床症状明显缓解。

2. 患者营养状况改善。

3. 患者未发生酸中毒、电解质紊乱、休克。

四、护理措施

1. 隔离 感染性食物中毒患者应行消化道隔离。

2. 生活护理

(1) 休息与环境:急性期卧床休息,以减少体力消耗。

(2) 饮食护理:呕吐严重者应暂时禁食,待呕吐停止后给予易消化、清淡流质或半流质饮食。

3. 病情观察

(1) 严密观察呕吐和腹泻性质、量、次数,及时协助将呕吐物和粪便送检。

(2) 注意观察伴随症状,如畏寒、发热,腹痛的部位及性质;严重病人定时监测生命体征,尤其注意观察病人的血压、神志、面色、皮肤黏膜弹性及温、湿度;及时发现脱水、酸中毒、周围循环衰竭等征象,以配合处理。

4. 用药护理 遵医嘱用药,嘱病人餐后服药,如喹诺酮类、第2、3代头孢菌素、阿托品等,注意观察药物的疗效及副作用。

5. 对症护理

(1) 呕吐:因呕吐有助于清除胃肠道内残留的毒素,故呕吐者一般不予止吐处理,但应帮助病人清理呕吐物、清水漱口,保持口腔清洁和床单位整洁。

(2) 腹痛:应注意腹部保暖,禁食冷饮。剧烈吐泻、腹痛者遵医嘱口服颠茄合剂或皮下注射阿托品,以缓解疼痛。

(3) 腹泻:腹泻有助于清除胃肠道内毒素,故早期不用止泻剂。

6. 心理护理 由于本病病程较短,多数病人病情较轻,故疾病对病人工作和学习影响不大,对病人及其家属的生活及心理影响较小。针对吐泻与隔离等造成的不安情绪,有针对性地给以耐心细致的解答,与病人进行有效的沟通,从心理上去除病人的不良心理反应。

五、护理评价

患者是否了解食物中毒的流行特征;临床症状是否明显缓解;营养状况是否改善;是否积极配合治疗和护理等。

六、健康教育

做好饮食卫生,加强食品卫生管理是预防本病的关键措施。

(1) 预防疾病指导:向群众宣讲食物中毒的有关知识,重点是加强饮食卫生,严把“病从口入”关。沙门菌食物中毒患者的呕吐物和排泄物可携带病菌，有传染性，应严格消毒隔离。发现可疑病例及时送诊。

(2) 对病人的指导：进行有关细菌性食物中毒的知识教育，神经型食物中毒的预后与摄入毒素的量及治疗早晚有关，病死率较高，早期应用多价抗毒血清可有效降低神经型食物中毒的病死率。

知识链接

食品不宜在冰箱中过久保存

大部分细菌适宜的繁殖温度在37 ℃左右，在10 ℃以下，细菌繁殖缓慢，因此，冰箱贮存的食物能延缓细菌的繁殖生长，不能杀灭细菌。值得注意的是，一些致病的细菌，如李斯特氏菌、耶尔森氏菌等，能在4 ℃左右缓慢繁殖，所以冰箱并非保险箱，食品不宜在冰箱中过久保存，食用前必须再次加热。

案例3-3分析

1. 患者的临床表现特点　发热、阵发性腹痛、腹泻。急病面容，体温38.8 ℃，脉搏86次/分，呼吸22次/分，血压116/80 mmHg，心肺(—)，腹平软，上腹部有压痛，无肌紧张和反跳痛，肝、脾未及。初步评估为细菌性食物中毒。

2. 患者发病的原因　患者当天中午12时在该区某著名大饭店参加亲友举办的喜庆酒席。

临床评估需要进一步检查：血常规检查，粪便检查，病原学检查等。

3. 该患者存在的护理问题

(1) 体温过高：与感染细菌有关。

(2) 腹痛：与肠道炎症及痉挛有关。

(3) 潜在并发症：酸中毒、休克。

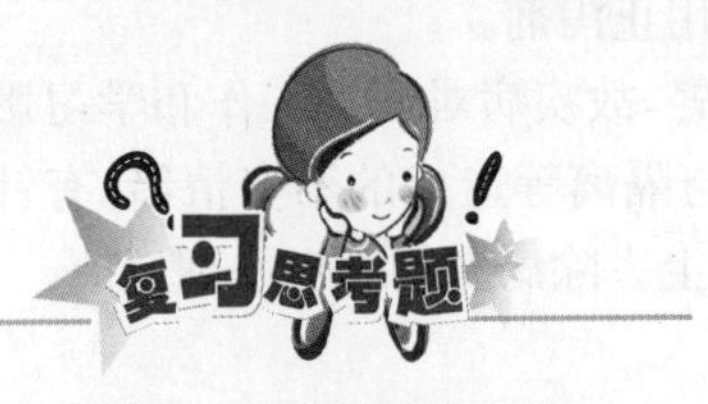

1. 说说何为细菌性食物中毒。
2. 简述细菌性食物中毒的临床特征，主要护理问题与护理措施。

（王荣俊）

第四节 霍乱病人的护理

案例 3-4 患者，男，24 岁，水样便腹泻 2 天入院。

患者 2003 年 8 月曾去霍乱疫区，4 天后开始腹泻，已持续 2 天。每日水样便 10 余次，便时无腹痛。一天前感觉口渴、声音嘶哑，并自觉尿量少。病人眼窝凹陷，皮肤干燥、弹性差。体温 36.0 ℃，脉搏 96 次/分，血压 85/60 mmHg。病人恐惧、焦虑，担心疗效不佳。实验室检查：水样便涂片革兰染色阴性，可见呈鱼群样排列的弧菌。

问题：

1. 该患者的临床表现有何特点？护理评估是什么？
2. 患者发病的原因是什么？评估需要进一步做哪些检查？
3. 该患者存在哪些护理问题？

学 习 目 标

1. 掌握霍乱的主要临床特征、护理诊断及医护合作性问题、护理措施。
2. 熟悉霍乱的流行病学特征、预防要点。
3. 了解霍乱的发病机制。
4. 尊重患者的身心需求，体现出护士的爱伤精神和人文关怀。

霍乱(cholera)是由霍乱弧菌所致的一种烈性肠道传染病。其发病急、传播快，曾引起七次世界性大流行，属国际检疫传染病。在我国《传染病防治法》中列为甲类，是强制管理的传染病，要求发现后 2 小时内上报。多数病人临床表现仅有轻度腹泻，少数重者表现为剧烈泻吐，导致脱水及周围循环衰竭等，治疗如果不及时，病死率极高。

霍乱弧菌属弧菌科弧菌属，为革兰染色阴性、短小稍弯曲的杆菌，无芽胞，无荚膜，活动力极强。粪便直接涂片并染色，可见霍乱弧菌呈鱼群样排列。在碱性肉汤或蛋白胨水中繁殖迅速。该菌产生的肠毒素是引起剧烈腹泻的主要因素。霍乱弧菌分为 O_1 群霍乱弧菌、非 O_1 群霍乱弧菌，即 O_{139}。霍乱弧菌对热、干燥、日光、酸及一般消毒剂均很敏感，干燥 2 小时，加热 55 ℃ 10 分钟或煮沸时立即死亡。但能耐低温和碱，在自然环境中存活时间较长，如在江、河、井或海水中能生存 1～3 周。

霍乱弧菌经口入胃后，未被胃酸杀灭的弧菌进入小肠，黏附于小肠上皮细胞表面并迅速繁殖，产生大量外毒素的霍乱肠毒素(CT)。此肠毒素由 A、B 两个亚单位组成，B 亚单位首先与小肠上皮细胞膜的受体神经节苷脂(GM)结合，然后 A 亚单位进入细胞膜，活化腺苷酸环化酶(AC)，使三磷酸腺苷(ATP)变成环磷酸腺苷(cAMP)，细胞内浓度增高的 cAMP 发挥第二信使的作用，促使细胞内一系列酶反应的进行，抑制肠黏膜绒毛细胞对钠的正常吸收，并且刺激隐窝细胞分泌氯化物、水和碳酸氢盐，以致使大量水分与电解质聚积在肠腔内，超过了肠道正常的吸收能力，出现剧烈水样腹泻及呕吐。剧烈泻吐可致脱水和电解质紊乱、代谢性酸中毒、周围循环衰竭及肾衰竭。因胆汁分泌减少，肠液中水分、电解质及黏液聚集，泻吐物呈“米泔水”样。

一、护理评估

（一）健康史

1. 流行病学资料

（1）传染源：病人及带菌者是主要传染源，尤其是中、重型病人，排菌量大，污染面广，是重要的传染源。病人在发病期间，绝大多数均连续大量排菌，时间一般为5日，也可长达2周。

（2）传播途径：霍乱是经口感染的肠道传染病，主要通过水、食物、日常生活接触和苍蝇等传播，其中水源传播是最重要的途径。

（3）易感人群：人群普遍易感。患病后可获得一定程度的免疫力，能产生抗菌抗体和抗毒抗体。

（4）流行特征：在热带地区全年均可发病，我国以夏、秋季多见，7～10月份为发病高峰。常从沿海港口、江河沿岸及水网地区开始流行，然后沿水路及交通线传播，发病率高。O_{139}型是首次发现的新流行株，人群对其没有免疫力，现有霍乱菌苗对其也无保护作用，所以要警惕O_{139}型在我国大流行的可能。

知 识 链 接

霍乱疫苗

霍乱全菌死菌苗或并用霍乱肠毒素的类毒素菌苗免疫人群，由于保护率低，保护时间短，且不能防止隐性感染和带菌者，因而已不提倡应用。目前国外应用基因工程技术制成并试用的有多种菌苗，现在扩大试用，其中包括：B亚单位-全菌体菌苗(BS-WC)，此菌苗保护率为65%～85%，对古典生物型霍乱弧菌的预防作用优于埃尔托生物型霍乱弧菌；减毒口服活菌苗(CVD103-HgR)，其安全性和保护力等还待进一步研究；O_{139}疫苗，目前还处于动物实验阶段。

2. 患病及治疗经过　了解病人的发病经过，如发病时间、诱因、主要症状及其特点、病情的进展情况，尤其是腹泻、呕吐的临床特征，是否伴有烦躁不安、脱水及周围循环衰竭等症状，起病后经过何种处理、服药情况及其效果如何。

（二）身体状况

1. 典型表现　潜伏期一般为1～3日(数小时至7天)。典型病例分为三期：

（1）泻吐期：多数病人以剧烈腹泻开始，多无腹痛和里急后重。每日大便数次至数十次，量多，大便初有粪质呈黄稀便，继之呈水样、无粪臭，后转呈米泔水样或洗肉水样。腹泻后继之呕吐，呈喷射状，次数不多，初为胃内容物，后呈米泔水样，与大便性状相仿。一般无发热等全身中毒症状。本期可持续数小时至2日。

（2）脱水虚脱期：由于严重泻吐引起水、电解质丧失，可出现脱水和周围循环衰竭。病人表现烦躁不安、表情呆滞、口渴、声音嘶哑、眼窝凹陷、鼻高尖、颊深凹、唇干皮皱、弹性消失、指纹皱瘪、舟状腹。中、重度脱水者，血容量显著下降导致循环衰竭，病人表现极度乏力、呼吸短促、血压下降、脉搏细弱、尿少、意识障碍。由于电解质的丧失，肌肉兴奋性增强，引起肌痉挛。低钠可致腓肠肌或腹直肌痉挛；低钾可致肌张力降低、鼓肠、心律失常；低碳酸氢盐可致代谢性酸中毒。此期可持续数小时至3日。

(3) 反应期及恢复期：脱水纠正后，大多数病人可迅速恢复，泻吐停止，体温、脉搏、血压复常，尿量增加。病程平均3～7日。约1/3病人出现反应性发热(38～39 ℃)，以儿童多见，可能为残余肠毒素被吸收所致，一般1～3日可自行消退。

2. 临床类型　临床上按脱水程度、血压、脉搏及尿量等可分为轻、中、重三型(见表3-1)。此外，尚有极罕见的类型，临床表现起病急骤，尚未出现吐泻症即进入循环衰竭而死亡，称为“中毒型霍乱”，又称“干性霍乱”。

表3-1　霍乱临床类型

临床表现	轻型	中型	重型
脱水程度(体重%)	5%以下	5%～10%	10%以上
精神状态	正常	淡漠、不安	极度烦躁或昏迷
皮肤	稍干、弹性略差	干燥、缺乏弹性	弹性消失
发绀	无	轻度	明显
口唇	正常或稍干	干燥	极度干裂
眼窝、囟门	稍陷	明显下陷	深凹、眼闭不紧
指纹皱缩	不皱	皱瘪	干瘪
肌痉挛	无	有	严重
脉搏	正常	细速	微弱而速
血压	正常	成人9.33～12.00 kPa (70～90 mmHg)	成人低于9.33 kPa (70 mmHg)
收缩压		儿童9.30 kPa (69.75 mmHg)	儿童低于6.70 kPa (50 mmHg)
每日尿量	正常或稍少	<400 ml	<50 ml

(三) 实验室及其他检查

1. 一般检查

(1) 血液检查：白细胞计数增至(10～30)×10^9/L，分类中性粒细胞及大单核细胞增多。因血容量减少和血液浓缩，血浆比重、红细胞压积、血红蛋白均可增高；尿素氮增加；血清钾、钠、氯、碳酸氢盐及二氧化碳结合力均降低。

(2) 尿液检查：尿中可有蛋白、红细胞、白细胞及管型。尿比重在1.010～1.025之间。

(3) 粪便常规检查：粪便呈水样，镜检仅见少数白细胞。

2. 病原学检查

(1) 涂片做革兰染色：可见革兰染色阴性呈鱼群样排列的弧菌。

(2) 动力试验:可见穿梭样或流星样运动的弧菌。

(3) 制动试验:加入特异性多价血清后,弧菌运动力迅速减弱或静止。可作为早期快速诊断的重要参考依据。

(4) 细菌培养:在使用抗生素药物之前,采取患者的粪便或呕吐物作标本,及时送检。粪便标本直接接种于碱性蛋白胨水增菌后,一般经37 ℃、6~8小时,于碱性琼脂培养基上进行分离培养,经37 ℃、10~20小时,可检出霍乱弧菌。

3. 血清学检查　测血清抗体,效价1∶80以上为阳性,若双份血清抗体效价呈4倍以上逐次升高,具有追溯性诊断意义。

(四) 心理社会状况

由于本病临床上表现起病急,病程进展快,病情凶险,如抢救不及时,可在短期内危及生命,常使病人及家属感到恐惧、焦虑、担忧及孤独感。由于本病为甲类传染病,家庭成员和社会成员以及病人之间不能密切接触,加上该病带来的痛苦,使病人更感孤独,对生活失去信心等,甚至影响社会安定。

二、护理诊断及医护合作性问题

1. 腹泻　与肠内感染有关。
2. 体液不足　与大量泻吐有关。
3. 焦虑、恐惧　与隔离、病死率较高有关。
4. 有传播感染的危险　与排菌有关。
5. 潜在并发症　休克、电解质紊乱、急性肾衰竭。

三、护理目标

1. 病人体温、呼吸、脉搏、血压恢复正常;血液、尿液、粪便等检查指标恢复正常。
2. 脱水表现明显改善,肠道症状消失,摄取营养合理;神经精神状态较好。
3. 病人能积极配合医护人员实施预防休克和急性肾衰的措施。
4. 加强护理和治疗,使病人在住院期间不发生休克、急性肾衰竭或发生后得到及时有效抢救并逐步痊愈。

四、护理措施

1. 隔离　执行严密隔离,直至病人症状消失后6天,并隔日大便培养,连续3次阴性或症状消失后2周为止。

2. 生活护理

(1) 休息与环境:休克病人取休克位。频繁呕吐、腹泻者应严格卧床休息,可卧于带孔的床上,床孔下放置便器以减少病人排便时体力消耗,亦便于排泄物的监测、消毒,保持床单位清洁。腹泻不重时可适当活动。

(2) 饮食护理:呕吐、腹泻剧烈者应禁食;吐泻不严重者给予少渣、少纤维素、高蛋白、高热量、容易消化的低脂流质或半流质饮食,如米汁、藕粉、脱脂奶等,鼓励病人饮用富含钾与钠的液体,如橘汁、葡萄汁等,少量多餐,忌食生冷和刺激性食物;待腹泻好转后逐渐恢复进食量。

(3) 保暖:对体温降低、年老体弱或有循环衰竭者做好保暖工作,但要防止烫伤。

3. 病情观察　每1～2小时测生命体征一次，观察神志、精神状态、皮肤弹性等，以便及时发现脱水或休克；严密观察腹泻和呕吐物次数、量、性状、颜色；准确记录24小时液体出入量；观察有无水、电解质紊乱等表现，特别是低钾的表现；追询血清钾、钠、氯、钙、CO_2-CP和尿素氮等化验结果，发现异常及时报告医生。

4. 用药护理　抗菌治疗是补液疗法的重要辅助措施，能减少腹泻量和缩短排菌期；常用四环素、多西环素（强力霉素）、喹诺酮类、复方磺胺甲基异噁唑进行病原治疗。针对发病机制，选用GM_1炭剂、盐酸小檗碱（黄连素）等以迅速减少腹泻量。用洋地黄制剂纠正心衰，用10%葡萄糖酸钙治疗低钙抽搐。若肾衰竭在纠正脱水后不能好转，可考虑人工肾或腹膜透析。

5. 对症护理

（1）体液不足：采用静脉补液和口服补液，其中静脉补液是治疗本病的关键环节。

1）及时足量的液体补充是治疗霍乱的关键：对严重脱水者采用静脉补液，遵循“先盐后糖、先快后慢、纠酸补钙、见尿补钾”的原则，早期快速补充生理盐水，待血压回升后改用541溶液（每升含氯化钠5 g、碳酸氢钠4 g、氯化钾1 g，另加50%葡萄糖液20 ml），是目前治疗霍乱脱水的首选液。

2）立即建立静脉通路：用粗大针头，选择易于固定的较大血管，使用多条输液管和（或）加压输液装置，快速输液，视脱水情况改善，逐步减慢输液速度。必须保留一侧上肢，以备测血压用。

3）最初24小时补液量：轻型脱水者3 000～4 000 ml，儿童120～150 ml/kg，含钠液量60～80 ml/kg；中型脱水者4 000～8 000 ml，儿童150～200 ml/kg，含钠液量80～100 ml/kg；重型脱水者8 000～12 000 ml，儿童200～250 ml/kg，含钠液量100～120 ml/kg。

4）最初1～2小时补液：宜快速滴入，中型脱水者输液速度为5～10 ml/min，重型者开始按40～80 ml/min的速度快速输入，以后按20～30 ml/min的速度滴入，直至脉搏增强有力时再减慢输液速度。4岁以下儿童，最初15分钟内，以每分钟20～30 ml，婴幼儿以每分钟10 ml速度输入，以后视情况改善，逐步减慢补液速度。

5）开始治疗24小时后补液：补液量和补液速度应根据病情再作调整，输液过快易致急性心功能衰竭。大量或快速输液时，液体应加温至37～38 ℃，以免出现不良反应。

6）口服补液（ORS）：由于口服液中电解质及葡萄糖浓度与血浆比较，大致是等渗的。对轻、中症病例或重症病例经静脉补液情况好转、血压回升、呕吐停止者均可改用口服补液盐治疗，其配方是每升液体中含氯化钠3.5 g、碳酸氢钠2.5 g，氯化钾1.5 g、葡萄糖20g。轻症开始6小时成人每小时口服750 ml，儿童（20 kg以下）每小时口服250 ml，以后每6小时口服量为前6小时泻吐量的1.5倍。

7）观察补液效果：若脉搏由快变慢、脉压差缩小、收缩压基本正常、肢体温暖、皮肤弹性恢复、尿量增加，提示补液有效。如经静脉补液血压仍不回升，可按医嘱使用血管活性药物（如多巴胺等）。如有心衰、肺水肿表现，立即减慢输液速度，通知医生并配合医生予吸氧，使用强心剂等急救措施。

（2）腹泻护理：入院当天采集泻吐物送常规检查及细菌培养，以后每天送大便做细菌培养1次。密切观察大便次数、量及性状，并详细记录。加强口腔及皮肤护理，及时更换污染的尿布、床单，保持床铺平整、干燥与清洁。每2小时翻身一次，防止压疮形成。排便后用软纸擦净肛门，并用温水清洗，必要时涂凡士林软膏保护肛周皮肤。遵医嘱给予四环素、氯丙嗪等控制肠内感染，减轻腹泻。

(3) 呕吐护理:呕吐时为病人提供必要的帮助,如放置便盆、支撑病人的头或肩,卧床病人头应取侧位。及时清除呕吐物,更换污染的床单。呕吐严重病例,遵嘱给予氯丙嗪。

6. 心理护理　对病人及其家属进行相关知识的教育,增加与病人交谈的时间与次数,给予病人真诚的安慰和帮助,指导病人家属在情感上关心支持病人,从而消除畏惧心理。对于重型病人及其家庭成员更应做到及时、细致、耐心的心理护理,以降低其恐惧感。

五、护理评价

1. 通过及时有效的补液治疗和正确合理的护理措施,病人病情得到控制,腹泻、呕吐症状消失,食欲增加,营养合理,脱水虚脱现象恢复正常。

2. 病人与医护人员密切配合,未发生循环衰竭或发生后得到及时控制,未出现死亡;并对本病也有进一步认识,基本掌握相关的预防措施。

六、健康教育

1. 预防疾病指导　大力开展"三管一灭"(即管理好水源、饮食、粪便和消灭苍蝇)的群众性卫生运动和养成良好个人卫生习惯是预防霍乱的关键。疾病流行期间,减少外出,易感者可预防性应用诺氟沙星和四环素;可接受预防接种,提高机体免疫力。

2. 对病人的指导　指导病人严格消毒措施。吐泻物用20%漂白粉乳剂消毒,2小时后再倒,或排放入专用化粪池中做消毒处理。便具、餐具、衣被、地面、家具用次氯酸钠溶液消毒。枕芯、床垫日光曝晒6小时或用过氧乙酸熏蒸。室内应有防蝇设备。出院后避免过劳、受凉、暴饮暴食,保持生活规律,增强体质,注意饮食饮水卫生,防止再次感染霍乱。

案例3-4分析

1. 患者的临床表现特点　每日腹泻10余次,为水样便,便时无腹痛。口渴、声音嘶哑,并自觉尿量少。体温36.0 ℃,血压85/60 mmHg。病人眼窝凹陷,皮肤干燥、弹性差。水样便涂片革兰染色阴性,动力试验和制动试验阳性。符合霍乱确诊标准。此外,该病人还有恐惧等不良心理。

2. 患者发病的原因　本例病人曾去过霍乱疫区。

3. 该患者存在的护理问题

(1) 腹泻:与肠内感染有关

(2) 体液不足:与大量泻、吐有关。

(3) 有传播感染的危险:与排菌有关。

(4) 焦虑、恐惧:与隔离、病死率较高有关。

1. 说说如何预防霍乱。

2. 简述霍乱的临床特征,其主要护理问题与护理措施。

(孙美兰)

第五节 流行性脑脊髓膜炎病人的护理

案例 3－5 患者，男，10 岁。高热、剧烈头痛、呕吐入院。

患者 2007 年 12 月 20 日发热、头痛、皮肤淤点、神志不清半天，呕吐一次。没有接种过流脑疫苗。病人及家属都表现出焦虑的心理。查体：体温 39 ℃，脉搏 92 次/分，呼吸 23 次/分，血压 92/65 mmHg，神志恍惚，烦躁，刺激有反应。双瞳孔等大等圆（直径 3.5 mm），光反应灵敏。全身皮肤可见散在淤点、淤斑，左下肢前胫部有 4 cm×5 cm 大小淤斑。心肺听诊阴性，腹部无明显阳性体征。颈项强直，克氏征阳性。实验室检查：外周血白细胞计数 12.8×10^9/L，中性粒细胞 81.8%。

问题：

1. 该患者的临床表现有何特点？初步评估为什么？
2. 患者发病的原因是什么？临床评估需要进一步做哪些检查？
3. 该患者存在哪些主要护理问题？

学习目标

1. 掌握流脑的主要临床特征、护理诊断及医护合作性问题、护理措施。
2. 熟悉流脑的流行病学特征、预防措施。
3. 了解流脑的发病机制。
4. 尊重患者的身心需求，体现出护士的爱伤精神和人文关怀。

流行性脑脊髓膜炎（epidemic cerebrospinal meningitis，简称流脑）是由脑膜炎双球菌引起的一种急性化脓性脑膜炎。其主要临床特征为突起高热、剧烈头痛、频繁呕吐、皮肤黏膜有淤点、淤斑及脑膜刺激征。严重者可出现败血症、休克和脑实质损害，病死率高，部分可留下后遗症。脑脊液呈化脓性改变。本病好发于冬春季，儿童发病率高。常散发流行。

脑膜炎双球菌属奈瑟菌属，革兰染色阴性。本菌仅存在于人体，可从带菌者的鼻咽部和病人血液、脑脊液和皮肤淤点中检出。该菌在外界抵抗力很弱，对寒冷、干燥、热及一般消毒剂极为敏感，温度低于 30 ℃或高于 50 ℃时容易死亡，在体外易自溶而死亡，故采集标本应注意保暖并快速送检。根据菌体特异性多糖抗原不同，用血清凝集试验可将其分为 A、B、C、D 等 13 个血清群，近 30 多年来我国流行菌群一直是 A 群，约占 90%以上，但近年来 C 群流行有上升趋势，故目前主张预防接种用 A+C 群结合菌苗。

脑膜炎球菌自鼻咽部侵入人体后，病情的发展取决于人体的防御功能和细菌的毒力。如人体免疫力强，则侵入的病原菌迅速被消灭；如免疫力较弱，则病原菌在鼻咽部繁殖，成为无症状带菌状态，或表现为上呼吸道炎症，一般多可因此获得免疫力而不治自愈。在少数情况下，当人体免疫力明显低下或侵入的病原菌数量多、毒力强时，病原菌从鼻咽部黏膜侵入血流而形成短暂的菌血症，仅少数发展为败血症。该菌可通过血脑屏障进入，继而侵犯脑脊髓膜，形成化脓性脑膜炎。其他脏器偶可发生迁徙性化脓性病灶，如心内膜炎、心包炎、肺炎等。

暴发型流脑的发病机制主要是由于脑膜炎球菌释放内毒素引起的急性微循环障碍。大量内毒素引起周围血管阻力改变，通透性增加，血管活性物质释放，激活凝血系统而发生DIC，同时引起急性微循环障碍，导致感染性休克（暴发休克型），常出现严重淤斑、出血和休克。

暴发性脑膜脑炎型则是内毒素引起脑部微循环障碍，而致脑血管痉挛、缺氧、酸中毒，继而发生脑水肿和脑实质严重损害，颅内压显著升高，严重者可发生脑疝及呼吸衰竭。

一、护理评估

（一）健康史

1. 流行病学资料

（1）传染源：为带菌者和流脑病人。病人在潜伏期末和急性期均有传染性，传染期一般不超过发病后10日。本病隐性传染率高，感染后细菌可存在于正常人鼻腔，不引起症状而成为带菌者，不易被发现，流行期间人群带菌者显著增多，故带菌者是最重要的传染源。

（2）传播途径：经呼吸道传播，病原菌主要是通过飞沫直接从空气中传播。间接传播较少。密切接触如同睡、怀抱、喂奶等等，对2岁以下婴幼儿传染本病有重要意义。

（3）易感人群：人群普遍易感，以15岁以下儿童居多，尤以6个月至2岁婴幼儿发病率最高。病后可产生持久的免疫力。

（4）流行特征：本病遍布全球，我国曾先后发生多次A群菌全国大流行，自1984年开展A群疫苗接种后，未再出现全国大流行。但近几年有上升趋势，B群和C群有增多趋势。本病全年均可发病，以冬春季为多。

2. 患病及治疗经过　询问有无与流脑病人密切接触史，了解当地流脑流行情况。询问既往的健康状况及有无类似疾患、既往有无流脑疫苗接种史等，是否伴有烦躁不安、惊厥、昏迷等症状；同时注意病人的发病季节和发病年龄；起病后经过何种处理、服药情况及其效果如何；发病过程中，病人食欲、睡眠情况，大小便及体重变化等。

（二）身体状况

潜伏期1～7日，一般为2～3日。临床可分为以下各型：

1. 普通型　最常见，占全部病例的90%以上。根据病情发展可分为四期。

（1）上呼吸道感染期：可有低热，全身不适，咽痛，咳嗽和鼻炎等，持续1～2日。多数病人无此期表现。

（2）败血症期：起病急，高热寒战，体温39～40 ℃，伴头痛，全身不适及精神萎靡等毒血症状。70%～90%的病人可有皮肤黏膜淤点或淤斑，发病数小时即可出现，开始为鲜红色，后为紫红色。病情严重者淤斑可迅速扩大，中央出现紫黑色坏死或水疱形成。约10%的病人可见口周出现单纯疱疹。持续1～2日后进入脑膜炎期。

（3）脑膜炎期：脑膜炎症状可与败血症症状同时出现。除败血症的表现外，出现明显的中枢神经系统症状：剧烈头痛、频繁呕吐、烦躁不安、颈后部及全身疼痛。神志改变以淡漠、嗜睡多见，严重者惊厥和昏迷。因神经根受刺激而出现颈项强直、克氏症和布氏症阳性等脑膜刺激征。此期持续时间不定，若治疗及时正确。病情停止进展，通常在 2～5 日内进入恢复期。

(4) 恢复期：体温逐渐下降至正常，皮疹渐消失，症状逐渐好转，神经系统检查逐渐恢复正常，一般在 1～2 周内痊愈。

婴幼儿流脑因中枢神经系统发育未成熟，表现常不典型。除高热、呕吐、拒乳外，可有烦躁、哭闹不安、尖叫、惊厥、嗜睡、前囟膨隆等神经系统症状，呼吸道和消化道症状常见，而脑膜刺激征常不明显。

2. 暴发型　本型起病急骤，病势凶险，病死率高。依临床表现可分为休克型、脑膜脑炎型及混合型。

(1) 休克型：多见儿童，起病急，突然寒战、高热、头痛、呕吐，全身皮肤黏膜出现广泛性淤点、淤斑。同时伴有精神萎靡。休克是本型重要特征，患者面色苍白，口唇发绀、脉搏细速、四肢厥冷、呼吸急促、血压下降或测不出。大多数脑膜刺激征缺如，脑脊液改变不明显。有血小板减少，凝血酶原时间延长，纤维蛋白原减少等 DIC 证据存在。血培养多阳性。

(2) 脑膜脑炎型：以脑实质损害为主要表现，患者除高热、淤斑外，剧烈头痛，频繁喷射性呕吐、反复或持续惊厥、血压上升、锥体束征阳性，并迅速陷入昏迷。严重者可发生脑疝，有呼吸衰竭现象，表现为呼吸快慢、深浅不均，甚至呼吸暂停；瞳孔大小不等，对光反射迟钝或消失；眼球固定，如不及时抢救，可因呼吸衰竭而死亡。

(3) 混合型：为最严重的类型，同时有休克和脑膜脑炎型的表现，病死率很高。

3. 轻型　多见于本病流行后期，病变轻微，可有较轻的上呼吸道感染症状皮肤黏膜可有少数细小出血点及脑膜刺激征。脑脊液改变不明显，咽培养可有病原菌。

4. 慢性败血症型　极为少见。主要发生于成人。表现为间歇发冷、发热，历时 12 小时后缓解，相隔 1～4 天再次发作，以皮肤黏膜淤点及斑丘疹、关节痛为特征，少数病人有脾肿大，需多次血培养及淤点涂片检查才能找到致病菌。病程可达数周至数月。

5. 并发症及后遗症　早期应用抗菌治疗可减少并发症及后遗症。常见并发症有中耳炎、化脓性关节炎、心内膜炎、心包炎等；常见后遗症有硬膜下积液、脑积水、耳聋、失明等，亦可有肢体瘫痪、症状性癫痫或精神障碍等。

（三）实验室及其他检查

1. 一般检查

(1) 血常规检查：白细胞计数明显增高，一般在$(10\sim20)\times10^9/L$以上，中性粒细胞升高在 80%～90%。并发淤散性血管内凝血者，血小板减少。

(2) 脑脊液：颅内压升高，脑脊液外观混浊如米汤样，细胞计数明显升高，总数经常在 $1\,000\times10^6/L$ 以上，蛋白质含量增高，糖及氯化物明显减低。病程开始 1～2 天或休克型流脑病人脑脊液检查多无明显改变。

2. 病原学检查　是确诊的重要手段。应注意标本的及时送检、保暖、及时检查。

(1) 涂片：此法简便易行。皮肤淤点(斑)处刺破，挤出少许组织液涂片染色。亦可取脑脊液离心沉淀后做涂片染色，阳性率较高，为 60%～80%。应用抗生素早期亦可获得阳性结果，是早期诊断的重要方法。

(2) 细菌培养：取淤斑组织液、血液或脑脊液进行细菌培养，应在使用抗生素前收集标本，此法阳性率较低。

3. 免疫学检查　可协助确诊，多应用于已用过抗生素药物治疗，细菌学检查阴性者。常用对流免疫电泳法、乳胶凝集试验、反向间接血试验、ELISA 法等进行脑膜炎双球菌抗原检测。

（四）心理社会状况

流脑发病急，病情重，尤其暴发型流脑病情凶险，病死率高，有的还可留下后遗症，常使病人及家属感到担忧、焦虑、恐惧。

二、护理诊断及医护合作性问题

1. 体温过高　与脑膜炎双球菌感染，导致败血症有关。
2. 营养失调　与疾病引起呕吐、昏迷导致营养摄入不足有关。
3. 有皮肤完整性受损的危险　与内毒素作用于皮肤小血管和毛细血管，出现淤点、淤斑、局部受压或皮肤不清洁有关。
4. 组织灌注量改变　与内毒素导致微循环障碍有关。
5. 有传播感染的危险　与排菌有关。
6. 潜在并发症　颅内压增高、脑疝，与脑水肿有关。

三、护理目标

1. 体温恢复正常，血压稳定；皮肤无破溃。
2. 摄取营养合理，体重增加。
3. 头痛呕吐减轻或消失，意识清醒。
4. 对传染病隔离知识有所了解；未发生并发症。

四、护理措施

1. 隔离　执行呼吸道隔离，隔离至症状消失后 3 天，一般不少于病后 7 天。

2. 生活护理

（1）休息与环境：嘱病人卧床休息，注意保暖。病室安静清洁，空气新鲜流通，定期紫外线消毒。休克型病人应绝对卧床休息，专人监护。

（2）饮食护理：给营养丰富、清淡可口、易消化的流质或半流质饮食，如牛奶、豆浆、鱼汤、蒸鸡蛋、豆腐脑、新鲜蔬菜、水果和果汁等。并协助进餐，鼓励多饮水，保证入量 1 500～2 000 ml/d。呕吐频繁不能进食者则静脉补充。昏迷者给鼻饲。

3. 病情观察

（1）定期观察生命体征的变化，严密观察病人的神志、面色、尿量及出入量情况、淤点（斑）的发展情况。尤其判断有无血压的下降、发绀等休克体征并详细记录，报告医生并按休克病人进行护理。

（2）发现意识障碍加重，有抽搐先兆，瞳孔对光反射迟钝或消失，眼球固定，瞳孔缩小或散大，或忽大忽小等颅内高压症状或脑疝征象；呼吸快慢深浅不均等，呈双吸气、叹息样等中枢性呼吸衰竭表现，及时与医生联系，遵医嘱应用脱水剂和呼吸兴奋剂。

4. 用药护理

(1) 磺胺药的主要毒性反应为肾功能损害，药疹等。服药期间鼓励病人多喝水，给予等量碳酸氢钠，以碱化尿液；每日做尿常规检查，观察有无血尿；有肝肾疾病、新生儿、有脱水、酸中毒或无尿者不宜使用。

(2) 青霉素须经皮试阴性方可使用，大量青霉素 G 钾盐可引起高钾血症，故不能作静脉注射。

(3) 氯霉素毒性大，可引起白细胞减少，严重皮疹，故使用本药期间要定期做血常规检查，一旦白细胞减少即停用。新生儿禁用。与青霉素合用时，应先用青霉素 3 小时后再用氯霉素，以免影响青霉素疗效。

(4) 应用脱水剂治疗时，注意观察出入量。发生 DIC 应用肝素治疗时，注意用法、剂量、间隔时间，并注意过敏反应及观察有无自发性出血。

知 识 链 接

流行性脑脊髓膜炎的治疗要点

早期、大剂量、联合应用易透过血-脑屏障的杀菌药。静脉持续滴注，保持脑脊液中有效的药物浓度，是治疗成功的关键。

(1) 普通型：一般治疗，呼吸道隔离，保持水、电解质平衡；病原治疗首选青霉素，还可用头孢菌素、氯霉素、磺胺药等；对症治疗。

(2) 暴发型：休克型，尽早使用有效抗生素治疗，积极抗休克治疗；脑膜脑炎型：减轻脑水肿，防治脑疝及呼吸衰竭为治疗重点。

5. 对症护理

(1) 高热护理：体温超过 39 ℃者，给额部冷敷或枕冷水袋，32～36 ℃温水擦浴。体温过高、头痛严重者遵医嘱给解热镇静剂。高热反复惊厥者遵医嘱给亚冬眠治疗。

(2) 皮肤护理

1) 避免损伤：床单位须清洁平整，内衣宜宽松柔软，勤换洗。翻身(或床上使用便器)时避免拖、拉、拽等动作，防止皮肤擦伤。经常修剪指甲，勿抓挠皮肤淤点(斑)处。

2) 避免受压：防止淤点(斑)局部受压，必要时使用气垫、空心圈或翻身床等予以保护。骨突出受压的部位可用 3%～5%樟脑乙醇按摩，每天 2 次，按摩后洒以滑石粉或爽身粉，以防压疮发生。

3) 淤斑破溃护理：先用无菌生理盐水冲洗局部再涂以抗生素软膏；小水泡可自行吸收，大水泡须予抽液减压处理；大面积破溃者给予消毒纱布外敷，继发感染须定时换药；肢体肿胀明显时予以抬高 25°～30°。皮肤破溃渗出时，予以鹅颈灯照烤每日 2 次，每次 15～30 分钟，防烫伤。大面积皮肤破溃坏死，不能自行修复，须行植皮治疗。因病人淤斑处组织液含有细菌，护理淤斑时须戴手套。

4) 病人所用的尿布、内衣裤、毛巾、床单等须消毒后再使用。

5) 昏迷病人设保护架，做好眼、口腔和皮肤护理。

(3) 降低颅内压:脱水剂常用20%甘露醇每次1～2 g/kg,每6～8小时快速静脉推注或静脉快速滴注1次,常与地塞米松合用,以防止发生脑疝及呼吸衰竭。脱水剂应用过程中必须注意水、电解质的平衡。对于呼吸衰竭患者应给予吸氧,并保持呼吸道通畅,应用呼吸兴奋剂,必要时气管切开及应用人工呼吸器。

(4) 循环衰竭(休克型)护理:具体措施包括:①患者取中凹式休克体位,也可采取平卧位与休克体位相交替的方式。②每15～30分钟监测生命体征1次,密切观察神志、面色、肢端肤色、尿色、准确记录出入量等。③给氧,保暖。一般采用鼻导管给氧,氧流量约2～4 L/分,必要时4～6 L/分;用45～50 ℃热水袋置于足部,改善周围血循环。④立即建立静脉通道,用粗大针头,选择易于固定的较大血管。遵医嘱进行抗休克,中毒症状严重的适当应用肾上腺皮质激素,注意输液速度,准确记录24小时液体出入量。

6. 心理护理　因暴发型流脑病情危重,病死率高,病人、家属均可产生紧张、顾虑及恐惧等心理,此时,护理人员要镇静,等候在病人床前,密切观察病情变化,同时要有同情心、爱心、热心,关心病人,以取得病人及家属的信赖,使其产生安全感。还应耐心向病人及家属介绍该病的有关知识,鼓励病人,使其树立战胜疾病的信心,与医护人员合作,争取抢救获得成功。

五、护理评价

1. 病人体温降至正常。
2. 皮肤淤斑吸收消失,无破损。
3. 神经精神系统恢复正常。
4. 对流脑的知识有了解,并配合医护人员做好隔离消毒。
5. 无并发症发生。

六、健康教育

1. 预防疾病指导　流脑流行季节前可应用脑膜炎球菌A群多糖体菌苗进行预防接种,是目前我国控制流脑的主导预防措施,注射对象为15岁以下儿童,可明显降低发病率。密切接触者可用药预防,如复方磺胺嘧啶,成人每日2 g,儿童儿童每日50～100 mg/kg,分2次口服,连用3日,并医学观察7天。流行季节尽量避免到人多拥挤的公共场所,并保持室内通风。

2. 对病人的指导　病人出院后要继续加强营养,注意休息,保持皮肤、口腔清洁,待体力恢复后逐步锻炼身体,提高机体抵抗力。少数病人可留下后遗症,应指导家属进行切实可行的功能锻炼、按摩、推拿、理疗等,以促使病人早日康复。

案例3-5分析

1. 患者的临床表现特点　高热,剧烈头痛,呕吐,皮肤淤点淤斑,神志恍惚,烦躁。体温39 ℃,脉搏92次/分,心肺(—),腹平软,颈项强直,克氏征阳性。实验室检查:白细胞计数12.8×10^9/L,中性粒细胞81.8%。初步评估为流脑。

2. 患者发病的原因　发病在12月20日,为流脑流行季节,又没有接种过流脑疫苗。临床评估需要进一步检查:脑脊液检查;病原学检查(涂片、细菌培养)等。

3. 该患者存在的主要护理问题

(1) 体温过高：与脑膜炎双球菌感染，导致败血症有关。

(2) 有皮肤完整性受损的危险：与内毒素作用于皮肤小血管和毛细血管，出现淤点、淤斑、局部受压或皮肤不清洁有关。

(3) 有传播感染的危险：与排菌有关。

(4) 潜在并发症：颅内压增高、脑疝，与脑水肿有关。

(5) 心理护理：与不了解疾病，缺乏相关知识有关。

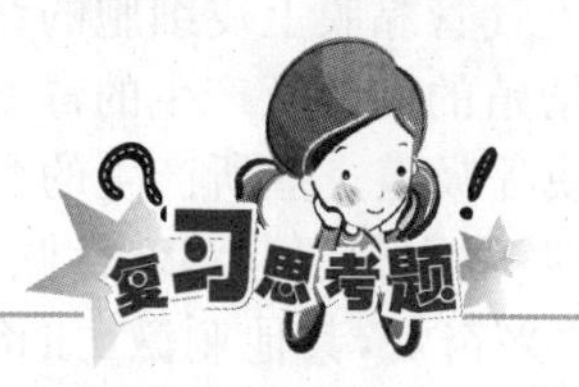

1. 说说如何预防流脑。
2. 简述流脑的临床特征，主要护理问题与护理措施。

（孙美兰）

第六节　百日咳病人的护理

案例 3-6　患者，女，5 岁，痉挛性咳嗽伴鸡鸣样吼声 3 天入院。

患者 10 天前因受凉出现轻微发热、打喷嚏、流涕。自服感冒药无好转，小便正常。查体：体温 37 ℃，脉搏 88 次/分，呼吸 20 次/分，血压 118/80 mmHg。眼睑轻度水肿、眼结膜充血。心肺(—)，腹平软，无肌紧张和反跳痛，肝脾未及。

问题：

1. 该患者的临床表现有何特点？初步评估为什么？
2. 临床评估需要进一步做哪些检查？
3. 该患者存在哪些护理问题？

学　习　目　标

1. 掌握百日咳的主要临床特征、护理诊断及医护合作性问题、护理措施。
2. 熟悉百日咳的流行病学特征、实验室检查要点。
3. 了解百日咳的发病机制。
4. 尊重传染病患者的身心需求，体现出护士的爱伤精神和人文关怀。

百日咳(pertussis,whooping cough)是由百日咳杆菌引起的小儿急性呼吸道传染病。其临床特征为阵发性痉挛性咳嗽伴有深长的“鸡鸣”样吸气性吼声。如未得到及时有效的治疗,病程可迁延2～3个月左右,故称“百日咳”。本病传染性很强,常引起流行。患儿的年龄越小,病情越重,可因并发肺炎、脑病而死亡。近三十年来,由于菌苗的广泛接种,我国百日咳的流行已大大减少。

致病菌为革兰染色阴性的卵圆形短小杆菌,无鞭毛、芽胞。专性需氧,初次分离培养时营养要求较高,需用马铃薯血液甘油琼脂培养基才能生长。本菌抵抗力弱,离开人体后很快死亡。56 ℃ 30分钟、日光照射1小时可致死亡。对紫外线及常用化学消毒剂均很敏感。百日咳杆菌侵入易感者呼吸道后,先附着在喉、气管、支气管、细支气管黏膜上皮细胞的纤毛上在纤毛丛中繁殖并释放内毒素,导致柱状纤毛上皮细胞变性,增殖的细菌及产生的毒素使上皮细胞纤毛麻痹,上皮细胞的蛋白合成降低,亚细胞器破坏,使呼吸道炎症所产生的黏稠分泌物排除障碍,滞留的分泌物不断刺激呼吸道末梢神经,通过咳嗽中枢引起痉挛性咳嗽,直至分泌物排除为止。由于长期咳嗽刺激咳嗽中枢形成持久的兴奋灶,其他刺激(如检查咽部、饮水及进食)亦可反射性引起咳嗽痉挛性发作,当分泌物排除不净,可导致不同程度的呼吸道阻塞,以至引起肺不张、肺气肿、支气管扩张及感染;长期剧烈咳嗽还可使肺泡破裂形成纵隔气肿和皮下气肿;痉咳不止,使脑部缺氧、充血、水肿并发百日咳脑病;还可引起面部水肿,眼结膜及颅内出血。

一、护理评估

(一)健康史

1. 流行病学资料

(1) 传染源:患者是唯一的传染源,非典型或轻型患者在本病的流行中起着更重要的作用。从潜伏期末1～2天至发病后6周内都有传染性,以病初1～3周为最强。少见带菌者。

(2) 传播途径:咳嗽时病原菌随飞沫传播,易感者吸人带菌的飞沫而被感染,由于该菌在体外生存力弱,间接传播可能性小。

(3) 易感人群:人群对百日咳普遍易感,新生儿也不例外,因自胎盘传入的母体抗百日咳抗体,为非保护性抗体,不能保护新生儿。病后可获得持久免疫力。

(4) 流行特征:本病分布遍及全世界,多见于寒带及温带,全年均可发病,但以冬、春两季高发。发病以5岁以下婴幼儿多见。平常为散发,在幼儿园等集体机构、居住条件差的地区可发生局部流行。

2. 患病及治疗经过　了解病人的发病经过,如发病时间、诱因、主要症状及其特点、病情的进展情况,尤其是咳嗽的临床特征,是否伴有发绀、惊厥等症状;起病后经过何种处理、服药情况及其效果如何;发病过程中病人食欲、睡眠情况,大、小便及体重变化等。

(二)身体状况

潜伏期3～21天,一般为7～10天。

1. 前驱期　自发病至出现阵发性痉挛性咳嗽,一般为7～10天。与一般上感咳嗽相似,最初有咳嗽、打喷嚏、流涕等,伴低热约3天,以后咳嗽日渐加重,常日轻夜重。

2. 痉咳期　出现明显的阵发、痉挛性咳嗽,一般持续2～6周,亦可长达2个月以上。痉咳特点为成串、接连不断的痉挛性咳后,伴一次深长吸气,此时因较大量空气急促通过痉挛着的声门发出一种特殊的高音调鸡啼样吸气性吼声,然后又发生一次痉咳,反复多次,直至咳出大量黏稠痰液,同时常伴呕吐。痉咳时患儿常面红唇绀,舌向外伸、表情焦急、颈静脉怒张、躯体弯曲。由于剧咳可致面部、眼睑水肿，眼结膜出血、鼻出血，重者颅内出血、痉咳次数随着病势发展而增多，每于进食、哭闹、受凉、烟尘刺激、情绪激动等情况诱发。痉咳间歇期患儿玩耍活动如常。本期若无并发症，体温多正常。

3. 恢复期　此期痉咳缓解、吼声消失至咳嗽停止，精神、食欲恢复正常。为2～3周。并发肺炎、肺不张等其他病症，可迁延不愈，持续数月。

整个病程中体检很少阳性发现，痉咳严重时已有切齿的小儿，可见舌系带溃疡、新生儿和3个月以下婴儿常不出现典型痉咳，多见咳数声后即发生屏气、发绀，以至窒息、惊厥或心脏停搏。成人百日咳一般较轻，仅有持续咳嗽。

（三）实验室及其他检查

1. 一般检查　血常规检查：发病早期外周血白细胞计数升高，痉咳期最为明显，常为$(20\sim50)\times10^9/L$，其中以淋巴细胞为主，一般达60%以上，亦有高达90%以上者，多为成熟的小淋巴细胞。有继发感染时中性粒细胞增高。

2. 病原学检查

(1) 细菌培养：发病早期采用鼻咽拭子或咳碟法培养阳性率较高，发病第1周可达90%左右，以后逐渐降低，至第4周阳性率只有2%。

(2) 荧光抗体法：用鼻咽拭分泌物涂片，或鼻腔黏膜压片，以荧光抗体染色检测特异抗原，在早期阳性率达75%～85%可协助诊断，但要注意有假阳性。

3. 血清学检查　留取急性期和恢复期双份血清。用血凝抑制试验或补体结合试验方法检测特异性抗体，主要用于回顾性诊断或不典型病例的辅助诊断；酶联免疫吸附试验可以测定百日咳特异性IgM、IgG、IgA抗体作为早期诊断的依据，对细菌培养阴性者更有意义。

（四）心理社会状况

了解患者对该疾病的认知程度以及疾病给其带来的心理焦虑；了解患者家长对痉挛性咳嗽等症状的心理反应、应对措施及效果；家庭及亲友对患者支持度等。

二、护理诊断及医护合作性问题

1. 清理呼吸道无效　与痰液黏稠不易咳出有关。

2. 营养失调：低于机体需要量　与痉挛性咳嗽引起呕吐或进食困难导致的能量供求失衡有关。

3. 有传播感染的危险　与排菌有关。

4. 潜在并发症　肺炎、脑病。

三、护理目标

1. 能进行有效咳嗽、排痰，保持呼吸道通畅。

2. 营养状况得到改善，体重正常。

3. 患者住院期间不发生并发症或并发症被及时发现和处理。

四、护理措施

1. 隔离　严格执行呼吸道隔离措施，至发病后40天，或痉咳开始后30天后解除隔离。

2. 生活护理

(1) 休息与环境：急性期应卧床休息，病室安静清洁，空气新鲜流通，温度适宜。

(2) 饮食护理：给营养丰富、易消化、富含维生素的饮食，少量多餐，必要时给予静脉补充,以保证摄入量。

3. 病情观察

(1) 注意观察痉挛性咳嗽情况,痰液情况,呕吐次数和量。

(2) 观察有无呼吸暂停、抽搐,有无黏膜出血、发生疝气,大、小便失禁等情况。

4. 用药护理　遵医嘱用药,一般可采用红霉素、氯霉素、氨苄西林、卡那霉素以及复方磺胺甲基异嘧唑。重症患者应短期应用皮质激素,若有并发症,应做相应处理。

5. 对症护理

(1) 痉咳护理:病儿痉咳时,协助侧卧或坐起,自下而上、由外向内轻拍背部,按压腹部或使用腹带包扎,往往可以减轻因腹肌紧张所引起的腹痛,而且有助于痰液排出。若咳嗽频繁者可应用镇咳药、祛痰药。痰液黏稠不易咳出,蒸汽吸入或超声雾化可稀释痰液,湿润呼吸道。若每次痉咳伴呕吐者,腹部可束带,以减轻咳时痛苦,并可节制呕吐。若发现呼吸困难,不咳时也有口唇发绀、抽风等,应立即去医院诊治。

(2) 口腔护理:每日用温盐水清洁口腔 3～4 次,每次咳嗽及呕吐后,要用温开水漱口,以保持口腔清洁。若舌系带溃疡并发细菌感染者,可用棉签蘸 1%双氧水洗净溃疡面,然后涂1%的甲紫。若是口唇溃疡者,洗净后可涂金霉素软膏。

6. 心理护理　对病人及其家属进行相关知识的教育,对病人及其家庭成员更应做到及时、细致、耐心的心理护理,动作轻巧熟练,且避免引起痉挛性咳嗽发作的诱因。

五、护理评价

1. 患者病情是否得到控制,能否进行有效咳嗽、排痰。

2. 营养状况是否得到改善。

3. 无并发症发生。

六、健康教育

1. 预防疾病指导　接种百白破混合制剂是目前我国控制百日咳的主导预防措施。在出生后 3 个月可进行基础免疫,每月 1 次,共 3 次。流行季节尽量避免到人多拥挤的公共场所,并保持室内通风。

知识链接

白百破三联疫苗

白百破三联疫苗是由白喉类毒素、百日咳菌苗和破伤风类毒素按适当比例配置成的,儿童注射后能同时起到预防百日咳、白喉、破伤风三种传染病的作用。按照我国儿童计划免疫程序的规定,白百破的基础免疫是在 3 月、4 月、5 月龄时,各接种 1 次,间隔 1 个月,1 岁半至 2 岁时加强 1 针。必须 3 针注射结束,才能起到有效的预防作用。

2. 对病人的指导　讲解痉挛性咳嗽的诱因、临床经过，帮助患者和家属积极配合医护人员，减少发作次数。

案例3-6分析

1. 患者的临床表现特点　女，5岁，痉挛性咳嗽伴鸡鸣样吼声，眼睑轻度水肿、眼结膜充血。

2. 临床评估需要进一步检查　血常规检查；病原学检查（细菌培养，特异性抗体检测）等。

3. 该患者存在的护理问题

(1) 清理呼吸道无效：与痰液黏稠不易咳出有关。

(2) 有传播感染的危险：与排菌有关。

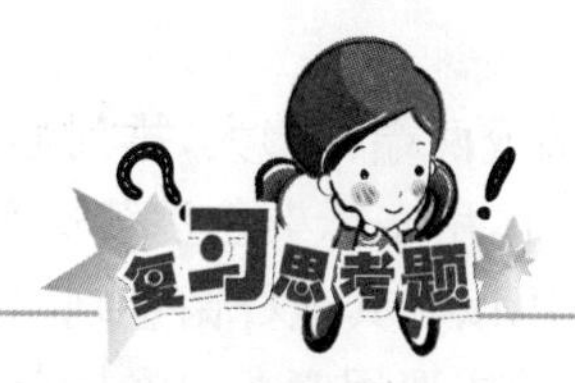

1. 说说如何预防百日咳。
2. 简述百日咳的临床特征，主要护理问题与护理措施。

（孙美兰）

第七节　白喉病人的护理

案例3-7　患者，男，34岁，发热、咽痛、声嘶3天入院。

患者3天前晨起发热，咽痛，声音嘶哑。畏寒，无寒战，并自觉头痛、乏力、食欲减退、精神萎靡。自服感冒药无明显好转。查体：体温39 ℃，脉搏90次/分，呼吸20次/分，血压118/70 mmHg。急病面容，精神萎靡，扁桃体Ⅱ度肿大，扁桃体上有片状灰白色假膜。表面光滑，周边充血。颌下淋巴结肿大伴压痛，未见皮疹，心肺(—)，腹平软，肝、脾未及。

问题：

1. 该患者的临床表现有何特点？初步评估为什么？
2. 患者发病的原因是什么？临床评估需要进一步做哪些检查？
3. 该患者存在哪些护理问题？

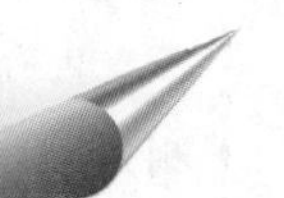

学 习 目 标

1. 掌握白喉的主要临床特征、护理诊断及医护合作性问题、护理措施。
2. 熟悉白喉的流行病学特征、实验室检查要点。
3. 了解白喉的发病机制。
4. 尊重传染病患者的身心需求，体现出护士的爱伤精神和人文关怀。

白喉(diphtheria)是由白喉杆菌引起的急性呼吸道传染病。临床上以咽、喉或鼻等处假膜形成和外毒素吸收引起的全身中毒症状为特征。严重者可发生中毒性心肌炎和周围神经麻痹等并发症。中毒性心肌炎是造成死亡的主要原因，故在制定护理措施时要加强防范护理。该疾病好发于秋冬季，儿童发病率高。

白喉杆菌为革兰染色阳性棒状杆菌。菌体细长略弯曲，一端或两端稍膨大，排列形态多变，如树枝状，长短不一。菌体内有浓染色颗粒，称异染颗粒，菌体用奈瑟染色呈黄褐色，颗粒呈黑蓝色，此种明显的异染颗粒的颜色与菌体的颜色特点可用以与其他杆菌鉴别。该菌可产生外毒素，它是一种具有高度抗原性的复合蛋白质，是致病的主要因素。白喉杆菌在外界的生活力较强，能耐寒冷，耐干燥，在干燥的假膜内可活数天，在水及牛奶中可活数周，在污染的玩具上可存活1～3个月，但对热抵抗力较弱，加热60℃10分钟即可被杀死。对一般消毒剂均敏感，5%苯酚1分钟即灭活。

白喉杆菌随飞沫侵入上呼吸道后，如机体抵抗力低下时，即在咽、喉、鼻等部位黏膜表层组织繁殖，分泌特殊的外毒素，这种外毒素能阻碍细胞内蛋白质合成过程，引起局部黏膜上皮细胞坏死，黏膜血管扩张，大量纤维蛋白及白细胞渗出。纤维蛋白、白细胞、坏死的组织细胞和细菌等凝固成纤维蛋白膜，形成本病特征性假膜。这种假膜呈灰白色、结构致密、表面光滑、边缘清楚，并与组织紧密粘连，不易剥离与脱落，强行剥离可引起假膜底部的黏膜出血。在喉、气管、支气管形成的假膜与黏膜粘连不紧，易脱落，会发生机械性梗阻造成窒息。毒素的吸收因假膜的部位和范围大小而异，咽部的外毒素最易吸收，扁桃体次之，而喉、气管的吸收量最少。

白喉杆菌分泌的外毒素由局部吸收后，通过淋巴和血流到达全身引起全身毒血症，外毒素与组织细胞迅速结合，抑制细胞蛋白质的合成，引起中毒坏死和退行性病变，如引起中毒性心肌炎、心脏扩大柔软、心肌细胞肿胀及脂肪变性。神经系统主要是末梢神经受损，并以运动神经为主，髓鞘发生脂肪变性、神经轴断裂等。由于脊髓前角运动神经元无坏死，在恢复过程中神经可再生。此外肾脏可发生间质性肾炎，肾上腺可有脂肪变性。

一、护理评估

（一）健康史

1. 流行病学资料

(1) 传染源：白喉患者、恢复期带菌者或健康带菌者。病人自潜伏期末具有传染性。不典型、轻型及鼻白喉病人，极易漏诊，为流行时重要传染源。部分恢复期病人仍可排菌，虽然排菌量较少；还有健康带菌者，难发现，而且又活动在人群之中，因而在白喉流行时也是重要的传染源。

(2) 传播途径:主要通过空气飞沫传播,亦可通过污染的手、玩具、食具、食物等传播,偶可经破损皮肤或黏膜侵入。

(3) 易感人群:人对白喉杆菌均易感,儿童易感性更高。一次患病后可获得持久的免疫力。

(4) 流行特征:白喉在世界各国都有发生,但多发生在温带地区,而秋冬季较多,一般以9月份开始逐渐增多,10～11月份达高峰,12月份开始下降。出生6个月以后发病率开始逐渐上升,1～5岁发病率最多。近年来,由于生活条件的改善及广泛推行白喉类毒素的预防接种,儿童白喉的发病率显著下降。但每年白喉在成人中流行的比较多见,这是值得注意的问题。

2. 患病及治疗经过　了解病人的发病经过,如发病时间、诱因、主要症状及其特点、病情的进展情况,尤其是发热、咽痛的临床特征,是否伴有精神萎靡、面色苍白、恶心呕吐、呼吸困难、脉快而细弱等症状。起病后经过何种处理、服药情况及其效果如何。发病过程中,病人食欲、睡眠情况,大小便及体重变化等。

（二）身体状况

潜伏期1～6日,一般为2～4日。根据病变部位不同,可分咽白喉、喉白喉、鼻白喉及其他部位白喉。

1. 咽白喉　最常见,占发病人数的80%左右。根据假膜范围大小及全身中毒症状的轻重又分为四型:

(1) 轻型:全身症状较轻,可不发热或仅为低热,咽部症状极轻,仅轻微咽痛,扁桃体轻度红肿,假膜呈点状或小片状局限于扁桃体上。有时无假膜,但白喉细菌培养阳性。

(2) 普通型:起病缓慢,咽部症状明显,有咽痛,咽部红肿。扁桃体Ⅰ～Ⅱ度肿大,扁桃体上有片状假膜,或逐渐扩大,延及腭弓、腭垂和咽后壁。假膜呈灰白色,表面光滑,开始薄,继而变厚,周边充血。常伴有颌下淋巴结肿大伴压痛,但其周围组织无水肿。全身中毒症状较明显,有发热,体温可达39℃以上,头痛、乏力、食欲减退、精神萎靡等。婴幼儿可出现烦躁,哭闹和流口水等,此型可出现心肌炎及神经麻痹等并发症。

(3) 重型:假膜迅速扩大,延及鼻、咽部及喉部。假膜由薄变厚,呈灰白色,若有其他细菌混合感染或出血时,可呈黄色、污秽或黑色。假膜周围的黏膜红肿明显,扁桃体明显肿大,口有臭味。颈部淋巴结肿大,有压痛。全身中毒症状严重,可有高热、面色苍白、恶心呕吐、咽痛明显,呼吸困难、脉快而细弱等,严重者可有血压下降等循环衰竭表现,多并发中毒性心肌炎。

(4) 极重型:较少见。起病急骤,假膜范围更广泛,多呈黑色。扁桃体和咽部高度肿胀,影响呼吸及吞咽,若有坏死或溃疡,口有特殊腐臭味。颈部淋巴结肿大,颈部及锁骨上窝软组织明显水肿,呈现白喉特殊中毒表现,称为“牛颈”。全身中毒症状较重型更为严重,高热、烦躁不安、面色苍白、口唇发绀、脉搏细速、血压下降,有的出现心脏扩大,心律失常等中毒性心肌炎的发生。病死率极高。

2. 喉白喉　多数为咽白喉向下蔓延所致,但约有25%为原发性,原发性喉白喉毒素吸收少中毒症状轻。除有咽白喉的特点外,早期主要表现为犬吠样咳嗽,声音嘶哑,进一步发展出现吸气性呼吸困难,且为进行性加重。常有鼻翼翕动、“三凹征”,患者烦躁不安,口唇青紫,如不即使抢救,病人常因缺氧、窒息或者全身衰竭而死亡。

3. 鼻白喉　较少见，可单独存在，或与咽、喉白喉并存。多发生于婴儿，症状轻，易漏诊。主要表现为鼻塞，流血性浆液性鼻涕，上唇或鼻孔外周皮肤发红糜烂，表皮脱落，可有微热，张口呼吸，吮乳障碍，睡眠不安等症状。鼻前庭或鼻中隔上可见灰白色假膜。若鼻白喉继发于咽、喉白喉时全身中毒症状较重。

4. 其他部位白喉　极少见，皮肤白喉在热带地区较多见，表现为慢性溃疡，其他尚有眼结膜、外耳道、口腔、食管、宫颈、外阴及新生儿脐部断端均可发生白喉。

（三）实验室及其他检查

1. 一般检查

(1) 血常规检查：白细胞计数高达$(10\sim20)\times10^9/L$，中性粒细胞增多。

(2) 亚碲酸钾试验：用20%亚碲酸钾甘油涂于假膜，10～20分钟后，假膜变黑色为阳性，提示白喉。

2. 病原学检查

(1) 涂片：咽拭子涂片染色检查可找到棒状杆菌，方法简单迅速，但不易与类白喉杆菌鉴别。

(2) 细菌培养：取假膜边缘组织或分泌物在凝固培养基上培养可鉴定该菌。

3. 免疫学检查：荧光抗体法检查，鼻咽拭子涂片，用荧光抗体检查，特异性强，阳性率高，可作为早期诊断方法。还可做锡克试验与细菌毒力试验，二者均为阳性方可评估为白喉。

（四）心理社会状况

早期常因诊断不明确时而存在疑虑、焦虑。当给予实行隔离治疗，暂时与家人、社会交往中断时，可导致心理上的孤独感，加之中毒症状严重时，又会引起紧张、烦躁不安、恐惧心理。

二、护理诊断及医护合作性问题

1. 体温过高　与白喉杆菌感染，导致毒血症有关。
2. 口腔黏膜完整性受损　与咽喉部炎症有关。
3. 有窒息的危险　与该处假膜形成所导致气道狭窄或假膜脱落造成梗阻有关。
4. 恐惧　与知识缺乏有关。
5. 有传播感染的可能　与病原体播散有关。
6. 潜在并发症　中毒性心肌炎、周围神经麻痹。

三、护理目标

1. 患者体温正常，保持口腔清洁、卫生，呼吸道黏膜无损伤破溃。
2. 气道通畅，呼吸平稳，未发生阻塞。
3. 无中毒性心肌炎及周围神经麻痹等并发症的发生。

四、护理措施

1. 隔离　严格执行呼吸道隔离措施，隔离至症状消失，隔天2次咽拭子培养阴性；或症状消失后14天。

2. 生活护理

(1) 休息与环境：病人严格卧床休息3周，有心肌炎表现者延至6周以上。病室保持环境安静，空气新鲜，温暖湿润。室温应维持在20～30 ℃，相对湿度保持在50%～60%。

(2) 饮食护理：鼓励病人进食，少吃多餐。可给予高热量含丰富维生素易消化的流质、半流质或软食。进食少者，遵医嘱静脉营养。保持口腔清洁，协助病人用过氧化氢溶液或生理盐水漱口，每天数次，以减轻口臭，并可增加食欲感。

3. 病情观察

(1) 密切观察体温、脉搏、呼吸、血压、心率、心律及精神的变化。如有条件者，可给予心电监护。

(2) 若病人发音不清，说话带鼻音，饮水或进流质时从鼻孔呛出，腭垂反射消失等，应及时通知医生。

4. 用药护理　应用白喉抗毒素是治疗患者的特效疗法，应用注意：

(1) 白喉抗毒素系马血清制剂：属异种蛋白。为防止血清过敏反应，故注射前必须询问患者既往有无马血清注射史，有无过敏性疾病史，注射前做马血清皮肤过敏试验，阴性者方可使用。若为阳性反应者，则需用脱敏处理后才能应用。注射前应备好肾上腺素及肾上腺皮质激素，以防万一出现过敏反应。

(2) 脱敏疗法：采取抗毒素小剂量逐渐递增的脱敏方法。首先采用1∶20稀释清0.05 ml皮下注射，如无反应，再依下列顺序每隔20分钟注射一次：①0.05 ml稀释20倍的抗毒素，皮下注射；②0.05 ml稀释10倍的抗毒素，皮下注射；③0.1 ml不稀释抗毒素，皮下注射；④0.2 ml不稀释抗毒素，皮下注射；⑤0.5 ml不稀释抗毒素，肌内注射；⑥1 ml不稀释抗毒素，静脉注射；⑦其余的估计治疗剂量以肌内或静脉给予，在脱敏治疗过程中若发生反应，下一次必须减量。

抗生素与抗毒素同时应用，以尽快杀灭白喉杆菌，减少外毒素，防止病灶扩大。首选青霉素，对白喉杆菌各型均有效。剂量：轻症，每日5万～10万IU/kg。重症，每日20万～40万IU/kg，分2次，静脉滴注。疗程7～10日。也可用阿莫西林，剂量，每日50～100 mg/kg，分3次口服。如对青霉素过敏，可用红霉素每日30～50 mg/kg，分3次口服。也可用阿奇霉素。

5. 对症护理

(1) 口腔护理：协助患者每天数次用生理盐水或过氧化氢溶液漱口，以减轻口臭，并可增加食欲感。

(2) 咽痛护理：可用雾化吸入或中药喷剂喷洒咽部。

(3) 喉梗阻护理：①及时清理呼吸道分泌物及脱落的假膜，给予吸氧，并及时通知医生。②若喉梗阻已达到Ⅲ度，立即通知医生并做好气管切开前的一切准备工作。③做好术前、术中、术后常规护理。

6. 并发症护理

(1) 中毒性心肌炎：最常见，病人严格卧床休息3周，有心肌炎表现者延至6周以上，饮食不可过饱，保持大便通畅。静脉注射高渗糖、能量合剂、维生素C、维生素B_6等。

(2) 周围神经麻痹。

7. 心理护理　对病人及其家属进行相关知识的教育，对病人应给予及时、细致、耐心的心理护理，增加与病人交谈的时间与次数，给予病人真诚的安慰和帮助，以消除其焦虑心理，使病人更好地配合治疗、护理，能早日康复。

五、护理评价

1. 疼痛是否减轻。
2. 呼吸道是否通畅，有无发生窒息。
3. 有无出现并发症或并发症症状是否好转。

六、健康教育

1. 预防疾病指导　指导病人和家属学习、认识本病的有关知识。预防接种是预防白喉的主导性措施。有主动免疫和被动免疫。对幼儿可接种百白破混合疫苗。对易感接触者，可用白喉抗毒素被动免疫。

2. 对病人的指导　告诉病人及家属痊愈出院后，仍须注意休息。增加营养，避免精神过度兴奋或过度劳累，以防心衰发生。

案例 3－7 分析

1. 患者的临床表现特点　发热、咽痛、声嘶。体温 39 ℃，脉搏 90 次/分，呼吸 20 次/分，血压 118/70 mmHg。急病面容，精神萎靡，扁桃体Ⅱ度肿大，扁桃体上有片状灰白色假膜。表面光滑，周边充血。颌下淋巴结肿大伴压痛，未见皮疹，心肺(—)，腹平软，肝脾未及。初步评估为白喉。

2. 患者发病的原因　可能是易感者，与传染源接触后感染。

临床评估需要进一步检查：血常规检查，病原学检查(细菌涂片、培养)等。

3. 该患者存在的护理问题

(1) 体温过高：与感染病原体有关。

(2) 咽痛：与咽喉部炎症有关。

(3) 潜在并发症：中毒性心肌炎、周围神经麻痹。

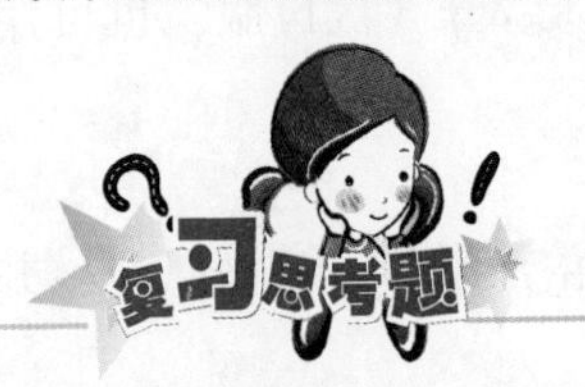

1. 说说如何预防白喉。
2. 简述白喉的临床特征，主要护理问题与护理措施。

（孙美兰）

第四章 钩端螺旋体病病人的护理

案例4 患者,男,32岁,发热、乏力、全身酸痛、眼红2天入院。

患者家乡今年夏天发生了水灾,洪水退后,患者2天前突然发热,体温38.6 ℃,畏寒,全身乏力、酸痛。自服感冒冲剂无好转。查体:体温38.9 ℃,脉搏88次/分,呼吸20次/分,血压120/80 mmHg。急病面容,眼结膜充血,表浅淋巴结肿大、压痛,腓肠肌压痛。未见皮疹。心肺(—),腹平软,肝脾未及。

问题:

1. 该患者的临床表现有何特点?初步评估为什么?
2. 患者发病的原因是什么?临床评估需要进一步做哪些检查?
3. 该患者存在哪些护理问题?

学习目标

1. 掌握钩端螺旋体病的主要临床特征、护理诊断及医护合作性问题、护理措施。
2. 熟悉钩端螺旋体病的流行病学特征、实验室检查要点。
3. 了解钩端螺旋体病的发病机制。
4. 尊重传染病患者的身心需求,体现出护士的爱伤精神和人文关怀。

钩端螺旋体病(leptospirosis),简称钩体病,是致病性钩端螺旋体引起的动物源性传染病。鼠类和猪是主要传染源,钩体侵入人体内引起钩体败血症,表现为急性发热、全身肌肉酸软,重者并发肺出血、黄疸出血、肾衰竭或脑膜脑炎。青霉素G等抗生素的抗菌效果好。本病各型的预后悬殊,轻者多数可以自愈;缺乏免疫力者病情较重,少数并发肺弥漫性出血、重度黄疸出血型、肾衰竭与重度脑膜脑炎型者病死率较高。

致病性钩端螺旋体,简称钩体。菌体细长,螺旋紧密,一段或两端有钩,扭转运动,穿透能力强,革兰染色阴性,镀银染色呈黑色或褐灰色,微嗜氧菌,常用含兔血清的柯氏培养基,也可接种于幼龄豚鼠腹腔内分离,自然界中生活能力强,对日光、干燥、酸、一般消毒剂敏感。在人的胃液中30分钟内可死亡。在胆汁中迅速被破坏,以致完全溶解。在碱性水中(pH7.2~7.4)

能生存1～2个月，在碱性尿中可生存24小时，但在酸性尿中则迅速死亡。

钩体穿过黏膜或受损的皮肤进入血流，迅速地进入血中大量繁殖，形成钩体败血症，引起全身性毛细血管感染中毒性损伤，而导致临床上严重的中毒症状与有关内脏的病变。多数病人为单纯败血症，内脏损害轻。少数伴有较重的内脏损害，形成相应的并发症，如肺出血、肝炎、间质性肾炎、脑膜炎等。恢复期可出现免疫病理反应，引起眼及中枢神经等的"后发症"。肺弥漫性出血的机制为：肺微血管损伤，但未形成破口，红细胞是由微血管内皮细胞连接处的小穴渗出，流出的血液经久不凝，当聚积到一定量时，出现口鼻涌血的大出血。

知 识 链 接

钩体病患者的尿有时排菌达半年左右，因尿为酸性，多不适宜钩体的生长。另外隐性感染可成为健康带菌者，但因排菌率不高、排菌不规则，所以人作为传染源的意义被忽略。

一、护理评估

（一）健康史

1. 流行病学资料

（1）传染源：多种动物可感染钩体并带菌，主要是鼠类和猪，其次为犬。病人作为传染源的可能性不大。

（2）传播途径：主要通过接触疫水传播，侵入皮肤黏膜。其次可通过接触患病动物的皮毛、排泄物等而获得感染。

（3）易感人群：普遍易感，病后对同型钩体有较强的免疫力，但不同型间无交叉免疫力。

（4）流行特征：本病遍布世界各地，以热带和亚热带为主要流行区。多于夏秋季（6～10月份）发病，常为散发，农村人口的发病率高于城市人口的发病率。

2. 患病及治疗经过　了解病人的发病经过，如发病时间、诱因、主要症状及其特点、病情的进展情况，尤其是发热的临床特征，是否伴有乏力、肌肉酸痛等症状；起病后经过何种处理、服药情况及其效果如何；发病过程中，病人食欲、睡眠情况，大小便及体重变化等。

（二）身体状况

潜伏期一般7～13天，平均10天。本病的临床表现复杂，病情轻重差别很大，主要与入侵钩体的型别及机体的免疫力有关。侵入钩体毒力强或初入疫区，未接受过预防接种，缺乏免疫力的机体可出现严重临床表现。

1. 单纯型（又称流感伤寒型、感染中毒型）　出现钩体败血症表现，内脏损害轻，主要表现有三个症状及三个体征：

（1）症状：①发热：稽留热，部分弛张热，1～2天达高峰，热程4～7天，也可达10天以上；②肌肉酸痛：全身酸痛和肌痛明显，多见于四肢和腰背肌，以小腿肌为甚，1～6天最明显；③乏力：全身乏力，肢体软弱，难以下床站立和行动。

（2）体征：①结膜充血：第一天即可出现，无分泌物，少有畏光、疼痛感觉，呈持续性，退热后仍可持续数日;②腓肠肌压痛,重者拒压;③淋巴结肿大:表浅淋巴结肿大、压痛,第二天可出现,以腹股沟和腋下淋巴结群常见。

病程5～10天,发热渐退而愈。此型为钩体病各型早期共有的中毒症候群。

2. 肺出血型 初期与单纯型相同,但于病程3～5天后加重,出现不同程度的肺出血:①轻度肺出血型:咳嗽、痰中带血,肺部少许湿性啰音,X线胸片示双肺散在点状或小片状阴影。②肺弥漫性出血型:病后3～4天出现,亦可起病后很快出现大出血。在大咯血前有咳嗽、痰中带血。来势猛,发展快,短时间内可大量咯血。

其发生因素有:①病原体毒力强,主要为黄疸出血群的钩体;②病人免疫力低下;③病后未及时治疗;④青霉素治疗后发生加重反应,即赫氏反应。

主要表现为:①中毒症状进行性加重;②面色缺血缺氧的改变:潮红、苍白、极度苍白到青灰、发绀;③呼吸功能变化:胸闷、心悸、气促、呼吸节律改变;肺部啰音进行性变化:粗糙、细湿啰音、局限性啰音;血痰、咯血、口鼻涌血;④心脏功能变化:心率进行性加快、第一心音减弱、奔马律;⑤神经系统缺血缺氧表现:神志恍惚、烦躁不安、昏迷;⑥胸片:可见双肺广泛点状阴影或大片状融合影或呈毛玻璃状改变,阴影的发生和消散皆迅速。

3. 黄疸出血型 初期发热等表现与单纯型相同,于病后第4～5天出现:①肝损害:黄疸,消化道症状如恶心、呕吐,肝功能异常等肝脏损害表现;②出血倾向:可有鼻出血、咯血、呕血与便血;③肾功能损害:尿中蛋白阳性,镜检可见红、白细胞与管型,重者少尿,氮质血症及尿毒症。按其病情可分为轻、中、重度,重者可出现肝性脑病、出血性休克及急性肾衰竭。急性肾衰竭是黄疸出血型最主要的死因。

4. 肾衰竭型 各型钩体病都可有尿蛋白阳性等肾损害的表现,但少数病人出现少尿、氮质血症与尿毒症等肾衰竭表现。肾衰竭常与黄疸出血型合并存在,少数可单独出现。

5. 脑膜脑炎型 病后2～3天出现头痛、呕吐、神志不清、颈抵抗等脑膜炎及脑炎的表现,严重者出现水肿、脑疝、呼吸衰竭。脑脊液检查见压力增高,白细胞数增多,以淋巴细胞为主,蛋白含量增高,糖和氯化物正常。易分离出钩体。

(三) 实验室及其他检查

1. 一般检查 血白细胞数和中性粒细胞增高或正常;轻度蛋白尿,尿中可见红、白细胞或管型;血沉增快。

2. 病原体检查 病人的血液或尿液可进行钩体培养,还可进行动物(豚鼠)腹腔接种,分离钩体。

3. 血清学检查 ①显凝试验:较常用,特异性和敏感性均较高。起病第7～8天出现阳性,效价1∶400以上。起病初及两周后的双份血清效价增加4倍以上有诊断意义。②酶联免疫吸附试验(ELISA):灵敏性和特异性均高于显凝试验和培养,稳定性好。

4. 肺部X线检查 双肺呈毛玻璃状或双肺弥漫性点状、片状或融合性片状阴影。

(四) 心理社会状况

注意结合病情程度、病人对疾病的认识程度,评估病人是否有紧张、焦虑、恐惧等心理反应;住院隔离对患者工作、学习的影响;家庭及亲友对患者支持度等。

二、护理诊断及医护合作性问题

1. 体温过高 与钩体血症有关。

2. 疼痛 与钩体毒血症和肌肉损害有关。

3. 出血　与全身毛细血管感染中毒性损伤有关。

4. 恐惧　与病情严重,预后不良或对疾病知识不了解等有关。

5. 潜在并发症　出血、肾衰竭、呼吸衰竭、循环衰竭。

三、护理目标

1. 体温下降至恢复正常。

2. 肌肉酸痛减轻至恢复正常。

3. 无咯血、呕血、便血、皮下出血等现象的发生。

4. 焦虑、紧张情绪缓解,表情轻松。

5. 无并发症发生或并发症症状较轻。

四、护理措施

1. 生活护理

(1) 休息与环境:各型病人均应卧床休息、危重病人应专人看护。不宜随意搬动病人,以缓解疼痛,同时避免诱发大出血、休克。病情重者恢复期亦不宜过早活动,直至临床症状体征完全消失后再下床活动。逐渐增加活动量和延长活动时间。

(2) 饮食护理:急性期饮食宜给予易消化的高热量、高维生素、低脂、适量蛋白,保证充足的营养。每日水分摄入量应保持 2 500～3 000 ml,入量不足者可静脉输液。

2. 病情观察

(1) 严密观察病情,注意生命体征变化,观察皮肤、黏膜有无出血点及淤斑,有无鼻血、呕血、便血、血尿等出血现象。如有突然面色苍白、烦躁不安、呼吸急促、心率加快、肺部出现干湿啰音、咳血丝痰,是肺出血的先兆表现,应及时通知医生。

(2) 严密观察肝功能、肾功能的变化,注意有无脑膜脑炎等症状和体征;若发现,应及时通知医生。

3. 用药护理

(1) 青霉素 G:为首选药物。首剂 40 万 U 肌注,病情严重者可在 2 小时后追加 40 万 U,每 6～8 小时给药一次,每日剂量 160 万～240 万 U。用至热退 3 日,一般全疗程 5～7 天。

1) 赫氏反应:部分病人接受青霉素首剂注射后 0.5～4 小时(15 分钟至 6 小时),出现突然全身发冷、寒战、体温骤升(比原来温度升高 1 ℃以上),持续约 30 分钟至 2 小时,继之出冷汗,体温骤降至常温以下。严重者出现低血压、休克、厥冷,或发生超高温(42 ℃或以上),伴神志不清、抽搐、呼吸心跳停止。预防赫氏反应可采用小剂量与分次给药的方案:即青霉素首剂 5 万 U,4 小时后 20 万～40 万 U,每 6～8 小时给药一次。

2) 赫氏反应的处理:立即使用镇静剂、激素、必要时采用物理降温、适量输液、纠正酸中毒、强心、抗休克、使用呼吸兴奋剂。

(2) 其他抗生素:青霉素过敏者可考虑选用下列之一药物:庆大霉素 8 万 U 肌注,每 8 小时一次,总疗程为 5～7 天,四环素 0.5 g 口服,每日 4 次,连用 5～7 天。

4. 对症护理

(1) 体温过高的护理

1) 向病人及家属讲解发热的相关知识,介绍降温方法和注意事项,指导病人及家属配合处理发热的方法。例如:体温计的使用及注意事项;冰袋冷敷时,如何配合观察体温的变化及局部皮肤颜色有无改变;温水擦浴时,水的温度、擦浴的方法等。

2) 发热时应卧床休息。保持环境整洁,空气清新,室温维持20～24 ℃,湿度以55%～60%为宜,经常通风换气。病人宜穿透气、棉质衣服,避免衣物过厚以促进散热。病人若有寒战应保温。

3) 降温:常用物理降温,可用冷敷头部或大动脉,25%～50%乙醇、32～36 ℃温水擦浴、冷(温)盐水灌肠等。但要避免持续长时间冰敷同一部位,以防止局部冻伤。同时,要注意周围循环状态,有脉搏细速、面色苍白、四肢厥冷者,禁用冷敷和乙醇擦浴。全身发疹者,禁擦浴降温。持续高热物理降温效果欠佳者,可配合药物降温。退热药用量不宜过大,以免大汗导致虚脱。高热惊厥者,可遵医嘱采用亚冬眠疗法。用药之前应先补足血容量,用药过程中避免搬动病人,观察生命体征,保持呼吸道通畅。

4) 按医嘱使用青霉素,注意观察疗效和有无赫氏反应。

(2) 疼痛的护理:解释疼痛原因,指导病人深呼吸或分散注意力。严重头痛伴全身肌肉酸痛者,可遵医嘱给予镇静剂,如水合氯醛、异丙嗪或哌替啶。局部肌肉疼痛严重者,可予热敷,每次15～20分钟,一日3～4次,以松弛肌肉,促进血液循环,缓解疼痛。

(3) 肺大出血的护理:肺大出血为本病常见的死亡原因之一,须特别重视,一旦出现,应注意:①病人应绝对静卧,避免一切不必要的检查、操作或搬动,并立即给哌替啶、苯巴比妥钠等镇静剂。②给予氧气吸入,保持侧卧位。如病人出现呼吸困难、烦躁、发绀等呼吸道阻塞的征象,应及时吸出血块;如积血已堵塞气道,应配合医生施行紧急气管切开,以保持呼吸道通畅。③遵医嘱使用镇静剂、激素、止血药等药物治疗。因病人多并发心肌损害,静脉滴注时速度不宜过快,以免增加心脏负担。如出血严重或有失血性休克者,应及时配血,争取少量多次输新鲜血,并用低分子右旋糖酐或平衡盐液等补足血容量,纠正循环衰竭。

5. 心理护理　因病情重而复杂,并且多数病人缺乏疾病的有关知识,所以护士应热情、耐心向病人讲解病情,各种护理操作应沉着、熟练,操作前仔细说明目的、步骤,操作时动作轻柔、体贴,及时了解病人心理感受。必要时应对病人家属进行宣教、指导,不要将其焦虑、紧张的情绪传染给病人。

五、护理评价

1. 体温是否下降至恢复正常。
2. 肌肉酸痛是否减轻至恢复正常。
3. 是否无咯血、呕血、便血、皮下出血等现象的发生。
4. 焦虑、紧张情绪是否缓解,表情轻松。
5. 是否无并发症发生或并发症症状较轻

六、健康教育

1. 预防疾病指导　其重点为管理好猪、犬、牛、羊等家畜,消灭田鼠。加强疫水、粪便管理,防止食物被污染。对高度怀疑已受钩体感染者,可用青霉素G 20万～40万U肌注,每日2～3次,连用2～3天。

知识链接

管理传染源：结合“两管”(管水、管粪)、“五改”(改良水井、厕所、畜圈、炉灶、环境)，开展圈猪积肥。有条件地区可用兽用钩体菌苗，于每年4～5月份时给猪特别是幼畜作预防注射。

2. 对病人的指导　病人出院后仍需避免过劳，加强营养。如有视力障碍、发音不清、肢体运动障碍，可能是钩体病的“后发症”，病人应及时就诊。

案例4分析

1. 患者的临床表现特点　发热、乏力、全身酸痛、眼红。体温38.9℃，脉搏88次/分，呼吸20次/分，血压120/80 mmHg。急病面容，眼结膜充血，表浅淋巴结肿大、压痛，腓肠肌压痛。未见皮疹。心肺(—)，腹平软，肝脾未及。初步评估为钩端螺旋体病。

2. 患者发病的原因　夏天发生了水灾，有疫水接触史。

临床评估需要进一步检查：血常规检查，病原学检查(细菌培养，酶联免疫吸附试验)等。

3. 该患者存在的护理问题

(1) 体温过高：与钩体血症有关。

(2) 疼痛：与钩体毒血症和肌肉损害有关。

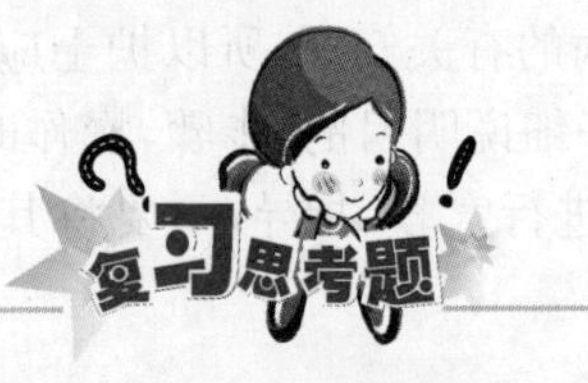

1. 说说如何预防钩端螺旋体病。
2. 简述早期钩端螺旋体病的临床特征，主要护理问题与护理措施。

(孙美兰)

第五章 原虫感染性疾病病人的护理

第一节 阿米巴病病人的护理

案例 5-1 患者,男性,50 岁,反复腹泻半年,特别在受累、受凉或饮食不当后更为明显,发作时大便每日 3～5 次,呈暗红色,带黏液和血,有腥臭味,有粪质。无发热,食欲尚可,无消瘦,但有轻度腹痛。无明显阳性体征。

粪便常规:外观黏性血便。镜检:红细胞满视野,白细胞 10～20/HP,可见夏科-雷登结晶,找到溶组织内阿米巴滋养体。粪便培养 3 次均为阴性。

诊断:慢性阿米巴痢疾。

问题:

1. 写出主要的护理诊断。
2. 应向患者进行哪些健康教育?

案例 5-2 患者,男性,40 岁,因不规则发热 40 天,伴食欲不振、腹胀及肝区痛,体重减轻 4 kg 入院。既往无腹泻史。

身体评估:体温 38.1 ℃,消瘦,无黄疸,心肺(—),右腋前线 7、8 肋间有明显压痛,局部软组织肿胀,肝肋下 2 cm,质中,无压痛,脾未及。

实验室检查:白细胞 12×10^9/L,中性粒细胞占 86%,血红蛋白 100 g/L。B 超示:肝右叶外上方有一 3 cm×4.5 cm 大小的液平段。

问题:

1. 写出可能的护理评估。
2. 未明确评估,还应做什么检查?
3. 写出主要护理诊断及护理措施。

学 习 目 标

1. 了解阿米巴流行病学特点及发病机制。
2. 熟悉阿米巴病的临床表现、治疗要点。
3. 掌握阿米巴病的主要护理诊断及护理措施。

阿米巴病(amebiasis)是溶组织内阿米巴感染所引起的疾病。按其病变部位及临床表现可分为肠阿米巴病(intestinal amebiasis)和肠外阿米巴病,其中肝阿米巴病最常见(hepatic amebiasis),又称阿米巴肝脓肿(amebic liver abscess)。

一、肠阿米巴病

肠阿米巴病又称阿米巴痢疾,是溶组织内阿米巴所致的肠道感染,主要病变部位在近端结肠和盲肠,临床表现以腹痛、腹泻及黏液血便为特征。本病易反复发作转为慢性。

人是溶组织内阿米巴主要的合适宿主,溶组织内阿米巴的生活史有滋养体和包囊两个期,滋养体是阿米巴在人体的生活史中主要阶段,按其形态分为小滋养体和大滋养体。小滋养体是肠腔共栖型滋养体,不侵袭组织;大滋养体是组织致病型滋养体,引起侵袭性结肠病灶,有时大滋养体落入肠腔变成小滋养体,随粪便排出;包囊是溶组织内阿米巴的感染型,初始的包囊只含1个核,经1～2次分裂后形成双核包囊及四核包囊,包囊对外界环境的抵抗力强,对常用化学消毒剂耐受。

人摄入被四核包囊污染的食品和饮水后,在小肠下段,经胰蛋白酶作用脱囊而逸出小滋养体,寄生于结肠肠腔内。在结肠适宜环境中,小滋养体发育成具有侵袭力的大滋养体,吞噬红细胞及组织细胞,损伤肠壁,形成病灶。大滋养体穿过黏膜层,通过黏附、酶溶解、细胞毒、胞噬等,损伤肠壁,形成溃疡病灶。滋养体分泌具有肠毒素样活性的物质,可引起肠蠕动增快,临床上表现为腹痛、腹泻、脓血便等。大滋养体在局部条件不利于生存时,发育成包囊,随粪便排出体外。

病变在结肠,依次多见于盲肠、升结肠、直肠等。主要病理改变是在黏膜下层至肌层形成边缘不整、口小底大的烧瓶样溃疡,溃疡腔内充满棕黄色坏死物质,内含溶解的细胞碎片、黏液和滋养体。有时溃疡底部的血管被病变破坏,造成严重出血。

(一)护理评估

1. 健康史

(1)流行病学资料

1)传染源:慢性患者、恢复期患者及无症状包囊携带者是本病主要的传染源。急性期患者常排出大量滋养体,但在外界环境中迅速死亡,故作为传染源的意义不大。

2)传播途径:主要通过被阿米巴包囊污染的食物及水等经口感染。水源污染引起地方性流行。苍蝇、蟑螂等节肢动物也有传播作用。

3)易感人群:人群普遍易感。营养不良,免疫低下及接受免疫抑制剂患者,发病机会较多,婴儿及儿童发病机会较少。患者病后可产生特异性抗体,但无保护作用,故重复感染较多见。

4）流行特征：本病呈世界性分布，以热带与亚热带地区为高发，感染率与卫生状况、生活习惯及社会经济发展有关。农村高于城市，成人高于儿童，男性高于女性，夏秋季发病多见。

（2）患病及治疗经过：了解病人的发病经过，如发病时间、诱因、主要症状及其特点、病情的进展情况，尤其是腹痛的部位、性质；腹泻的次数，大便的颜色、性状、量，有无里急后重、是否排出暗红色带的腥臭味的粪便等症状。起病后经过何种处理、服药情况及其效果如何；发病过程中，病人食欲、睡眠情况，大小便及体重变化等。

2. 身体状况

（1）临床表现：潜伏期为数天或长达年余，一般为3周。

1）轻型：感染后无明显症状，偶尔可出现腹痛、腹泻等，粪便检查可查到包囊。当机体抵抗力下降时，可转变为急性阿米巴痢疾或肝脓肿。

2）普通型：包括急性和慢性两种表现，大多起病缓慢，全身症状轻，呈间歇性腹泻，又称阿米巴痢疾。①急性肠阿米巴病：典型表现为腹痛、腹泻、黏液血便呈果酱样，每日大便10余次，便量中等，有腥臭，内含大量滋养体。若病变累及直肠，可出现里急后重。典型急性表现，持续数日或几周后自行缓解，未经治疗或治疗不彻底易复发或转为慢性。②慢性肠阿米巴病：多为急性患者未及时、彻底治疗演变而来。主要表现为食欲不振、贫血、乏力、腹痛、腹泻或便秘交替出现。体检扪及结肠增厚及压痛，粪便镜检可见滋养体和（或）包囊。由于长期肠功能紊乱，久病者可有贫血、维生素缺乏及营养不良等表现。

3）重型：本型少见，常发生在严重感染、儿童、孕妇、营养不良及使用肾上腺皮质激素者。起病突然，高热，先有较长时间的剧烈肠绞痛，随之排出黏液血性或血水样便，每日10次以上，奇臭，有剧烈的腹痛和里急后重，伴有呕吐、失水，甚至虚脱、肠出血或腹膜炎。如不积极抢救，可于1～2周内因毒血症或并发症死亡。

（2）并发症

1）肠道并发症：①肠出血：肠黏膜溃疡侵袭肠壁血管引起。②肠穿孔：以慢性感染经过多见，常有进行性腹胀、局限性腹膜刺激征，而无剧烈腹痛。穿孔部位多见于盲肠、阑尾和升结肠。③阑尾炎：症状与一般阑尾炎相似，易发生穿孔或脓肿。④结肠病变：常见症状有腹痛、间歇性痢疾，部分患者发生肠梗阻或肠套叠。⑤肛周瘘管：多见于肛周-直肠瘘管。

2）肠外并发症：以阿米巴肝脓肿最为常见，其次肺、脑、泌尿道及生殖系统也可发生阿米巴病。

3. 实验室及其他检查

（1）血常规：暴发型和普通型伴细菌感染时，血白细胞计数和中性粒细胞比例增高，其他类型患者血白细胞计数及分类均正常。慢性患者可有轻度贫血。

（2）粪便检查：粪便呈暗红色果酱样，粪质多，含血及黏液，有特殊腥臭味。生理盐水涂片镜检可见大量聚团状红细胞、少量白细胞和夏科－雷登结晶。检到伸展伪足活动，吞噬红细胞的阿米巴滋养体具有确诊意义。慢性患者粪便涂片镜检可见包囊，如涂片法阴性可用浓集法后，再行碘染色检查包囊。粪便标本注意保温保鲜，送检应及时，室温下30分钟镜检，可提高滋养体检出率。

（3）免疫学检查

1）特异性抗体检查：酶联免疫吸附实验（ELISA）、间接荧光抗体实验（IFAT）等血清学方法检测血清中阿米巴滋养体抗体IgG和IgM，IgG阳性率高，且持续时间长，故阴性可排除本病，IgM产生早，消退也快，故阳性提示近期感染。

2）特异性抗原检查：酶联免疫吸附实验（ELISA）、间接荧光抗体实验（IFAT）、间接血凝实验（IHA）等血清学方法检测滋养体抗原，阳性率为80%～90%。

3）单克隆抗体、多聚酶联反应用于虫种的鉴定，具有一定的特异性和灵敏性。

(4) 纤维肠镜检查：大约65%有症状的患者镜检可见大小不等的散在性溃疡，中心区有渗出，边缘整齐，溃疡间黏膜正常，溃疡边缘部分涂片及活检可见滋养体。

4. 心理社会状况　了解患者对该疾病的认知程度以及疾病给其带来的心理焦虑；了解患者对腹痛、腹泻、黏液血便等症状的心理反应、应对措施及效果；观察患者是否有食欲不振、失眠等不良情绪反应等。

（二）护理诊断及医护合作性问题

1. 腹泻　与阿米巴原虫所致肠道病变有关。

2. 疼痛　与阿米巴原虫所致肠道病变有关。

3. 营养失调：低于机体需要量　与进食减少，肠道吸收功能下降，腹泻有关。

4. 潜在并发症　休克、肠出血、肠穿孔。

（三）护理目标

1. 患者的排便次数及大便性状恢复正常。保持皮肤清洁，不发生肛门周围皮肤破损及感染。

2. 患者主诉疼痛减轻，舒适感增加。

3. 患者营养摄入满足机体需要。

4. 患者住院期间不发生并发症或并发症被及时发现和处理。

（四）护理措施

1. 隔离　采用消化道隔离。患者排泄物及其污染物用0.5%次氯酸钠溶液或20%漂白粉乳剂消毒。

2. 生活护理

(1) 休息与环境：症状较轻者应注意规律的生活，避免过度疲劳。急性期应卧床休息，暴发型及并发症的患者应绝对卧床休息。

(2) 饮食护理：给予易消化的流质或半流质食物，如牛奶、米汤、米粉等，减少粗纤维、刺激性食物。慢性患者由于长期肠功能紊乱，多伴有营养不良、维生素缺乏及贫血等，故给予高蛋白、高热量、富含维生素和铁质食物。

3. 病情观察

(1) 观察大便的性状、次数、量及是否有便血。

(2) 观察生命体征变化。

(3) 严密监测有无突然发生的腹痛、腹肌紧张及腹部压痛等肠穿孔表现。

(4) 密切观察患者血压和脱水症状的变化。

(5) 观察并发症，如肠出血、肠穿孔及肝脓肿等，发现异常及时上报。

4. 用药护理　本病常用药物为甲硝唑，应告诉患者药物名称、用法、疗效及不良反应。该药不良反应较轻，以食欲不振、恶心、呕吐等胃肠道症状为主，偶有头痛、头晕等神经系统反应、过敏反应及醉酒反应。该类药物不良反应为胃肠道反应及神经系统反应，偶有患者出现发疹、白细胞轻度减少。

知识链接

肠阿米巴病的治疗

一般治疗：急性期患者注意休息，注意避免刺激性食物，保持水、电解质平衡。

病原治疗：目前治疗肠内、外各型阿米巴病的首先药物是硝基咪唑类，常用甲硝唑 0.4～0.8 g/次，3 次/日，5～7 天为一疗程，儿童用量每日 35 mg/kg，分 3 次口服，疗程 10 天；或选用替硝唑，每日 2g，2～3 天为一个疗程；儿童用量每日 50～60 mg/kg，连服 5 天。目前杀包囊最有效的药物是二氯尼特，成人口服 0.5 g，3 次/日，疗程 10 日。另外还可选用四环素或巴龙霉素等抗生素，通过抑制肠道共生菌而影响阿米巴的生长繁殖。

5. 对症护理

(1) 腹痛：遵医嘱给予颠茄合剂或肌注阿托品等解痉剂，也可用腹部热敷等方法缓解不适。

(2) 腹泻：观察患者排便次数、便量及性状等。注意患者有无脱水及电解质紊乱表现。做好肛周皮肤的护理，便后以温水清洁肛周皮肤，局部涂以植物油及凡士林油膏，防止溃烂，注意保持内裤、床单清洁干燥。

6. 标本采集注意事项　粪便标本宜采取新鲜脓血部分，并立即送检。天气冷时，让患者排便于温水洗过的便盆中，以防滋养体死亡。留取标本的容器应清洁，不能混有尿液和消毒液。如高度怀疑肠阿米巴病而粪便镜检阴性时，需多次反复检查。

7. 心理护理　了解患者的心理状况及动态变化，对患者及其家属进行相关知识的教育，增加与病人交谈的时间与次数，鼓励患者表达自己的感受并提出相关问题，对问题给予解释，告知病人如按时按量服药，树立战胜疾病信心。

（五）护理评价

1. 患者病情是否得到控制，大便形态是否恢复正常，是否发生肛门周围皮肤破损及感染。

2. 疼痛是否减轻，舒适感是否增加。

3. 营养摄入是否满足机体需求。

4. 潜在并发症是否发生，或发生并发症是否能及时处理。

（六）健康教育

1. 预防疾病指导　向居民群众宣传有关阿米巴病的预防知识。根治患者和排包囊者，尤其是从事餐饮行业的慢性患者和排包囊者；加强水源、粪便管理和注意饮水、饮食；消灭苍蝇和蟑螂；注意个人卫生，不喝生水，蔬菜水果吃前应洗干净。

2. 对病人的指导　向病人讲述本病的临床表现、传播途径，遵医嘱用药，治疗期间禁酒、忌暴饮暴食，加强营养，避免疲劳，防止出现和复发并发症。患者出院后 3 个月，每月大便复查一次，连续 3 次，根据结果决定是否需要重复治疗。

二、肝阿米巴病

肝阿米巴病是肠外阿米巴病中最常见的感染，又称阿米巴肝脓肿。由肠溶组织内阿米巴滋养体通过门静脉到达肝脏，引起肝细胞溶解坏死形成脓肿。大多数源于肠阿米巴病的并发症，部分患者可无肠阿米巴病的临床表现而单独发生。

寄生在肠壁的溶组织内阿米巴大滋养体经门静脉、淋巴管直接蔓延侵入肝，大多数原虫被消灭，少数存活并在肝内继续繁殖，引起静脉周围炎和小静脉炎。在门静脉分支内，原虫引起静脉栓塞，溶解组织，形成肝脓肿。自原虫入侵到肝脓肿形成，平均需时1个月以上。

肝脓肿大多位于肝右叶顶部，部分可位于左叶，偶可累及左右两叶。脓肿中央脓液为液化的肝组织，呈巧克力色，含有红细胞、白细胞、夏-雷结晶、脂肪；壁薄，壁上附着大滋养体，无包囊。当脓肿继发感染，脓液转为黄绿色，有腥臭味。阿米巴肝脓肿一般不会发展为肝硬化。

（一）护理评估

1. 健康史

（1）流行病学资料：个人卫生习惯，既往是否患过肠阿米巴病，是否与慢性阿米巴患者、恢复期阿米巴患者接触，当前流行情况等。

（2）患病及治疗经过：了解病人的发病经过，如发病时间、诱因、主要症状及其特点、病情的进展情况，尤其是有无发热、发热的程度和热型，腹痛的部位和性质，大便次数、颜色、性状、量、气味，是否同时患有其他疾病，患者的体质强弱等症状。起病后经过何种处理、服药情况及其效果如何；发病过程中，病人食欲、睡眠情况，大小便及体重变化等。

2. 身体状况

（1）临床表现：表现复杂多样，常与脓肿位置、大小、数量及是否感染有关。临床上以长期不规则发热、肝大、肝区疼痛等为主要特征。

1）全身状况：起病大多缓慢，发热呈间歇型或弛张型，可伴有食欲减退、恶心、呕吐、腹胀或腹泻等消化道症状。

2）局部表现：肝区持续性钝痛为本病的主要症状，深吸气及变换体位时疼痛加剧。位于肝右叶顶部的脓肿，可刺激右侧膈肌，引起右肩痛；如压迫右肺下部可引起右侧反应性胸膜炎或胸腔积液。位于右肝下部的脓肿，可引起右上腹痛或腰痛，部分患者右下胸或上腹部饱满，体检可发现肝大，肝区呈叩击痛。位于右肝中央的脓肿，症状一般不明显。位于肝后面的脓肿常无疼痛。位于左叶的脓肿可在中上腹或左上腹触到包快，易向心包腔或腹腔穿破。

3. 并发症　主要的并发症为脓肿向周围脏器穿破，其中向肺实质和胸腔穿破最为常见，向心包穿破为严重并发症。肝-肺-支气管瘘时，患者表现为咳出大量含阿米巴滋养体和坏死物质的痰液；向腹腔穿破时，表现为发热及腹肌紧张；向心包穿破时，可发生心包填塞和休克。

有些患者可继发细菌感染，表现为脓液呈黄绿色，具臭味，寒战、高热及严重毒血症。血象中白细胞计数及中性粒细胞均显著增多，镜检可见大量脓细胞，但细菌培养阳性率不高。

4. 实验室及其他检查

（1）血常规：急性期患者白细胞计数及中性粒细胞增多，病程较长者白细胞计数大多正常，但血红蛋白降低，血沉增快。

（2）粪便检查：粪便中可查找阿米巴滋养体或包囊，阳性率约为30%。

（3）脓肿穿刺液检查：典型脓液为棕褐色如巧克力糊状，黏稠带腥臭味，若合并感染，可见黄白色脓液伴恶臭。阿米巴滋养体检出率不高，可能与阿米巴滋养体常附着于脓肿的壁内有关。

(4) 肝功能检查：肝脏轻度受损，如白蛋白下降，胆碱酯酶活力降低等。

(5) 影像学检查：X线检查可见右侧膈肌抬高，或伴有胸膜积液。B超可见液性病灶。CT或MRI可见肝内占位性病变。

(6) 血清学检查：有助于疾病的诊断，其阳性率为90%以上。血清学阴性者，一般可排除阿米巴感染。

5. 心理社会状况　了解患者对该疾病的认知程度以及疾病给其带来的心理焦虑；了解患者对肝区疼痛等症状的心理反应、应对措施及效果；观察患者是否出现肝脓肿穿破等并发症。

（二）护理诊断及医护合作性问题

1. 体温过高　与肝组织坏死、肝脓肿形成有关。

2. 疼痛　与肝脓肿有关。

3. 营养失调：低于机体需要量　与肝脓肿长期低热、消耗增多有关。

（三）护理目标

1. 体温下降直至恢复正常，患者舒适感增加。

2. 肝区疼痛等临床症状明显缓解，营养状况改善。

3. 患者及其家属能复述肝阿米巴病的相关知识，并能按要求实施预防措施。

（四）护理措施

1. 隔离　采用消化道隔离。

2. 生活护理

(1) 休息与环境：发热及其他症状明显患者应卧床休息，可采取左侧卧位，以避免肝区受压。恢复期应避免剧烈运动，以免脓肿溃破。

(2) 饮食护理：发热时给予易消化的流质或半流质食物。热退后给予高糖、高蛋白、高维生素、易消化的食物，忌饮酒。贫血患者给予含铁丰富的食物。

3. 病情观察

(1) 观察生命体征，尤其是体温的变化；观察肝区疼痛变化，有无叩击痛，注意疼痛的部位、性质、持续时间及有无放射痛。

(2) 观察脓肿有无向周围组织穿破的征兆，如腹肌紧张、腹痛加重等。

(3) 观察营养状况，定期测体重，注意血红蛋白变化。

4. 用药护理　本病常用药物为甲硝唑，应告诉患者药物名称、用法、疗效及不良反应。

5. 对症护理

(1) 高热护理：可采用物理降温，如温水擦浴、乙醇擦浴、冰袋、冰帽、冰水灌肠等；对持续高热且物理降温效果不明显者可按医嘱采用药物降温，应注意用量不宜过大，以免大量出汗引起虚脱。高热伴惊厥者，可应用亚冬眠疗法治疗。

(2) 肝区疼痛的护理：可采用左侧卧位或患者舒适的体位，减轻患者疼痛。如疼痛剧烈可遵医嘱给予适量止痛剂。

6. 肝穿刺引流的护理　术前向患者说明手术目的及术中配合的注意事项，减轻患者紧张焦虑情绪。术中配合医生操作，观察患者的呼吸、血压、脉搏等反应，记录抽出脓液的性质、颜色、气味和量，并立即送检。术后嘱患者卧床休息24小时，密切观察患者的症状和生命体征的变化，若发现高热、血压下降等异常表现，及时报告医生。

知识链接

肝阿米巴病的治疗

抗阿米巴治疗:选用组织内杀阿米巴药物为主,辅以肠内抗阿米巴药。首选甲硝唑,400 mg,3 次/日,10 天为一个疗程。替硝唑也可选用。对硝基咪唑类药物无效的可选用氯喹。氯喹口服易吸收,肝内浓度高,对肝阿米巴病疗效较高。

肝穿刺引流:肝脓肿直径 3 cm 以上,靠近体表者,在抗阿米巴药治疗后 2~4 天后进行,穿刺应在 B 超定位下进行,对脓液超过 200 ml 者,应间隔 3~5 天后重复引流。

抗生素治疗:对继发细菌感染患者应选用敏感抗生素。

(五) 护理评价

1. 体温是否恢复正常,舒适感是否增加。
2. 肝区疼痛等临床症状是否明显缓解,营养状况是否改善。
3. 患者及其家属能是否复述肝阿米巴病的相关知识,并能按要求实施预防措施。

(六) 健康教育

向患者宣传有关肝阿米巴病的疾病过程,检查、治疗及预防措施,特别是肝穿刺引流是治疗措施之一,讲解手术的过程及注意事项。

案例 5-1 分析

1. 主要护理诊断

(1) 腹泻:与阿米巴原虫所致肠道病变有关。

(2) 疼痛:与阿米巴原虫所致肠道病变有关。

2. 应向患者进行的健康教育是

(1) 感染来源及预防疾病指导,告诉患者主要通过是经口感染,注意个人及饮食卫生,应吃少纤维素,少渣、高营养、易消化饮食,禁忌生冷辛辣等刺激性食物。

(2) 疾病知识:告诉患者肠阿米巴病的临床表现,易复发;甲硝唑为首先药物;引起复发的诱因及避免诱因的方法。

(3) 出院后 3 个月内定期复查。

案例 5-2 分析

1. 可能的医疗诊断　阿米巴肝脓肿。

2. 为明确诊断还应做如下检查:肝穿刺抽脓,如在脓液中找到阿米巴滋养体有利于诊断。

3. 护理诊断及护理措施

(1) 护理诊断

1) 体温过高:与肝组织坏死、肝脓肿形成有关。

2) 疼痛:肝区痛:与肝脓肿有关。

3) 营养失调:低于机体需要量:与长期低热、消耗增多、摄入减少有关。

(2) 护理措施

1) 生活护理:卧床休息。给予高蛋白、高维生素、高碳水化合物、含铁丰富的易消化饮食。

2) 病情观察:观察体温及肝区疼痛等症状变化;观察营养状态;观察有无脓肿向周围组织穿破征兆。

3) 用药护理:应用甲硝唑治疗时,告诉患者剂量、疗程及不良反应,并观察不良反应。

4) 对症护理:①高热:采用物理降温,如体温再升高,给予药物降温,注意口腔及皮肤护理;②肝区痛:采用左侧卧位或患者舒适的体位,减轻患者疼痛。如疼痛剧烈可遵医嘱给予适量止痛剂。

5) 肝穿刺抽脓时给予相应护理。

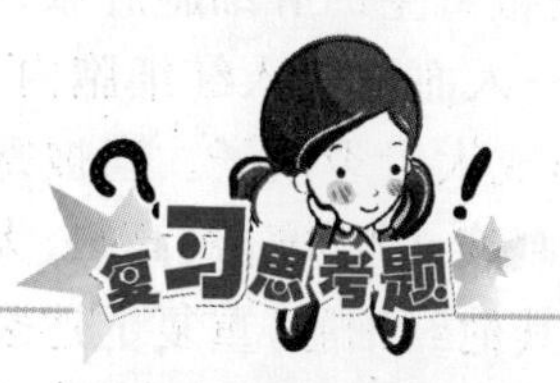

1. 简述留取肠阿米巴病患者粪便标本的注意事项。
2. 简述肝脓肿穿刺抽脓的护理要点。

(王慧勇)

第二节 疟疾病人的护理

案例 5-3 男性,25 岁,3 周前到南方某地出差,该地区气候炎热,蚊蝇较多。近 2 周来间日定期寒战,继之高热,4 小时后发汗淋漓,退热。发作后自觉乏力,未经任何药物治疗。

患者对自己所患疾病不了解,不知如何被传染及如何治疗。

身体评估:体温 39.6 ℃,血压正常,心率 124 次/分,心律规整,肝,脾均于肋下 1.0 cm,质中等,其他正常。

实验室检查:白细胞 4.0×10^9/L,中性粒细胞占 76%,淋巴细胞占 24%,血红蛋白 90 g/L,血涂片检查发现间日疟原虫滋养体。

问题:

1. 写出可能的医疗诊断。
2. 写出主要的护理诊断。
3. 写出主要的护理措施。

学 习 目 标

1. 掌握疟疾的主要护理诊断及护理措施。
2. 熟悉疟疾的临床表现、治疗要点及预防措施。
3. 了解疟疾的流行病学及发病机制。

疟疾(malaria)是疟原虫经按蚊叮咬进入人体而引起的寄生虫病。临床上以间歇性、发作性寒战、高热、大汗,继之缓解为特征,可有脾肿大和贫血。

寄生于人体感染的疟原虫共有四种,即间日疟原虫、三日疟原虫、卵形疟原虫和恶性疟原虫。四种疟原虫的生活史相似,包括在人体内进行无性繁殖和按蚊体内进行有性繁殖两个阶段,人为中间宿主,按蚊为终宿主。

感染子孢子的雌性按蚊刺吸人血时,子孢子随按蚊唾液进入人体,随血液循环侵入肝脏,在肝细胞内发育为裂殖体,经一周左右,可分裂为裂殖子,使被寄生的肝细胞肿胀、破裂,逸出大量的裂殖子,一部分裂殖子被吞噬细胞吞噬,另一部分进入血液侵入红细胞内,在红细胞内裂殖子先后发育成小滋养体、大滋养体、裂殖体,最后形成大量裂殖子。当被寄生的红细胞破裂时,释放出大量的裂殖子、疟色素和代谢产物,进入血液,引起寒战、高热、大汗的典型症状。大部分裂殖子被吞噬细胞吞噬,小部分裂殖子侵入其他红细胞,重复上述裂体增殖而引起周期性发作。子孢子在肝内分为速发型和迟发型。速发型子孢子发育较快,经 9～16 天发育成熟;迟发型子孢子发育较慢,需 6～11 个月才能成熟,仅见于间日疟和卵形疟,是引起疟疾复发的原因。疟原虫在红细胞内裂体增殖所需的时间不同,故发作的周期不同,间日疟和卵形疟的周期为 48 小时,三日疟为 72 小时,恶性疟为 36～48 小时。

疟原虫在人体内增殖引起强烈的吞噬反应,以致全身单核-巨噬细胞系统显著增生,表现为周围单核细胞增多、脾肿大。反复多次发作,大量红细胞被破坏,故患者出现贫血表现。

一、护理评估

(一) 健康史

1. 流行病学资料

(1) 传染源:疟疾患者及无症状带虫者,且外周血中存在配子体。

(2) 传播途径:雌性按蚊是传播媒介,含有子孢子的雌性按蚊叮咬是主要传播途径。此外输入带有疟原虫血液造成感染。

(3) 人群易感性:普遍易感,可因种族、年龄、性别、职业而不同,感染程度也受生活环境、工作性质、免疫力和遗传因素的影响。机体感染后可获得短暂免疫力,但各型间无交叉免疫。多次发作或感染后,再次感染症状较轻或无症状,故疫区儿童和外来人口发病率较高。

(4) 流行特征:温度是影响疟疾流行的重要因素,孢子增殖的最适温度是 22～28℃,所以疟疾发病以夏秋季较多,热带和亚热带地区可常年发病。我国除少数地区外,均有疟疾流行,其中以间日疟为主,恶性疟次之,三日疟少见,卵形疟罕见。

2. 患病及治疗经过　了解病人的发病经过,如发病时间、诱因、主要症状及其特点、病情的进展情况,是否曾在疫区居住或去过疫区;近年有无疟疾发作病史;近期是否接受过输血等。尤其是有无典型的周期性寒战、发热、出汗、间歇期无症状；有无高热、寒战、昏迷与抽搐等。起病后经过何种处理、服药情况及其效果如何。发病过程中，病人食欲、睡眠情况，大小便及体重变化等。

（二）身体状况

间日疟和卵形疟潜伏期为13～15天，三日疟为24～30天，恶性疟为7～12天，多数患者起病较急，部分患者可有乏力、低热、头痛、肌肉酸痛等前驱表现。

1. 典型发作　间歇性和周期性发作是疟疾的临床特点。典型症状为突发性寒战、高热和大汗。

(1) 寒战期：突感畏寒如四肢和背部发冷，逐渐波及全身，面色苍白，口唇和指甲发绀，常伴有头痛、恶心、呕吐等，持续数分钟至2小时。

(2) 高热期：寒战停止后，继之高热，体温迅速上升至40℃或更高，伴有面色潮红、脉搏有力、头痛、全身酸痛、恶心、口渴，严重时出现烦躁不安、谵妄、抽搐等症状。常持续2～6小时。

(3) 大汗期：高热后期全身大汗淋漓，随之体温降至正常或正常以下，上述自觉症状明显缓解。除感疲劳外，顿感轻松舒适。持续时间1～2小时。

早期患者的间歇性不规则，经数次发作后即变得规则。发作5～7次后，患者可产生一定的免疫力而自停，但红细胞内仍有疟原虫存在，成为带虫者。间日疟和卵形疟呈间日发作，症状较轻；三日疟为三天发作一次，周期性较规则。恶性疟临床表现多样，严重者可致凶险发作。

反复发作可导致红细胞大量破坏而出现贫血，恶性疟较为显著，三日疟较轻。同时患者也可出现肝脾肿大，肝肿大发生于脾大之后，反复多次发作后可明显肿大、质硬，血中ALT增高。

2. 凶险发作　多由恶性疟引起，偶有间日疟和三日疟，常发生在免疫力低下的儿童和初入疟区的外来人群。起病急缓不一，病情严重，病死率高。

(1) 脑型：最为常见且病死率高，90%为恶性疟感染所致，与受感染红细胞堵塞脑微血管和低血糖有关。主要的临床表现为急性高热或超高热，剧烈头痛、呕吐、烦躁不安、谵妄、抽搐、昏迷，大多有脑膜刺激征和阳性病理反射，严重者可出现脑水肿、呼吸衰竭。脑脊液检查压力稍高，白细胞计数正常或偏高，蛋白质轻度增高，糖和氯化物正常。外周血中易发现恶性疟的小滋养体。

(2) 超高热型：急起持续高热，体温迅速上升至41℃以上。患者皮肤绯红、呼吸急促、谵妄、抽搐，常发展为深度昏迷，可在数小时内死亡。

(3) 厥冷型：患者肛温在38～39℃以上，皮肤苍白或轻度发绀，体表湿冷，常伴有呕吐或腹泻，血压下降，严重时表现为循环衰竭。

(4) 胃肠型：患者常有腹痛、腹泻，每日数十次，粪便初为黏液水便，后可出现血便、柏油便，严重时出现肾衰竭和休克。

3. 特殊类型疟疾

(1) 输血疟疾：临床表现为典型发作。常发生在输血后7～10天。经治疗后一般不复发。

(2) 婴幼儿疟疾：易发展为凶险型疟疾。发热不规则，胃肠道症状明显，脾大，贫血。预后差。

4. 复发和再燃

(1) 复发：是寄生于肝细胞内的迟发型子孢子引起，疟疾初发停止后，若血中红内期疟原虫已被消灭，在无新感染的情况下，经过数周至年余，又出现疟疾发作。一般在间日疟或卵形疟初病痊愈半年后再次发作。

(2) 再燃：是疟疾初发停止后，残存在红内期的疟原虫在一定条件下大量增殖又引起疟疾发作，多见于病愈后1～4周后发生。四种类型的疟原虫均有发生再燃的可能性。

5. 并发症

(1) 溶血性尿毒综合征：亦称黑尿热。临床表现为急性寒战、高热、恶心、呕吐、肝脾迅速增大、急性贫血、尿量剧减、酱油色尿（血红蛋白尿），严重者发生急性肾衰竭。

(2) 急性肾衰竭：包括急性肾小球肾炎和肾病综合征，多见于成人恶性疟患者。患者红细胞被大量破坏，发生血红蛋白尿，导致肾损伤。

（三）实验室及其他检查

1. 血常规　白细胞计数正常或减少，单核细胞增多。多次发作后红细胞总数和血红蛋白可有不同程度下降，网织红细胞增多。

2. 疟原虫检查　血涂片查到疟原虫是确诊的最可靠依据。应在寒战或发热初期采血。临床上不能排除疟疾但一次检查阴性者，应反复涂片检查，必要时做骨髓穿刺涂片检查。一般情况下，骨髓涂片的阳性率稍高于外周血涂片。

3. 血清学检查　检测血清特异性抗体，对疟疾的回顾性诊断、流行病学调查、献血员检查等有一定的辅助诊断，常用方法包括间接血凝实验、间接荧光抗体实验和酶联免疫吸附实验等。

4. 分子生物学检查　DNA探针技术为疟疾诊断提供一种特异性方法。

（四）心理社会状况

了解患者因疾病的反复发作，身心不适以及对疾病的不了解、对隔离的不适应而产生的恐惧和焦虑的心理；了解患者对疟疾典型发作的应对措施及效果等。

二、护理诊断及医护合作性问题

1. 体温过高　与疟原虫感染、大量致热原释放入血有关。
2. 活动无耐力　与高热、大汗、贫血有关。
3. 疼痛：头痛、全身痛　与高热有关。
4. 潜在并发症　惊厥、脑疝、黑尿热、肾炎、肾病综合征。

三、护理目标

1. 患者体温恢复正常，不适感消失。
2. 患者活动耐力增强，卧床休息期间的日常生活需要能得到满足，无疲劳感。
3. 患者主诉疼痛减轻，感觉舒适。
4. 患者无并发症，或发生并发症能及时处理。

四、护理措施

1. 隔离　采取虫媒隔离。

2. 生活护理

(1) 休息：急性发作期应卧床休息，以减少患者体力消耗，协助患者洗漱、进食、如厕等，满足日常生活需要。

(2) 饮食:发作期应给予高热量流质或半流质食物,鼓励患者多饮水或果汁;如有呕吐、不能进食者,给予静脉输液;发作间歇期应给以高热量、高蛋白、高维生素、含铁丰富食物。

3. 病情观察 对典型发作患者,主要观察生命体征,随时记录体温,尤其注意热型及体温的升降方式,观察面色,注意有无贫血表现;对恶性疟患者,注意观察体温和意识状态,有无瞳孔变化,有无神志改变及其程度,有无头痛、呕吐等颅内压增高或脑膜刺激征的表现,注意有无发生呼吸抑制,如出现上述情况,应及时报告医生;对黑尿热患者,应注意观察是否有急起寒战、高热、头痛、呕吐、进行性贫血和黄疸、尿量剧减、排酱油色尿等表现,记录 24 小时出入量,检测血生化指标,血红细胞、血红蛋白等,及时发现肾衰竭或贫血,检测血细胞、血红蛋白,及时发现贫血。

4. 用药护理

(1) 氯喹口服可引起头晕、头痛、眼花、食欲减退、恶心、呕吐、皮肤瘙痒等,少数患者出现心动过缓、心律不齐等,故可嘱患者饭后服用,以减少胃肠道刺激,并密切观察循环系统的变化。

(2) 使用伯氨喹可出现头晕、恶心、呕吐、腹痛、急性血管内溶血等,一旦出现毒性反应,必须立即停药病上报医生。多饮水或静脉输液促进药物排除,并记录 24 小时出入量。

(3) 控制凶险疟疾发作常用氯喹或奎宁,静注该药可引起血压下降及心脏传导阻滞,严重者出现心脏骤停,故使用时应控制滴速和浓度,以每分钟 40～50 滴为宜,绝不能静推,并密切观察血压、心率、脉搏等,滴注过程中有专人守护在床边,如有异常,应立即停止滴注,并报告医生。

知识链接

疟疾的治疗

控制临床发作的药物:目前用于临床控制各种疟疾症状的首选药物是氯喹,对氯喹或多药耐药的恶性疟疾选择奎宁,青蒿素能快速、有效杀灭各种红细胞内期疟原虫,对红细胞外期无效,临床上主要用于治疗间日疟和恶性疟,特别对耐氯喹和脑型疟疾效果较好,但复发率较高。

控制复发和传播的药物:常用伯氨喹。

预防疟疾药物:乙胺嘧啶是目前用于病因性预防的首选药。

一般治疗及对症治疗:高热患者以物理降温为主;贫血者给予铁剂治疗;不能进食者给予静脉输液;脑型疟疾除物理降温外,可给予适量肾上腺皮质激素,脑水肿者给予甘露醇脱水,抽搐者给予地西泮等镇静剂,低分子右旋糖酐有利于 DIC 的治疗和预防;合并黑尿热者立即停用可能诱发溶血的抗疟药,同时补充液体、碱化尿液、使用肾上腺皮质激素,贫血者适当小量输血,少尿或无尿者按肾衰竭处理。

5. 对症护理

(1) 典型发作寒战期:寒战期应注意保暖,加盖棉被,给予热水袋、喝热饮料等。发热期采用物理降温,过高热患者可给予药物降温。体温控制在 38℃以下较为合适。大汗期可用温水擦浴,多饮水防止虚脱,出汗后及时更换内衣裤及床单,防止受凉。

(2) 凶险发作者有抽搐、昏迷:应保持患者呼吸道通畅,按抽搐、昏迷患者护理。如发生脑水肿、呼吸衰竭时,协助医生抢救并做好相应护理,防止患者突然死亡。

(3) 黑尿热:嘱患者卧床休息至急性症状消失;保证每日液体入量3 000~4 000 ml,不能饮用者需静脉输液,尿量不得少于1 500 ml/d,发生少尿或无尿等急性肾衰竭者,按急性肾衰竭护理;遵医嘱立即停用奎宁、伯氨喹等诱发溶血反应的药物,可用5%碳酸氢钠、氢化可的松等药物,减轻肾损害和溶血;贫血患者给予配血,输血处理。

6. 心理护理　向患者讲述疾病过程,指导用药及服药注意事项,鼓励患者树立战胜疾病的信心。

五、护理评价

1. 体温是否恢复正常,不适感是否消失。
2. 活动耐力是否增强,卧床休息期间的日常生活需要是否得到满足,无疲劳感等不适。
3. 疼痛是否减轻,感觉是否舒适。
4. 是否无并发症发生,或发生并发症是否及时发现处理。

六、健康教育

1. 预防疾病指导

(1) 控制传染源:根治患者及带虫者,加强流动人口管理,防止传染源输入。

(2) 切断传播途径:宣传防蚊、灭蚊是预防疟疾的关键。消灭蚊子幼虫和孳生场所,对成蚊采用杀虫剂喷洒等方法灭蚊。

(3) 保护易感人群:采取防蚊措施。对高疟区、暴发流行区的人群和流行区的外来人群给予预防性服药以防止发生疟疾。在疫区,黄昏后应穿上长裤和长袖衣服,在暴露的皮肤上涂上驱蚊剂,以减少蚊虫叮咬;挂蚊帐、装纱窗并在房间内喷洒杀蚊剂阻隔蚊虫叮咬。疟疾痊愈未满3年者,不可献血。

2. 对病人的指导　对患者进行疟疾知识教育,指导患者坚持用药,力求彻底治愈。治愈后定期随访,如反复发作,应速到医院就诊。对1~2年内有疟疾发作时及血中查到疟原虫者,在流行季节前20天给予抗复发药物治疗,常用伯氨喹和乙胺嘧啶联合治疗,以后每3个月随访一次,直至2年内无复发为止。

案例5-3分析

1. 可能的医疗诊断　疟疾(间日疟)。

2. 主要的护理诊断

(1) 体温过高:与疟原虫感染、大量致热原释放入血有关。

(2) 营养失调:低于机体需要量,贫血:与疟疾发作引起红细胞破坏有关。

(3) 知识缺乏:缺乏疟疾疾病防治知识。

3. 主要护理措施

(1) 虫媒隔离。

(2) 休息:卧床休息。

(3) 饮食:给予高维生素、高蛋白、高铁质饮食。

(4) 病情观察:主要观察体温,记录体温变化;观察面色及血红蛋白是否增加,注意贫血变化。

(5) 对症治疗：目前患者处于发热期，采用物理降温，如温度下降不满意，可按医嘱给予药物降温；大汗期可用温水擦浴，多饮水防止虚脱，出汗后及时更换内衣裤及床单，防止受凉；典型症状发作后保证患者多休息以恢复体力。

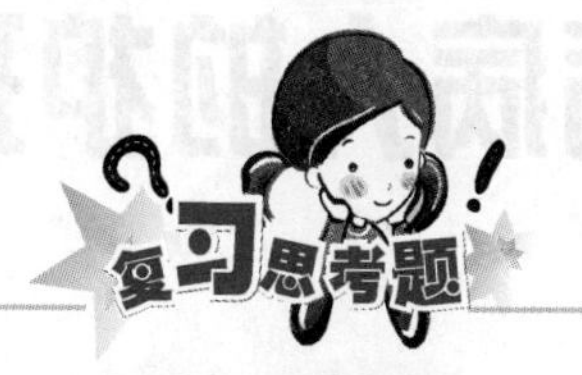

1. 简述疟疾的临床表现。
2. 简述疟疾的预防措施。

（王慧勇）

第六章　蠕虫感染性疾病病人的护理

第一节　日本血吸虫病病人的护理

案例 6－1　患者，男，34 岁，发热、腹痛、腹泻，于 2012 年 7 月 14 日入院。

患者发热 2 周，体温 38～39.5 ℃，伴腹痛、腹泻、稀便，5～6 次/天，有皮疹伴痒感，青霉素治疗 1 周无效。病前 1 个月曾去安徽等地出差，有下河游泳史。

身体评估：体温 39.2 ℃，血压正常，一般情况良好，下肢皮肤可见荨麻疹，有抓伤痕迹，腋窝及腹股沟可触及红豆粒大小的淋巴结数个，肝肋下 3 cm，质软，心肺(－)。

问题：

1. 该病例初步评估为什么？写出评估依据。
2. 为确定评估还需做哪些检查？
3. 写出主要的对症护理措施。

学　习　目　标

1. 掌握血吸虫病的临床表现及护理措施。
2. 熟悉血吸虫病的流行病学特征、治疗要点、预防措施。
3. 了解血吸虫病的病原学特点、发病机制及实验室检查要点。

日本血吸虫病(schistosomiasis japonica)是日本血吸虫寄生在门静脉系统所引起的寄生虫病，由皮肤黏膜接触含有尾蚴的疫水而感染。主要病变为虫卵引起的肝脏和结肠的肉芽肿。临床上急性期患者有发热、肝大和压痛、腹泻或脓血便、血中嗜酸性粒细胞显著增多；慢性期患者有腹泻或排脓血便，肝脾肿大为主；晚期患者以门静脉周围纤维病变为主，可发展为肝硬化，表现为门静脉高压、巨脾和腹水等。

日本血吸虫成虫为雌雄异体，常雌雄合抱寄生于门静脉系统内，主要在肠系膜下静脉内。雌虫产卵于肠黏膜下层静脉末梢内，一部分虫卵随血液沉淀在肝组织内，一部分经肠壁进入肠腔，约经11天发育为毛蚴。毛蚴分泌物能透过卵壳，引起周围肠黏膜组织炎症坏死，在肠蠕动、腹内压力增加的情况下，肠壁坏死组织向肠腔溃破，虫卵随溃破组织落入肠腔，随粪便排出。虫卵入水，在适宜条件下（25～30 ℃）孵出毛蚴。毛蚴侵入中间宿主钉螺，在螺体内发育为母胞蚴、子胞蚴及尾蚴。成熟尾蚴有很强的活动力，陆续从螺体逸出。当人或动物与水面的尾蚴接触时，尾蚴钻入宿主皮肤，脱去尾部后成为童虫。童虫侵入淋巴管和（或）微血管至静脉系统，随血流经肺到达肝脏，雌雄虫合抱移行到门脉-肠系膜静脉发育为成虫，交配产卵，从尾蚴侵入人体至成虫产卵约需24天，成虫平均寿命约4.5年，最长可活40年之久。日本血吸虫生活史中，人是终宿主，钉螺是中间宿主。

急性期及早期血吸虫病的病理变化主要由其虫卵引起。慢性期及晚期血吸虫病的免疫病理变化则属于迟发性细胞变态反应。血吸虫病引起的纤维化是在肉芽肿基础上产生的。

血吸虫病的基本病变是由虫卵沉着组织中所引起的虫卵结节，病变主要累及结肠及肝脏。结肠病变主要在直肠、乙状结肠与降结肠，早期变化为黏膜充血、水肿，晚期变化主要为肠壁纤维组织增生、息肉形成；肝脏病变早期主要是肝窦充血，肝细胞变性、坏死与褐色素沉着，晚期可见门静脉周围有大量纤维组织增生，形成结节肝硬化，由于肝内门静脉阻塞，形成门静脉高压，引起腹水、食管静脉曲张、脾大及脾功能亢进。

一、护理评估

（一）健康史

1. 流行病学资料　询问饮食、饮水及个人卫生情况，疫水接触史，既往是否患过血吸虫病。

（1）传染源：患者和保虫宿主为本病主要传染源。水网地区以患者为主；湖沼地区除患者外，感染的牛和猪也是传染源；山丘地区以鼠类为主。

（2）传播途径：由皮肤、黏膜接触含尾蚴的疫水而受感染，也可因饮用含尾蚴的生水经口腔黏膜感染。传播必须具备三个条件：即带虫卵的粪便入水、水中有钉螺孳生、人体接触疫水。

（3）易感人群：普遍易感，以男性青壮年农民和渔民感染率较高，夏秋季感染机会最多，感染后可获得一定免疫力，无免疫力的非流行区的人群如接触大量尾蚴，可出现暴发流行。

（4）流行特征：血吸虫病主要分布于长江沿岸及以南的13个省、市、自治区，如江苏、安徽、江西、湖北等地，其流行区与钉螺分布区域相同。除我国外，日本、菲律宾、印度尼西亚、马拉西亚及泰国等地也有本病流行。

2. 患病及治疗经过　了解病人的发病经过，如发病时间、诱因、主要症状及其特点、病情的进展情况，尤其是有无发热、发热的程度和热型；有无腹胀、便秘、腹泻，每天腹泻次数、性质（有无脓血大便、里急后重感）及量等症状。起病后经过何种处理、服药情况及其效果如何；发病过程中，病人食欲、睡眠情况，大小便及体重变化等。

（二）身体状况

血吸虫病临床表现复杂多样，轻重不一，按感染的程度、部位等病程和主要的临床表现分为四型：急性血吸虫病、慢性血吸虫病、晚期血吸虫病及异位血吸虫病。

1. 急性血吸虫病　起病急，以全身症状为主。多发生在夏秋季，男性青壮年和儿童多见。患者在接触疫水数小时至5天内，皮肤出现红色丘疹，2～3天后消失。潜伏期长短不一，80%的患者为30～60天，平均为40天。感染严重者则潜伏期短，感染较轻者则潜伏期长。

（1）发热：患者均有发热，热度的高低、极限与感染的程度成正比。体温一般在38～

40 ℃之间，以间歇热、弛张热多见，其次为不规则热，一般发热前少有寒战。高热时偶有中毒症状，热退后自觉症状良好。重症患者可有缓脉，出现贫血、消瘦、营养不良和恶病质等，甚至死亡。

（2）过敏反应：以荨麻疹最为常见，多见于发热期，时发时愈，持续数天至 2 周。此外还有血管神经性水肿、淋巴结肿大、出血性紫癜、支气管哮喘等。血中嗜酸性粒细胞显著增多，对诊断具有重要参考价值。

（3）消化道症状：发热期间，多伴有食欲减退、腹痛、腹泻等，腹泻患者一般每日 3～5 次，个别可达 10 余次，初为稀水便，而后出现脓血、黏液，热退后腹泻次数减少。危重患者出现高度腹胀、腹水、腹膜刺激征。经治疗，热退后 6～8 周，上述表现可显著改善或消失。

（4）肝脾肿大：90%以上患者肝大伴压痛，以肝左叶较为显著。半数以上患者轻度脾大。

（5）其他：半数以上患者有咳嗽、气喘、胸痛等症状。呼吸系统症状多在感染后两周内出现。重症患者出现神志淡漠、心肌受损、恶病质等，甚至迅速发展为肝硬化。

2. 慢性血吸虫病　在流行地区占绝大多数，主要发生在急性症状消退而未经治疗或疫区反复轻度感染而获得部分免疫力患者。临床表现为隐匿型间质性肝炎或慢性血吸虫性结肠炎为主。病程长达 10～20 年甚至更长。

（1）无症状型：轻型患者大多无症状，仅在普查时或因其他疾病就医而被发现。体检时发现肝大，粪便检查中发现虫卵。

（2）有症状型：常见症状为腹痛、慢性腹泻，每日 2～3 次稀便，偶带血，重者有脓血便。病程长者可出现肠梗阻、贫血、体力下降等。重者可有内分泌紊乱，女性月经紊乱等。早期肝大，晚期进入肝硬化阶段。脾脏逐渐增大，超过肝脏。下腹部可触及大小不等的包块，系增厚的结肠系膜、大网膜和肿大的淋巴结粘连所致。

3. 晚期血吸虫病　慢性血吸虫病继续发展，形成血吸虫病性肝硬化，临床表现以门静脉高压为主。病程多在 5～15 年以上。根据患者受累主要脏器的病变程度，可分为四型：巨脾型、腹水型、结肠肉芽肿型及侏儒型。患者可同时具有两三个型的主要表现。

（1）巨脾型：是晚期血吸虫病肝硬化门脉高压的主要表现。脾进行性肿大，下缘可达盆腔，表面光滑，质硬。常伴有食管静脉曲张，亦可有脾功能亢进。肝逐渐缩小。因门脉高压，可出现上消化道出血，易诱发腹水。

（2）腹水型：是晚期血吸虫病肝功能失代偿的表现，是严重肝硬化的重要标志。患者表现为腹胀、乏力、下肢水肿、呼吸困难、腹壁静脉曲张、巨脾等，常因上消化道出血、肝衰竭、肝昏迷、感染而死亡。

（3）结肠肉芽肿型：以结肠病变为突出表现。患者经常腹痛、腹泻、便秘或二者交替出现，有时出现水样便、血便、黏液脓血便；有时出现腹胀、肠梗阻。左下腹可触及压痛及肿块，易发生癌变。

（4）侏儒型：少见，俗称"小老人"，自幼反复感染本病引起脑垂体功能减退，生长发育障碍，表现为身材矮小，面容衰老，无第二性征，生长发育低于同龄人，但智力发育未受影响。

4. 异位血吸虫病

（1）肺血吸虫病：多见于急性血吸虫病患者，为虫卵沉积引起的肺间质病变。轻者表现为咳嗽、胸部隐痛、痰少，重者有气急、哮喘、胸闷，肺内有少量干湿啰音。胸部 X 线检查可见肺部弥漫云雾状、雪花状及粟粒样浸润阴影，以中下肺野为多，肋膈角模糊不清。治疗3～6 个月后，肺部病变逐渐消失。

（2）脑血吸虫病：多见于病程早期，以青壮年多见。急性患者酷似脑膜脑炎，常与肺部病变同时出现，症状为意识障碍、脑膜刺激征、瘫痪、抽搐、锥体束征等。慢性患者主要症状为癫痫发作，尤以局限性癫痫多见。

(3) 其他：肾、睾丸、卵巢、子宫、心包、腮腺、皮肤等处也可发生血吸虫病。

(三) 实验室及其他检查

1. 血常规　急性期患者白细胞计数和嗜酸性粒细胞显著增高，白细胞$(10\sim30)\times10^9/L$，嗜酸性粒细胞占20%～40%，有时高达90%。慢性患者一般轻度增高，但病情严重，免疫功能低下者不高。晚期患者因脾功能亢进，红细胞、白细胞、血小板减少。

2. 肝功能试验　急性期患者血清中球蛋白显著增高，血清中ALT、AST也轻度增高。晚期患者血清白蛋白减少，球蛋白增高，A/G比例下降或倒置。慢性患者尤其是无症状者肝功能大多正常。

3. 粪便检查　粪便中直接查到虫卵或毛蚴可确诊。一般急性期患者阳性率较高，慢性和晚期患者阳性率不高。

4. 免疫学检查　免疫学方法较多，如皮内实验、环卵沉淀实验、ELISA实验、EIA实验等，操作简单，特异性和敏感性较高。

5. 结肠镜及直肠黏膜活组织检查　可见黏膜有黄斑、息肉、充血、水肿、溃疡等病变。自病变处取米粒大小黏膜置于两玻片之间，显微镜下可发现血吸虫虫卵，以距肛门8～10 cm背侧黏膜处取材阳性率最高，其阳性率一般高于粪便检查虫卵。

6. 肝影像学检查

(1) B超检查：可见肝脾体积大小变化，门脉血管增粗改变，并可定位行肝穿活检。

(2) CT检查：晚期患者肝包膜与肝内门静脉常有钙化现象。重度肝纤维化表现为龟背样图像。

(四) 心理社会状况

了解患者因病情急重，反复发作，严重影响机体身心健康，感到焦虑、恐惧等。

二、护理诊断及医护合作性问题

1. 体温过高　与血吸虫感染虫卵和虫体代谢产物作用有关。
2. 腹泻　与病变累及直肠、结肠导致局部黏膜充血、水肿、溃疡形成有关。
3. 营养失调：低于机体需要量　与进食减少机体营养代谢障碍有关。
4. 活动无耐力　与肝功能减退、营养不良有关。
5. 潜在并发症　上消化道出血、肝性脑病、原发性腹膜炎。

三、护理目标

1. 患者体温稳定在正常范围之内。
2. 患者腹泻减轻或消失，肛周皮肤完好。
3. 患者体重维持在正常范围，营养输入满足机体需要。
4. 患者活动耐力逐渐恢复。
5. 患者无并发症发生，或发生并发症能及时发现处理。

四、护理措施

1. 隔离　采取接触隔离。
2. 生活护理

(1) 休息与环境：急性期及晚期肝硬化患者应卧床休息，有消化道出血者应绝对卧床休息；慢性期患者可适当活动，但避免过度疲劳。

(2) 饮食护理：急性期患者给予高热量、高蛋白、高维生素易消化食物，避免煎炸、油腻、产气食物，减少脂肪摄入。高热、中毒症状患者，应补充水分，保持水电解质平衡。慢性患者可给予营养丰富、易消化食物、少量多餐，避免进食粗、硬、过热和过多纤维的刺激性食物。若有消瘦、贫血等表现，可遵医嘱给予输血、血制品等支持治疗。

3. 病情观察

(1) 急性血吸虫病：观察患者体温变化，每日腹泻次数，粪便性状，皮疹形态、部位，肝脾大小，肝功能情况等。

(2) 晚期血吸虫病：主要表现为肝硬化和肝功能失代偿，应观察患者腹围、体重、下肢水肿、肝脾大小、肝功能变化，同时注意有无上消化道出血、肝性脑病及感染等并发症。

4. 用药护理　遵医嘱使用吡喹酮。本药不良反应轻微而短暂，主要有腹痛、恶心、头晕、乏力、肌肉酸痛等；个别患者可出现步态不稳、共济失调；少数患者有心电图异常，偶见低钾血症和过敏反应。应指导患者按时、按量服药，观察药物的不良反应。

知识链接

日本血吸虫病的治疗

一般治疗：补充营养、加强支持疗法，改善全身情况。

病原治疗及对症治疗：目前治疗血吸虫病的首选药是吡喹酮，急性血吸虫病，成人总剂量为 120 mg/kg，6 天分次服完，每天分 2～3 次服用；慢性血吸虫病，成人总剂量按 60 mg/kg，分 2 天口服，每天分 3 次服用；晚期血吸虫病：一般按总量 40～60 mg/kg，分 2 天口服，每天分2～3 次；若肝功能差、年老体弱或有其他并发症者，可按总量 60 mg/kg，分 3 天口服；严重者可按总量 90 mg/kg，分 6 天口服。巨脾、门脉高压、上消化道出血等患者可选择适当时机进行手术治疗。

5. 对症护理

(1) 高热：观察患者体温、热型、出入量、体重等。可采用物理降温，如温水擦浴、乙醇擦浴、冰袋、冰帽等；对持续高热物理降温效果不明显者可按医嘱采用药物降温，应注意降温药物用量不宜过大，以免大量出汗引起虚脱；高热伴惊厥者，可应用亚冬眠疗法治疗。

(2) 腹泻：观察患者排便次数、便量及性状等。注意患者有无脱水及电解质紊乱表现。做好肛周皮肤的护理，排便频繁者，每次便后用温水清洗并用软纸吸干，勿用力擦拭，以防肛周皮肤受损，涂以凡士林，防糜烂；观察疗效，如发现异常，应及时向医生报告。

(3) 腹水：严格控制钠盐的摄入；定期测量体重、腹围，记录 24 小时出入量；遵医嘱给予利尿治疗；大量腹水者采用半坐卧位，改善患者呼吸困难。

6. 心理护理　了解患者及其家属对血吸虫病知识的认知程度及心理状况，关心患者，消除不良心理反应，积极配合治疗。

五、护理评价

1. 体温是否稳定在正常范围之内。

2. 腹泻是否减轻或消失，肛周皮肤是否完好。

3. 体重是否维持在正常范围，营养输入是否满足机体需要。

4. 活动耐力是否逐渐恢复。

5. 腹水和水肿是否减轻，身体是否感舒适。

6. 有无并发症发生，或发生并发症是否能及时发现处理。

六、健康教育

1. 预防疾病指导

(1) 管理传染源：在流行区每年对患者及患畜进行普查普治，如每年冬季成人用吡喹酮 40 mg/kg 一剂疗法，每年春秋对耕牛各治一次，每次灌服 30 mg/kg。

(2) 切断传播途径：采用物理和化学的方法杀灭钉螺或改变钉螺的孳生环境，防止人、畜的粪便污染水源，提倡使用自来水。

(3) 保护易感人群：尽量避免与疫水接触，尤其要严禁儿童在疫水中洗澡、游泳等，也不要在早晨和雨后到河边草地行走，防止露珠或水滴中的尾蚴接触人体。必须接触疫水时，应采取防护措施，如涂擦防护剂或 1%氯硝柳胺碱性溶液浸渍衣裤，穿长筒胶鞋、防护裤等。必要时可应用吡喹酮等进行预防性服药。

2. 对病人指导　急性患者应及早就医，争取彻底治愈；慢性患者应注意休息，规律生活，避免劳累，增加营养，戒烟酒，防止合并感染。定时复查，一旦发生并发症如阑尾炎、血吸虫肉芽肿所致的肠梗阻等，应及时就医。

案例 6-1 分析

1. 诊断依据

(1) 流行病学资料：安徽省为血吸虫病流行区，下河游泳有可能感染血吸虫。

(2) 病史：发病 2 周；有消化道症状如腹痛、腹泻；有过敏反应如荨麻疹。

(3) 身体评估：体温高、浅表淋巴结肿大、肝大、荨麻疹。

2. 为确诊需做如下检查　血常规，粪便查虫卵，肠黏膜活检，免疫血清学检查特异性抗体。

3. 对症护理措施

(1) 发热：卧床休息，采取物理降温或药物降温，注意口腔及皮肤护理。

(2) 腹泻：给予患者少渣、少维生素的半流质食物，禁忌生冷等刺激性食物，少量多餐，症状缓解后适当增加食量，注意水电解质平衡。

(3) 皮疹：避免搔抓，遵医嘱给予止痒剂或抗组胺药，注意皮肤和内衣裤清洁。

1. 结合流行病学说明血吸虫病的预防措施。
2. 简述血吸虫病的临床表现。

（王慧勇）

第二节　钩虫病病人的护理

案例 6－2　患者，男，30 岁，农民，因排黑便而入院。

病前 1 个月赤脚下红薯地劳动，其后足趾间出现红疹，次日呈水泡、脓疱、下肢红肿，足背奇痒，伴发热、咳嗽，数天后红肿消退。10 天后因咳嗽剧烈到医院就诊，服用止咳药等后痊愈。近一周来，头晕、乏力、腹痛、反复黑便、无呕血，疑似上消化道出血而入院。

体检：贫血，腹软，脐周轻度压痛，无肌紧张，肝脾为及，双肺（—），心率 91 次/分，律齐，其他未见异常。

实验室检查：红细胞计数 260×10^{12}/L。白细胞计数 10.3×10^{9}/L。血红蛋白 104 g/L。出凝血时间正常。大便黑褐色，隐血＋＋＋，红细胞＋，涂片发现有钩虫虫卵。

因发现寄生虫卵，后经驱虫治疗，病人逐渐恢复健康出院。

诊断：钩虫病。

问题：

1. 写出本病的护理评估依据。
2. 写出主要的护理诊断。
3. 写出护理措施和健康教育。

学 习 目 标

1. 掌握钩虫病的临床表现及护理措施。
2. 熟悉钩虫病的流行环节、流行特征、治疗要点、预防措施。
3. 了解钩虫病的病原学特点、发病机制及实验室检查要点。

钩虫病（ancylostomiasis）是钩虫寄生人体小肠所引起的肠道寄生虫病。临床上以贫血、营养不良、胃肠功能失调、劳动力下降为主要表现。轻者可无症状，称钩虫感染；严重者可导致发育障碍和心功能不全。

寄生于人体的钩虫主要有十二指肠钩虫和美洲钩虫，两种钩虫生活史基本相同。成虫寄生于人体小肠上段，借助口囊内的钩齿或板齿咬附在肠黏膜上，以血液、组织液、肠黏膜为食。雌雄虫发育成熟后交配产卵。虫卵随粪便排出，在温暖（25～30℃）、潮湿（相对湿度 60%～80%）、氧充足土壤中，发育成丝状蚴。丝状蚴具有明显的向温性和向湿性，当与人体皮肤接触时，受体表温度的刺激，幼虫活动力明显增强，依靠机械穿刺和酶的作用，通过毛囊、汗腺孔或皮肤破处主动侵入人体。钩蚴进入小静脉或淋巴管，随血流经右心至肺，穿过肺毛细血管壁进入肺泡，再借助小支气管、支气管上皮细胞纤毛的摆动向上移行至咽，随吞咽经食管、胃到达小肠。经 3～4 周发育为成虫，寄生于小肠上段，进行交配产卵。自幼虫侵入人体到成虫交配产卵，需 5～7 周。十二指肠钩虫可存活 7 年，美洲钩虫可活 15 年。

钩虫幼虫可引起钩蚴性皮炎，丝状蚴钻入皮肤后数分钟至 1 小时，局部出现红色小丘疹，

1～2天内出现水泡、充血、水肿及嗜酸性粒细胞浸润的炎症反应，蚴虫移行至肺部，穿过肺微血管到达肺泡，引起肺间质和肺泡的点状出血及炎症。严重者可引起支气管肺炎和哮喘发作；成虫吸附在小肠黏膜上，吸食血液和肠液，并分泌抗凝血物质，同时更换吸血部位，使局部伤口不断渗血，引起慢性失血和血浆蛋白丢失。长期贫血和缺氧可引起心、肝、肾等脏器出现不同程度的脂肪变性和退行性变。儿童严重感染可引起生长发育障碍。

一、护理评估

（一）健康史

1. 流行病学资料

（1）传染源：患者和带虫者为本病主要传染源。

（2）传播途径：主要感染方式是丝状蚴从皮肤侵入人体，或进食含有丝状蚴的蔬菜及生水经口腔黏膜感染。

（3）易感人群：普遍易感，且可多次反复感染。

（4）流行特征：本病流行与自然条件及生产方式有关，流行区多是为以种植花生、玉米等农作物为主的地区。感染者以青壮年农民为主，夏秋季为感染高峰季节。本病以散发为主，但有时可发生集体性感染。

2. 患病及治疗经过　了解病人的发病经过，如发病时间、诱因、主要症状及其特点、病情的进展情况，尤其是病人是否生活在流行地区，发病前有无赤手、赤足触及被钩蚴污染的土壤、不洁瓜果、蔬菜等。起病后经过何种处理、服药情况及其效果如何。发病过程中，病人食欲、睡眠情况，大小便及体重变化等。

（二）身体状况

临床表现与感染的程度、机体营养情况和免疫功能有关。大多数为轻度感染者，无临床表现，约10%的较重感染者出现较大差异的临床表现。

1. 幼虫引起的症状

（1）钩蚴性皮炎：丝状蚴侵入的皮肤出现丘疹、小出血点或疱疹，局部有烧灼或针刺感，奇痒，俗称“粪土痒、粪毒或粪疙瘩”，多发生在手指或足趾间、足背、踝部位。一般4～10天症状消失，如继发细菌感染，可形成脓疱。

（2）呼吸系统症状：感染1周左右，大量钩蚴移行肺部，患者出现低热、咽部发痒、咳嗽咳痰、声音嘶哑、偶有痰中带血，肺部可听到湿啰音，X线检查显示肺纹理增粗或点状浸润阴影。持续数日至1个月症状消失。

2. 成虫引起的症状　主要包括慢性失血所致的贫血和肠黏膜创口引起的消化系统症状。

（1）贫血：是钩虫病的主要症状，表现为不同程度的头晕、眼花、耳鸣、面色苍白、四肢乏力等。长期严重贫血可发生贫血性心脏病，表现为心脏扩大、心率加快、心前区吹风样收缩音，甚至发生心力衰竭。重症贫血者出现面部、下肢甚至全身水肿。

（2）消化系统症状：感染后1～2个月出现上腹疼痛不适、食欲减退、腹泻和消瘦。偶有严重病例出现消化道出血。儿童可有食生米、泥土等异食症。婴幼儿严重患者可出现生长发育障碍。

（三）实验室及其他检查

1. 血常规　常有不同程度的贫血，属于小细胞低色素性贫血。网织红细胞和嗜酸性粒细胞轻度增高，白细胞大多数正常。血清铁浓度降低，一般在 9 μmol/L 以下。

2. 粪便检查　大便隐血试验阳性。直接涂片可查到钩虫卵，有确诊意义。

3. 骨髓涂片检查　红细胞系统增生活跃，红细胞发育多停滞于幼红细胞阶段，中幼红细胞显著增多。

（四）心理社会状况

评估患者对钩虫病临床表现、并发症及预防知识等认知程度，以及对所出现的各种症状的心理反应。

二、护理诊断及医护合作性问题

1. 贫血　与钩虫在肠道内寄生引起慢性失血有关。

2. 活动无耐力　与钩虫所致贫血有关。

3. 胃肠功能紊乱　与钩虫在小肠寄生并吸附小肠黏膜形成浅表溃疡有关。

4. 皮肤完整性受损　与钩蚴引起皮肤损伤有关。

三、护理目标

1. 贫血情况改善。

2. 体力增加，活动耐力增强。

3. 胃肠道功能恢复，食欲增强。

4. 皮肤无破损。

四、护理措施

1. 隔离　采取接触隔离和消化道隔离。尽量避免皮肤与污染的土壤密切接触，防止钩蚴侵入皮肤。不吃不卫生蔬菜，防止钩虫经口感染。对患者的排泄物、呕吐物及污染物品应先及时消毒后弃去，并对患者内衣裤及手足进行及时消毒处理。

2. 生活护理

(1) 休息与环境：一般患者适当休息，重度贫血者应卧床休息。严重贫血患者，机体免疫力低下，故易继发细菌感染，所以在卧床期间应做好一切生活护理，特别要注意口腔和皮肤的护理。

(2) 饮食护理：增加营养，纠正贫血。应给予高蛋白、高热量、高维生素、富含铁质的易消化食物。驱虫期间给以半流质饮食，忌用油类和粗纤维食物。

3. 病情观察　注意观察生命体征的变化；皮疹情况，皮肤有无破损或继发感染；密切观察患者呼吸系统和消化系统症状，有无消化道出血；观察患者贫血症状及治疗效果；同时观察患者食欲的变化。

4. 用药护理

(1) 苯咪唑类药物不良反应轻微，部分患者可出现头晕、腹部不适、腹痛、腹泻等症状，服药前应向患者说明，出现这些症状不影响治疗，并可自行缓解。

(2) 对严重贫血患者应先纠正贫血，再驱虫治疗。输液或输血时，应控制滴速在 30 滴/分，防止发生肺水肿。

(3) 服用铁剂治疗贫血时应注意：口服铁剂应用吸管，防止牙齿变黑；禁饮牛奶、茶和咖啡；应在饭后 30～40 分钟后服用铁剂，可减轻铁剂对胃肠道的刺激；维生素 C 有助于铁剂的吸收；服用铁剂期间，粪便呈黑褐色为正常现象；贫血纠正后，仍需坚持服药 2～3 个月，以彻底治疗贫血。

知识链接

钩虫病的治疗

主要给予阿苯达唑(肠虫清)治疗，2 岁以上儿童及成人剂量为 400 mg 顿服，隔 10 天重复一次。1～2 岁儿童剂量减半。同时甲苯达唑、氟苯咪唑、左旋咪唑和丙氯咪唑等也可用于钩虫病治疗。对钩蚴性皮炎患者在感染 24 小时内可用左旋咪唑涂擦剂或 15%噻苯咪唑软膏涂擦患处，每天 3 次，连用 2 天，有止痒、消炎，杀死皮内钩蚴的作用，同时还能预防呼吸道症状的发生。对贫血患者可补充铁剂，严重贫血患者伴营养不良，除补充铁剂外，还需补充维生素和蛋白质等营养物质。

五、护理评价

1. 贫血情况是否得到改善。
2. 体力是否增加，活动耐力是否增强。
3. 胃肠道功能是否恢复，食欲是否增强。
4. 皮肤是否完整，无破损。

六、健康教育

1. 预防疾病指导

(1) 管理传染源：根据钩虫病的感染率情况，定期开展大规模的普查、普治工作，进行驱虫治疗，以控制传染源。

(2) 切断传播途径：加强粪便管理，改革施肥和耕作方法，尽量采用机械耕种。尽量避免皮肤与污染的土壤密切接触，防止钩蚴侵入皮肤。不吃不卫生蔬菜，防止钩虫经口感染。

(3) 保护易感人群：重点在于宣传教育，提高认知，在钩虫病的高发区域开展集体驱虫治疗。

2. 对病人指导　驱虫治疗后，嘱患者在半个月至 1 个月内进行粪便复检，如发现钩虫卵，应重复驱虫 1 次。

案例 6-2 分析

1. 诊断依据

(1) 流行病学资料：红薯地等农田为钩虫的孳生地，赤脚下地劳动有可能感染钩虫。

(2) 病史：患者 1 个月前，足趾间出现红疹、水泡、脓疱，足背奇痒；随后出现发热；近一周来出现头晕、乏力、腹痛、反复黑便。

(3) 体检及实验室检查:贫血,大便黑褐色,隐血+++,红细胞+,涂片发现有钩虫虫卵。

2. 主要护理诊断

(1) 贫血:与钩虫在肠道内寄生引起慢性失血有关。

(2) 活动无耐力:与钩虫所致贫血有关。

(3) 胃肠功能紊乱:与钩虫在小肠寄生并吸附小肠黏膜形成浅表溃疡有关。

(4) 皮肤完整性受损:与钩蚴引起皮肤损伤有关。

3. 护理措施及健康教育

(1) 护理措施

1) 休息:卧床休息。

2) 饮食:给予高营养及含铁丰富的饮食。驱虫期间给予半流质饮食,禁忌油类及粗纤维等刺激性食物。

3) 病情观察:重点观察患者贫血所引起的症状及体征、治疗反应,如血红蛋白增长情况等。

4) 对症护理:对贫血患者加强生活护理,还应特别注意预防感染。

5) 用药护理:临床上常用苯咪唑类药物治疗钩虫病。应注意苯咪唑类药物的作用、用法、不良反应及应用铁剂治疗时的注意事项。

(2) 健康教育

1) 进行钩虫感染过程及预防措施的知识教育,以预防钩虫病。

2) 进行钩虫病的知识教育,重点是铁剂治疗的方法,嘱患者坚持服药,以彻底纠正贫血。

3) 定期复查。

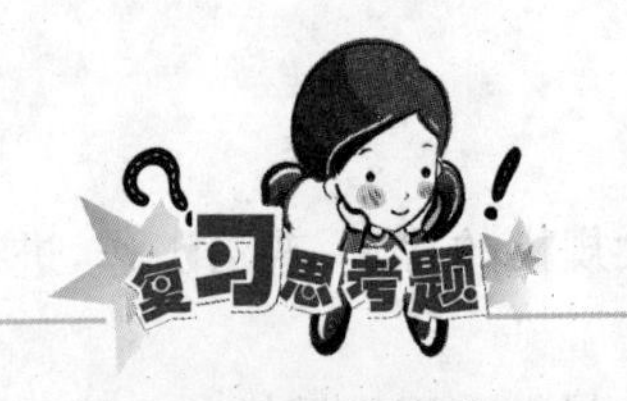

1. 说说如何预防钩虫病。

2. 简述钩虫的临床特征,主要护理问题与护理措施。

(王慧勇)

第三节　蛔虫病病人的护理

案例 6-3　患儿,男,8 岁,学生,农村人。突发脐周痛,伴恶心、呕吐,呕吐物中见乳白色似蚯蚓样虫体。

体检:体温 37 ℃,腹软,无压痛及反跳痛,肠鸣音亢进,肝、脾肋下未触及。病前曾多次在粪便中见到乳白色似蚯蚓样虫体。

问题：

1. 写出初步护理评估及主要的护理诊断。
2. 本病可能发生什么并发症？
3. 写出主要的护理措施。

学习目标

1. 掌握蛔虫病的临床表现及护理措施。
2. 熟悉蛔虫病的流行环节、治疗要点、预防措施。
3. 了解蛔虫病的病原学特点、发病机制及实验室检查要点。

蛔虫病(ascariasis)是由似蚯蚓蛔线虫寄生于人体小肠所引起的疾病，是人体最常见的肠道寄生虫病。轻者无症状，重者不仅影响食欲、肠道功能和生长发育，而且可出现胆道蛔虫症、蛔虫性肠梗阻等严重并发症，甚至危及生命。

蛔虫是寄生于人体内最大的线虫，雌雄异体，活体为乳白色或粉红色，死虫为灰白色。雌虫产出的虫卵随粪便排出体外。受精卵在潮湿、阴蔽、氧气充足和适宜温度(21～30 ℃)的土壤中，约经 2 周，卵内的细胞发育为幼虫，再经 1 周后，幼虫第 1 次蜕皮发育为感染期卵。感染期卵被人误食后，在小肠内孵出幼虫。幼虫钻入小肠黏膜和黏膜下层，侵入小静脉或淋巴管，随血液和淋巴液，经门静脉系统到肝，经下腔静脉，再经右心到达肺，穿过肺毛细血管到达肺泡，进行 2 次蜕皮。然后幼虫沿支气管、气管移行到咽，被吞咽人食管，经胃到小肠，在小肠内经第 4 次蜕皮，逐渐发育为成虫。成虫寄生于人体小肠，空肠最多，回肠次之，以肠内的消化和半消化物为食。雌、雄虫交配后，雌虫每天产卵约 24 万个。自感染期卵进入人体到雌虫产卵需 60～75 天，成虫寿命 1 年左右。

蛔虫幼虫在人体内移行至肺，其代谢产物和(或)幼虫死亡导致炎症反应，损伤肺毛细血管引起出血，嗜酸性和中性粒细胞浸润，导致支气管痉挛与哮喘发作。成虫寄生于空肠和回肠上段，损伤肠黏膜，导致消化吸收障碍，临床出现腹痛、营养不良、消化道功能紊乱，甚至发育障碍。大量成虫缠结成团，引起机械性肠梗阻。蛔虫有穿孔习性，如环境变化时(高热、胃肠道功能紊乱、驱虫不当等)可钻入生理性狭窄的部位，引起异位损害，常见的有胆道蛔虫症、胰管蛔虫症及阑尾蛔虫症。胆道中的虫卵、虫体的碎片可成为胆结石的核心而诱发胆结石。蛔虫迷走至咽喉和支气管，偶可发生阻塞和窒息。

一、护理评估

（一）健康史

1. 流行病学资料

(1) 传染源：人是蛔虫的唯一终宿主，蛔虫患者是唯一传染源。

(2) 传播途径：感染期虫卵经口进入人体，被污染的土壤、蔬菜及瓜果等是主要传播媒介。

(3) 易感人群:普遍易感。儿童在地上爬行、吸吮手指易感染。有生食蔬菜习惯者容易被感染。

(4) 流行特征:蛔虫病是最常见的蠕虫病,呈世界性分布。发展中国家及农村发病率较高;儿童感染率高于成人,尤以3～10岁为主。常为散发,但有时可发生集体性感染。

2. 患病及治疗经过　了解病人的发病经过,如发病时间、诱因、主要症状及其特点、病情的进展情况,尤其是近期有无排虫或吐虫史,生活环境、饮食和卫生习惯,有无进食不洁蔬菜、瓜果等。了解起病后经过何种处理、服药情况及其效果如何;发病过程中,病人食欲、睡眠情况,大小便及体重变化等。

(二) 身体状况

1. 临床表现　人感染蛔虫后,大多无临床表现,称为蛔虫感染。通常营养不良和体弱者易出现临床表现,分为幼虫移行期症状和成虫所致症状。

(1) 幼虫移行期症状:多见于短期内食入被大量感染期虫卵污染的食物者,7～9天后出现发热、咽部异物感、阵发性咳嗽、胸痛、胸闷等类似上呼吸道感染的症状。少数患者出现皮疹或荨麻疹。严重患者可有哮喘样发作、呼吸困难、痰中带血等。肺部炎症浸润和嗜酸性粒细胞增多,可闻及干啰音。X线检查两侧肺门阴影增粗,肺纹理增多,点状、絮状或片状阴影,一般2～3周内消失。

(2) 成虫所致症状:轻度感染无明显症状。少数患者出现上腹部及脐周钝痛或阵发性绞痛,不定时发作,可自行缓解。严重者出现食欲减退、营养不良、体重下降、发育障碍、贫血等表现。儿童患者常因此哭闹不安,伴有食欲减退、偏食、恶心、腹胀、腹泻与便秘交替,可从粪便排出蛔虫或呕出蛔虫,同时可有夜惊、磨牙、异食癖、惊厥等神经系统症状。

2. 并发症　蛔虫一般处于安静状态,但受到刺激后易使虫体骚动、移位及钻孔等,引起严重的并发症。常见的并发症有:

(1) 胆道蛔虫症:是最常见的并发症,由蛔虫钻入胆道引起胆总管括约肌痉挛,表现为突发性上腹阵发性、钻顶样绞痛,尤其是剑突下偏右侧,可放射至背部及右肩部,患者极度不安、恶心呕吐。部分患者可引起胆道感染、肝脓肿,出现寒战、感染、白细胞计数升高等全身症状。进入胆道的蛔虫自行退出后,症状消失。

(2) 蛔虫性肠梗阻:大量蛔虫扭结成团阻塞肠腔引起不完全性肠梗阻,患者出现阵发性脐周剧痛、腹胀、呕吐、可吐出食物、胆汁及蛔虫。腹部检查可见肠型和蠕动波,并可触及条索状包块,肠鸣音亢进。严重者可有水电解质紊乱和酸中毒。

(3) 蛔虫性腹膜炎及阑尾炎:蛔虫可穿破小肠或阑尾,产生弥漫性腹膜炎,患者出现发热、腹胀、肠鸣音减弱,X线检查见膈下游离气体。蛔虫性肠梗阻及阑尾炎持续过久,可引起肠穿孔、腹膜炎。

(三) 实验室及其他检查

1. 病原学检查　粪便涂片或饱和盐水漂浮法可查到虫卵。B超和逆行胰胆管造影有助于胆、胰、阑尾蛔虫症的诊断。

2. 血常规　蛔虫幼虫移行期白细胞和嗜酸性粒细胞增多,若并发感染,白细胞与中性粒细胞增多。

(四) 心理社会状况

了解患者及其家属对本病的认识程度及防治知识的了解程度,以及因腹痛造成的心理压力等。了解患者家庭背景及家属对患者的关心、支持情况。

二、护理诊断及医护合作性问题

1. 疼痛　与蛔虫寄生引起肠道、胆道痉挛有关。
2. 营养失调:低于机体需要量　与蛔虫消化营养及妨碍正常消化吸收有关。
3. 知识缺乏　与缺乏个人卫生、饮食卫生和环境卫生知识有关。
4. 有传播感染的可能　与排出虫卵有关。
5. 潜在并发症　胆道蛔虫症、蛔虫性肠梗阻、蛔虫性阑尾炎。

三、护理目标

1. 腹痛减轻或消失。
2. 食欲增加,体重增加。
3. 住院期间无胆道蛔虫症、蛔虫性肠梗阻等并发症发生或发生并发症及时发现并处理。
4. 患者及家属了解本病的发病原因,养成良好卫生习惯。

四、护理措施

1. 隔离　采用消化道隔离。

2. 生活护理　注意休息,合理饮食,指导患者戒除不良卫生习惯。一般给予高蛋白质、高维生素、高热量的食物,注意食物的色、香、味,以增加患者食欲。服用驱虫药物期间,不宜进食过多的油腻食物,避免生冷等刺激性食物。胆道蛔虫症发作时,进低脂、易消化的流质或半流质食物,并发肠梗阻或呕吐严重时应禁食或进少量流质。

3. 病情观察　观察患者生命体征及腹痛情况,如了解腹痛的部位、性质、程度、规律,观察患者是否排便及粪便性状、是否排虫。

4. 用药护理　遵医嘱服用驱虫药物,观察驱虫药物的副作用。驱虫药物应于睡前或空腹一次顿服,服药后注意观察大便有无虫体排出,若出现恶心、呕吐、腹痛、头晕等不良反应,可给予对症处理。

知识链接

如何给蛔虫病人驱虫治疗

蛔虫病最根本的治疗是驱虫治疗。常采用:阿苯咪唑(肠虫清)400 mg,顿服,虫卵阴转率达90%以上;或甲苯咪唑(安乐士)200 mg,顿服;或噻嘧啶,儿童剂量10 mg/kg,顿服;或左旋咪唑,儿童剂量2.5 mg/kg,顿服。

5. 对症护理　注意观察腹痛的特点,有无压痛及肌紧张。腹痛较轻者可以按摩腹部,或俯卧位用枕垫压腹部,也可用热水袋热敷。遵医嘱给予解痉药,如氯丙嗪、山莨菪碱等。若发现患者腹痛剧烈、呕吐,腹部有肠型及蠕动波、条索状包块或腹部有压痛、肌紧张、反跳痛等征象,应考虑并发症可能,应及时报告医生。

五、护理评价

1. 腹痛是否减轻或消失，虫体是否从大便排出。
2. 营养状况是否改善，体重是否增加。
3. 并发症有无发生，发生时是否及时发现并处理。
4. 是否了解本病的发病原因，是否养成良好卫生习惯。

六、健康教育

1. 预防疾病指导

(1) 控制传染源：积极开展普查、普治，养成良好的卫生习惯，尤其在儿童、托幼机构、学校等，对患者及带虫者及时进行驱虫治疗。

(2) 切断传播途径：注意饮食卫生和个人卫生，饭前便后洗手，不吃不清洁的瓜果蔬菜，不饮生水，勤剪指甲等，防止食入蛔虫卵，减少感染机会。加强农村粪便无害化处理，避免虫卵污染周围环境。

(3) 保护易感人群：居民感染率若高于 50%，可酌情采用集体驱虫治疗。

案例 6-3 分析

1. 护理评估及主要护理诊断

(1) 护理评估：蛔虫病。

(2) 主要护理诊断

①疼痛：与蛔虫寄生于小肠引起肠黏膜炎性损伤、肠痉挛有关。

②营养失调：低于机体需要量：与蛔虫消化营养剂妨碍正常消化吸收有关。

③潜在并发症：胆道蛔虫症、蛔虫性肠梗阻、蛔虫性阑尾炎。

2. 可能发生并发症　胆道蛔虫症、蛔虫性肠梗阻、蛔虫性腹膜炎及阑尾炎。

3. 护理措施

(1) 腹痛护理：了解腹痛特点，可按摩腹部或热水袋热敷，遵医嘱给予解痉药。若发现患者可能发生并发症，应及时报告医生。

(2) 加强营养：给予高蛋白质、高维生素、高热量的食物，遵医嘱使用驱虫药物，注意观察药物的副作用。

(3) 预防感染传播：控制传染源、切断传播途径、保护易感人群。

1. 蛔虫病的临床表现有哪些？护理诊断是什么？如何护理？
2. 简述蛔虫病如何开展健康教育。

(王慧勇)

第四节 蛲虫病病人的护理

案例6-4 患儿，女，3岁，出现会阴部瘙痒，尤以夜间为甚，有时有遗尿。夜间突发惊哭，睡眠不安。患儿烦躁、焦虑不安，食欲减退，注意力不集中、好咬指甲。会阴局部皮肤被患儿搔破。病程中，患儿胃纳差，近几天来，有尿频、尿急等症状。

患儿家长不知所患何病，不知如何治疗及预后情况。

体检：体温37℃，一般情况可，营养中等，意识清，精神萎，面色稍苍白，全身皮肤黏膜无黄染、无皮疹。双肺(—)。肾区无叩击痛，肝、脾肋下未及，肠鸣音正常。外阴稍红，见抓痕，无分泌物、无湿疹。

实验室检查：透明胶纸法发现乳白色的小线虫。

护理评估：蛲虫病。

问题：

1. 写出护理评估依据。
2. 写出本病的护理诊断。
3. 写出向患儿家长进行疾病知识教育的内容。

学 习 目 标

1. 掌握蛲虫病的临床表现及护理措施。
2. 熟悉蛲虫病的流行环节、治疗要点、预防措施。
3. 了解蛲虫病的病原学特点、发病机制及实验室检查要点。

蛲虫病(enterobiasis)是蛲虫寄生于人体肠道所引起的疾病，多见于幼儿，临床特征为肛门周围和会阴部夜间瘙痒。

蛲虫虫体细小，乳白色，似线头状。体前端角皮膨大形成头翼。成虫寄生在人体回盲部，多见于盲肠、升结肠和回肠末端，以肠内容物、组织或血液为食。雌雄虫交配后，雄虫很快死亡并被排出。子宫内充满虫卵的雌虫下行至直肠。人入睡后，肛门括约肌较松弛，雌虫自肛门爬出，受温度、湿度和氧的刺激，在肛周产卵(5 000～17 000个)。雌虫产卵后多死亡，少数经肛门返回肠腔，若进入阴道、子宫、输卵管、尿道等部位，可引起异位寄生。在肛门周围的虫卵约经6小时，蜕皮1次，发育为感染期卵。此期虫卵经口或随空气吸入再咽下等方式感染，在十二指肠孵出幼虫，沿小肠下行，蜕皮3次，在回盲部发育为成虫。自误食感染期卵到成虫产卵，约需4周，雌虫存活期2～4周。

蛲虫头部钻入肠黏膜，引起炎症及微小溃疡。偶尔穿破肠壁，侵入腹腔或阑尾，诱发急性或亚急性炎症反应。极少数女性患者产生异位寄生，如阴道、子宫等。雌虫在肛周产卵，刺激皮肤，引起瘙痒。长期慢性刺激和搔抓产生局部皮损、出血和继发感染。

一、护理评估

（一）健康史

1. 流行病学资料

（1）传染源：人是唯一自然宿主，患者为传染源；排出体外的虫卵具有传染性。

（2）传播途径：主要通过消化道传播。①直接感染：患者手指或指甲缝有虫卵，通过吮吸被虫卵污染的手指，从肛门至口入而感染，为自身感染的一种类型；②间接感染：虫卵污染内衣裤、被褥、玩具、食物等而感染；③吸入感染：虫卵可漂浮于空气尘埃中，从口鼻吸入咽下感染；④逆行感染：虫卵在肛门附近孵化，幼虫爬回肠内，引起逆行感染。

（3）易感人群：普遍易感，可反复多次感染。

（4）流行特征：本病呈世界性分布，温带、寒带地区感染率高于热带，发展中国家的发病率高于经济发达的国家。卫生状况较差的地区及卫生习惯不良的人群感染率较高。随着我国农村及郊区幼儿园等集体生活场所的增多，本病的感染率有增高趋势。蛲虫病有明显的家庭聚集现象。

2. 患病及治疗经过　了解病人的发病经过，如发病时间、诱因、主要症状及其特点、病情的进展情况，尤其是近期有无肛门周围和会阴部奇痒等。了解起病后经过何种处理、服药情况及其效果如何；发病过程中，病人食欲、睡眠情况，大小便及体重变化等。

（二）身体状况

1. 临床表现　轻者一般无症状，卫生习惯良好者自愈。

（1）局部症状：肛门周围和会阴部奇痒，有虫爬行感，以夜间为甚。

（2）神经系统症：由于搔抓致局部炎症、溃疡、疼痛，患者常有睡眠不安、夜惊、烦躁、磨牙等。长期睡眠不佳者，可使患者出现白天注意力不集中、好咬指甲、性情怪僻等心理行为偏异。

（3）消化道症状：可出现食欲不振、恶心、呕吐、腹痛、腹泻等。

2. 异位并发症　侵入尿道引起尿频、尿急、尿痛；侵入阴道可引起分泌物增多和下腹部疼痛不适，分泌物涂片可发现虫卵；侵入阑尾引起阑尾炎，与细菌感染所致症状相似，病例检查发现黏膜下层有被肉芽肿包围成虫；侵入腹腔引起腹膜炎，形成肉芽肿。

（三）实验室及其他检查

1. 成虫检查　在患者入睡 2～3 小时后，检查肛周皮肤皱褶处，发现白线头状蛲虫。

2. 虫卵检查　最常用的是棉签拭子法和透明胶纸法。雌虫多不在肠道内产卵，所以粪便蛲虫卵检出率较低，一般不足 50%。

（四）心理社会状况

了解患者及家属对蛲虫病的认知程度；了解患者是否因奇痒及长期睡眠不佳引起焦虑、恐惧、紧张及不安的心理变化；了解患者家长对患儿的关心程度。

二、护理诊断及医护合作性问题

1. 不舒适　肛门及会阴部瘙痒，与虫体蠕动刺激局部皮肤有关。

2. 心理行为偏异　与长期睡眠不佳有关。

3. 知识缺乏　缺乏蛲虫病的感染方式及预防知识。

三、护理目标

1. 肛周和会阴部瘙痒消失。
2. 睡眠恢复正常。
3. 患者及家属了解本病的预防方法。

四、护理措施

1. 隔离消毒　加强个人卫生防护,对污染的物品进行彻底消毒处理。

2. 生活护理　注意休息,加强营养,保证充足的睡眠。驱虫期间给予半流质饮食,禁忌油脂、粗纤维等刺激性食物。

3. 病情观察　注意观察患者的精神状态、睡眠情况、食欲变化及心理状态。

4. 用药护理　遵医嘱服用驱虫药物,观察驱虫药物的副作用。向患者讲解药物的名称、剂量、服药方法等。苯咪唑类药物常见的不良反应有现恶心、呕吐、腹痛、头晕等不良反应。

5. 对症护理

(1) 减轻或消除肛周和会阴部瘙痒:遵医嘱服用驱虫药物,观察驱虫效果和药物副作用。每次排便后及入睡前,用温水洗净肛门和会阴部后局部用药。

(2) 防止自身感染:患儿戴手套及穿满裆裤睡觉,勤换衣裤床褥;对患儿所用的玩具、用品及家具用紫外线消毒或置于阳光下曝晒6~8小时。

五、护理评价

1. 肛周和会阴部瘙痒是否消失。
2. 睡眠是否恢复正常。
3. 患者及家属是否了解本病的预防方法。

六、健康教育

1. 预防疾病指导　开展预防蛲虫病的卫生宣传教育,使患者及家属了解本病的传播方式。

(1) 控制传染源:对集体性儿童机构或家庭开展普查、普治,7~14天重复检查。

(2) 切断传播途径:养成良好的卫生习惯,勤剪指甲,勤洗手、洗澡,勤换内衣裤,不吮吸手指;对污染的物品进行及时彻底消毒。

2. 对病人的指导　指导家长观察成虫及收集虫卵的方法:在夜间患儿入睡后1~3小时,观察肛周和(或)会阴部皮肤有无乳白色小线虫。收集虫卵,可用透明胶纸在清晨于肛周皮肤皱褶处粘取虫卵;也可用生理盐水的棉签在肛门擦获虫卵。

案例3-2分析

1. 诊断依据

(1) 流行病学资料:女孩,3岁,为蛲虫病的易感人群。

(2) 病史:会阴部瘙痒,夜间为甚。

(3) 身体评估:患儿心情烦躁,食欲减退,注意力不集中,好咬指甲,睡眠不安。

2. 护理诊断

(1) 不舒适:肛门及会阴部瘙痒,与虫体蠕动刺激局部皮肤有关。

(2) 心理行为偏异:与长期睡眠不佳有关。

(3) 知识缺乏:缺乏蛲虫病的感染方式及预防知识。

3. 知识教育内容

(1) 向患儿家长说明所患疾病名称为蛲虫病,主要经消化道传播。

(2) 向患者家长说明治疗措施:注意休息,加强营养,保证充足的睡眠。驱虫期间禁忌刺激性食物。阿苯达唑和甲苯咪唑为驱虫的首选药。局部瘙痒时,可在入睡前清洗肛周和会阴部后,局部涂上蛲虫膏或2%氧化氨基汞(白降汞)软膏。指导患儿家长正确对待疾病,保持稳定乐观情绪。

(3) 告诉患儿家长蛲虫病预后良好。

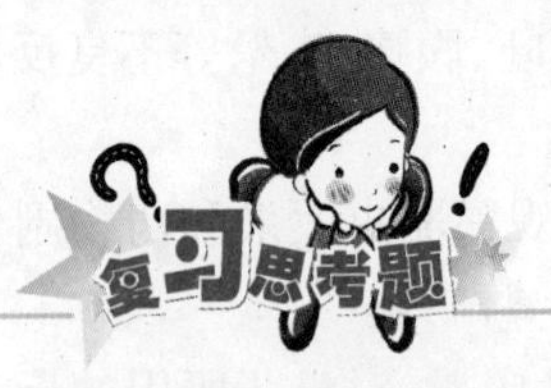

1. 蛲虫病的临床表现有哪些?护理诊断是什么?如何护理?
2. 简述蛲虫病如何开展健康教育。

(王慧勇)

附　录

附录一　常见传染病的潜伏期、隔离期及检疫期

传染病病名	潜伏期		隔离期	接触者检疫期	接触者处理
	平均时间	最短至最长时间			
传染性非典型肺炎	4～7日	2～21日	隔离至发病后3～4周(待定)	医学观察2～3周	
麻疹	8～12日	6～21日	隔离至出疹后5日，合并肺炎者至出疹后10日	医学观察3周	可肌注丙种球蛋白
水痘	14～16日	10～21日	隔离至疱疹全部结痂或至发病后14日以上	医学观察3周	可肌注丙种球蛋白
风疹	18日	14～21日	隔离至出疹后5日	不需医学观察	孕妇可肌注丙种球蛋白
流行性感冒	1～3日	数小时至4日	隔离至热退后2日	观察3日，大流行时可集体观察	
流行性腮腺炎	14～21日	8～30日	隔离至腮腺肿大完全消除	不检疫，婴幼儿医学观察30日	
流行性脑脊髓膜炎	2～3日	1～10日	隔离至症状消除后3日，不少于7日	医学观察7日	服磺胺或利福平
脊髓灰质炎	5～14日	3～35日	隔离至发病后40日	医学观察20日	可使用减毒活疫苗
猩红热	2～5日	1～12日	隔离至发病后7日，或症状消除，连续3次咽培养均为阴性为止	观察7～12日	可行咽培养
百日咳	7～10日	2～23日	隔离至发病后40日	医学观察21日	服红霉素

续表

传染病病名	潜伏期		隔离期	接触者检疫期	接触者处理
	平均时间	最短至最长时间			
甲型肝炎	30 日	15～45 日	隔离至发病后 3 周	医学观察 45 日	每周查 ALT、AST，肌注丙种球蛋白
乙型肝炎	60～90 日	28～180 日	急性期隔离至临床痊愈，HBsAg 阴转；不阴转者按	医学观察 45 日病原携带者处理	注射乙肝疫苗和 HBIG
丙型肝炎	60 日	15～180 日	隔离至 HCV RNA 阴转、ALT 恢复正常为止	医学观察 45 日	
丁型肝炎			隔离至 HDAg、HDV RNA 阴转为止	医学观察 45 日	
戊型肝炎	40 日	10～75 日	隔离至发病后 21 日	医学观察 60 日	
霍乱	8～14 日	4 小时至 6 日	隔离至症状完全消除后 14 日或隔日粪便培养 1 次，连续 3 次阴性为止	医学观察 5 日，粪便培养连续 3 次阴性可解除检疫	
伤寒与副伤寒	8～14 日	3～60 日	隔离至症状完全消除后 15 日症状消除后 5 日起间歇粪便培养 2 次阴性为止	医学观察 23 日副伤寒观察 15 日	
细菌性痢疾	1～3 日	数小时至 7 日	隔离至症状消除后 7 日或粪便培养连续 2 次阴性止	医学观察 7 日	
阿米巴痢疾	7～14 日	2 日至 12 月	隔离至症状完全消除后粪便连续 3 次查找溶组织阿米巴滋养体及阿米巴包囊阴性		
沙门菌食物中毒	4～24 小时	数小时至 3 日	隔离至症状完全消除后粪便培养连续 2～3 次阴性止	对同食者医学观察 1～2 日	
流行性乙型脑炎	7～14 日	4～21 日	防蚊室内隔离至体温恢复正常	一般不需检疫	
肾综合征出血热	14～21 日	4～60 日	隔离至体温恢复正常为止	一般不需检疫	
钩端螺旋体病	10 日	2～28 日	一般可以不隔离	一般不需检疫，疫水接触者应医学观察 2 周	

续表

传染病病名	潜伏期		隔离期	接触者检疫期	接触者处理
	平均时间	最短至最长时间			
腺鼠疫	2～4 日	1～12 日	隔离至症状完全消退、淋巴结肿大消退后培养 3 次(每隔 3 日 1 次)阴性为止	医学观察 9 日	可服磺胺嘧啶或四环素
肺鼠疫	1～3 日	3 小时至 3 日	就地隔离至症状完全消除后痰培养连续 6 次阴性为止	医学观察 9 日	可服磺胺嘧啶或四环素
狂犬病	4～12 周	4 日至 10 年	发病后应隔离治疗	被可疑狂犬病之犬、猫、狼咬伤者应观察并注射狂犬疫苗及相关免疫血清	
炭疽	1～5 日	12 小时至 12 日	皮肤炭疽隔离至创口愈合痂皮脱落为止,其他类型隔离至症状消除,培养 2 次(间隔 3～5 日)阴性	医学观察 12 日	肺炭疽接触者可用青霉素、四环素或氧氟沙星
艾滋病	15～60 日	9 日至 10 年以上	病人及 HIV 感染者应隔离至血中病毒消失	日常接触不需检疫,性伴侣或密切接触者应追踪医学观察 2 年	
淋病	1～5 日		患病期间进行性接触隔离	对性伴侣检查	
梅毒	14～28 日	10～90 日	一般不需隔离	对性伴侣检查	

附录二　常见传染病污染物品的消毒方法

污染物品名称	消毒剂	浓度	方法	消毒时间
1. 病人排泄物				
病人粪便	含氯石灰	10%～20%	100 g粪便、尿液加20 g含氯石灰	2小时
	漂白粉		尿液1 000 ml加漂白粉干粉5～10 g	2小时
病人脓液、痰液	含氯石灰	1%～2%	澄清液浸泡	30～60分钟
	石灰	20%	加等量充分搅拌，淹没脓液、痰液	2小时
	过氧乙酸	0.5%	加等量充分搅拌，淹没脓液、痰液	2小时
	焚烧法			
2. 日常用品				
食具、水杯等	过氧乙酸	0.5%	洗净后完全淹没浸泡，消毒后洗净	30～60分钟
	优氯净	0.5%	洗净后完全淹没浸泡，消毒后洗净	30～60分钟
	84消毒液		洗净后完全淹没浸泡，消毒后洗净	30分钟
	煮沸			15～30分钟
	高压蒸汽		压力98千帕，温度121～126 ℃	15～30分钟
痰盂(杯)、便器	漂白粉	3%	澄清液浸泡	1小时
	甲酚皂	1%～3%	浸泡	1小时
	84消毒液		浸泡	30分钟
	煮沸			15～30分钟
	高压蒸汽		压力98千帕，温度121～126 ℃	15～30分钟
书籍、钱币等	环氧乙烷	1.5 g/L	分散熏蒸(20 ℃)	3小时
	甲醛	125 mg/m³	分散熏蒸(80 ℃)	2小时
衣服、被单	过氧乙酸	1%～3%	熏蒸1 g/m³	1小时
	甲酚皂	1%～3%	浸泡	30～60分钟
	高压蒸汽		压力98千帕，温度121～126 ℃	30分钟
3. 医疗用具				
玻璃、搪瓷类	高压蒸汽		压力98千帕，温度121～126 ℃	15～30分钟
	煮沸			15～30分钟
	过氧乙酸	0.2%	洗净后完全淹没浸泡，消毒后洗净	30～60分钟
	84消毒液		洗净后完全淹没浸泡，消毒后洗净	30分钟
血压计、听诊器	环氧乙烷		熏蒸	

续表

污染物品名称	消毒剂	浓度	方法	消毒时间
及电筒、冰袋等	甲醛		熏蒸	
	84 消毒液		擦拭	
	甲酚皂	2%～3%	擦拭	
	苯扎溴铵	0.1%	擦拭	
	过氧乙酸	0.5%	擦拭	
金属类	苯扎溴铵	0.1%～0.5%	洗净后完全淹没浸泡	30～60 分钟
	高压蒸汽		压力 98 千帕，温度 121～126 ℃	30 分钟
	煮沸			30 分钟
	戊二醛	2%	洗净后完全淹没浸泡	
体温表	过氧乙酸	0.5%	洗净后完全淹没浸泡	15 分钟
	乙醇	75%	洗净后完全淹没浸泡	15 分钟
4. 病室				
空气	过氧乙酸	1%～3%	熏蒸 1 g/m^3	1 小时
	紫外线		30 W 功率，轮流照射，每方位 30 分钟	
病室门窗、家具	甲酚皂	3%～5%	擦洗或喷雾	30～60 分钟
及地面、墙壁等	过氧乙酸	0.5%	擦洗或喷雾	30～60 分钟
	含氯石灰	10%澄清液	擦洗或喷雾	30～60 分钟
	苯扎溴铵	0.5%	擦洗或喷雾	60 分钟
门把套	过氧乙酸	0.2%～0.4%	浸湿	保持湿润
	84 消毒液		浸湿	保持湿润
	甲酚皂	3%～5%	浸湿	保持湿润
褥垫、棉絮等	环氧乙烷	1.5g/L	熏蒸	12 小时
	甲醛		80 ml/m^3 熏蒸	6 小时
	日光照射			6 小时
5. 皮肤	甲酚皂	2%	浸泡	1～20 分钟
	苯扎溴铵	0.1%	浸泡	1～20 分钟
	肥皂水		流水刷洗	
	过氧乙酸	0.2%～0.5%	浸泡	1～2 分钟
6. 敷料	煮沸			30 分钟
	焚烧			
7. 残余食物	煮沸			20 分钟
8. 垃圾	含氯石灰	1%～3%	喷雾	
	甲酚皂	3%～5%	喷雾	
	焚烧			

附录三　儿童计划免疫方案

初种		复种
初种时间	疫苗种类	复种时间
出生 24 小时内	乙型肝炎疫苗第 1 针	
出生 24～48 小时内	卡介苗	小学一年级、乡村中学一年级
1 个月	乙型肝炎疫苗第 2 针	
3 个月	脊髓灰质炎三型混合疫苗 百白破菌苗第 1 针	4 周岁 2 周岁、小学一年级
4 个月	脊髓灰质炎三型混合疫苗 百白破菌苗第 2 针	
5 个月	脊髓灰质炎三型混合疫苗 百白破菌苗第 3 针	
6 个月	乙型肝炎疫苗第 3 针	
8 个月	麻疹疫苗	小学一年级

主 要 参 考 文 献

1. 杨绍基,任红.传染病学.第7版.北京:人民卫生出版社,2007
2. 尤黎明,吴瑛.内科护理学.第4版.北京:人民卫生出版社,2006
3. 李秋萍.内科护理学.第2版.北京:人民卫生出版社,2005
4. 章正福.内科护理学.南京:东南大学出版社,2009
5. 罗森亮,贾长宽.传染病护理学.长沙:中南大学出版社,2006
6. 吴光煜.传染病护理学.第2版.北京:北京大学医学出版社,2008
7. 吕冬,陆春.传染病护理学.北京:北京大学医学出版社,2010
8. 倪国华,汪婉南.成人护理.北京:高等教育出版社,2009
9. 彭文伟.传染病学.第6版.北京:人民卫生出版社,2004
10. 张万秋,李松琴.传染病护理.上海:第二军医法学出版社,2011
11. 顾红卫.中西医儿科护理学.北京:人民卫生出版社,2005
12. 薛松梅.儿科护理学.郑州:郑州大学出版社,2008